移植外科手术图谱

Transplantation Surgery

主　编　Gabriel C. Oniscu，John L. R. Forsythe，Elizabeth A. Pomfret

主　译　陈　实

译　者（按姓氏笔画排序）

万赤丹　华中科技大学同济医学院附属协和医院
王西墨　天津市南开医院
王树森　天津市第一中心医院
尹注增　中国人民解放军总医院第一医学中心
孔连宝　江苏省人民医院
龙　刚　天津市人民医院
卢　峡　华中科技大学同济医学院附属同济医院
朱　兰　华中科技大学同济医学院附属同济医院
朱　珉　华中科技大学同济医学院附属同济医院
朱学海　华中科技大学同济医学院附属同济医院
刘　斌　华中科技大学同济医学院附属同济医院
阮永乐　武汉大学人民医院
李国逊　天津市人民医院
吴德全　哈尔滨医科大学附属第二医院
张水军　郑州大学第一附属医院
陈　刚　华中科技大学同济医学院附属同济医院
陈　松　华中科技大学同济医学院附属同济医院
陈　实　华中科技大学同济医学院附属同济医院
陈　栋　华中科技大学同济医学院附属同济医院
邵英梅　新疆医科大学第一附属医院
金钟奎　首都医科大学附属北京朝阳医院
周　仑　华中科技大学同济医学院附属同济医院
曹荣华　广东省中医院
龚　瑾　暨南大学附属第一医院
曾梦华　重庆医科大学附属第一医院
蔡长春　武汉市中心医院

人民卫生出版社
·北　京·

版权所有,侵权必究!

First published in English under the title
Transplantation Surgery
edited by Gabriel C. Oniscu, John L. R. Forsythe, Elizabeth A. Pomfret
Copyright © Springer-Verlag GmbH Germany, part of Springer Nature 2019
This edition has been translated and published under licence from
Springer Nature Switzerland AG.

图书在版编目(CIP)数据

移植外科手术图谱/(英)加布里埃尔·C.奥尼斯库
(Gabriel C. Oniscu)主编;陈实主译. —北京:人民
卫生出版社,2021.5
　　ISBN 978-7-117-31450-3

　　Ⅰ.①移… Ⅱ.①加…②陈… Ⅲ.①器官移植-图
谱 Ⅳ.①R617-64

中国版本图书馆 CIP 数据核字(2021)第 061576 号

人卫智网	www.ipmph.com	医学教育、学术、考试、健康,购书智慧智能综合服务平台
人卫官网	www.pmph.com	人卫官方资讯发布平台

图字:01-2020-2974 号

移植外科手术图谱
Yizhi Waike Shoushu Tupu

主　　译:陈　实
出版发行:人民卫生出版社(中继线 010-59780011)
地　　址:北京市朝阳区潘家园南里 19 号
邮　　编:100021
E - mail:pmph @ pmph. com
购书热线:010-59787592　010-59787584　010-65264830
印　　刷:廊坊一二〇六印刷厂
经　　销:新华书店
开　　本:889×1194　1/16　印张:21
字　　数:650 千字
版　　次:2021 年 5 月第 1 版
印　　次:2021 年 5 月第 1 次印刷
标准书号:ISBN 978-7-117-31450-3
定　　价:239.00 元

打击盗版举报电话:010-59787491　E-mail:WQ @ pmph. com
质量问题联系电话:010-59787234　E-mail:zhiliang @ pmph. com

译者序

我国近年来器官移植得到迅速发展，每年接受器官移植患者超过 2 万例，随着器官捐献的增多，器官移植也将得到进一步开展，虽然移植数量在不断增加，但总体水平与国际先进水平还有距离。进一步提高移植水平，掌握手术技能，培养一批真才实学的器官移植人才是当务之急。由于移植外科手术的复杂性，医生不仅需要全面的理论基础，更需要掌握精准的手术技能，引进这本优秀的《移植外科手术图谱》显得必要而及时。

本书主编及参编 43 人来自美国、英国、瑞典、意大利、韩国等 10 个国家 27 个著名移植中心，都是各自撰写章节领域公认的权威专家。图谱共 9 部分共 25 章，全面介绍了心脏、肺、肝脏、胰腺、小肠、腹部多器官簇以及胰岛移植的手术操作技术，其中对器官移植手术中最复杂的肝脏移植安排了 12 章作了详细介绍，介绍了改良和衍生的各种术式和技术要点，其中许多新的手术和技术在我国尚未开展。在此基础上，更配有 320 余幅精美的大量示意图，将手术的每一个关键步骤和细节都表达得极其准确，是一部非常难得的艺术与技术完美结合的移植外科手术图谱。

感谢本书英文版所有的作者，将他们多年积累的经验及技术细节，毫无保留地介绍给了移植界同道。也要感谢中文版全体翻译和审阅者，他们都是在全国各地从事器官移植和外科专业多年的医生，也都曾是我的研究生，这本译著可以说是我们师生共同合作完成的对多年教学岁月的纪念。还要感谢人民卫生出版社的支持，使这本图谱的中文翻译版得以与广大读者见面。我们希望本书的翻译出版能帮助我国器官移植外科医生进一步提高移植水平，成为有志从事器官移植的学生和研究生学习的重要参考书。

最后，由于翻译团队能力和精力所限，书中如有疏漏、错误和措辞不当之处，敬请读者不吝指出。

陈实

2021 年 4 月于武汉

前言

　　在很短的时间内,器官移植已经从一种准实验技术发展为公认的终末器官衰竭治疗方法。虽然许多因素发挥了重要作用,但这种快速的演变在很大程度上是由于外科技术的发展和改进。

　　精确的外科手术是移植手术成功的基础。移植的复杂性外科手术,无论是肾、肝、心、肠还是其他器官,都需要掌握详细的解剖知识和各种技术。可以说,移植手术是外科的缩影,因为它包含了所有外科专业的各个方面。此外,移植是唯一要求完美切除器官,使其移植到其他患者体内并发挥功能的外科。供者和受者之间错综复杂的关系,需要外科手术技术、知识,最重要的是要有良好的跨学科的团队。

　　本图谱正是根据上述原则编写,涵盖了移植手术许多方面。插图由一位专门的艺术家绘制,以确保不同章节之间的一致性。手术分步骤进行逐个解说,以便读者能直观地看到每一项技术和关键的步骤。虽然这本书包括了器官获取以及胸部和腹部移植的基本原则,但也很难全面覆盖移植手术所有流程和技术。我们将以单独的章节分别讨论肺、心、肾、胰和肠移植的具体技术问题。

　　几个章节将专门介绍肝移植的创新技术,如劈离式肝移植、辅助性肝移植和多米诺肝移植等肝移植技术,这些技术的应用大大地增加了患者接受移植手术的可能。

　　几个章节将介绍活体供者肺、肝、肾、胰和肠移植,这些都体现了活体捐赠器官移植的重要贡献。毫无疑问,这些方法仍然是有所限制的,但活体器官捐赠的出现已改变了移植外科手术。许多活体供者移植创新技术得以发展,而且已经成功地应用到了尸体器官移植手术中。

　　这本《移植外科手术图谱》是一个经验丰富的国际团队中,众多作者努力合作的成果,其中包括许多原创的手术技术描述。因此,这本图谱将是移植外科医生、进修医生、规培医生和其他涉及移植的专业人员的理想参考书。住院医生和专科医生可以从此书中读到对外科手术技术的详细介绍,以及通过推荐的扩展阅读资料进一步巩固和加强相关知识。与此同时,我们也希望有经验的外科医生能够将自己的技术与作者所描述的技术进行比较。我们认为临床移植是真正的跨学科协作实践工作最好的例子。

　　我们要感谢三位主编和全体作者的所有移植受者及他们的临床团队,没有他们,这本书是不可能完成的。

Gabriel C. Oniscu,Edinburgh,UK

John L. R. Forsythe,Bristol,UK

Elizabeth A. Pomfret,Aurora,CO,USA

编者名录

Kareem Abu-Elmagd, MD, PhD Department of Surgery, Cleveland Clinic Lerner College of Medicine, Cleveland, OH, USA

Anya Adair, MD Scottish Liver Transplant Unit, Edinburgh Transplant Centre, Edinburgh, UK

Mohamed Akoad, MD Lahey Hospital and Medical Center, Burlington, MA, USA

Lionel Badet, MD, PhD Division of Urology and Transplantation Surgery, Edouard Herriot Hospital, Lyon, France

Laura Bailey, MD Scottish National Blood Transfusion Service, Cellular Therapy Development Centre, MRC Centre for Regenerative Medicine, The University of Edinburgh BioQuarter, Edinburgh, UK

Marius Berman, MD Department of Cardiothoracic Surgery, Royal Papworth Hospital, Cambridge, UK

Thierry Berney, MD, MSc Division of Transplantation, Department of Surgery, University of Geneva Hospitals, Geneva, Switzerland

Geoff J. Bond, MD Division of Pediatric Transplantation, Department of Surgery, Hillman Center for Pediatric Transplantation, UPMC Children's Hospital of Pittsburgh, Pittsburgh, PA, USA

John J. Casey Edinburgh Transplant Centre, Royal Infirmary of Edinburgh, University of Edinburgh, Edinburgh, UK

Pedro Catarino, MD Department of Cardiothoracic Surgery, Royal Papworth Hospital, Cambridge, UK

Neslihan Celik, MD Division of Pediatric Transplantation, Department of Surgery, Hillman Center for Pediatric Transplantation, UPMC Children's Hospital of Pittsburgh, Pittsburgh, PA, USA

Guilherme Costa, MD Department of General Surgery, Cleveland Clinic, Cleveland, OH, USA

Hiroshi Date, MD, PhD Department of Thoracic Surgery, Kyoto University Graduate School of Medicine, Kyoto, Japan

Adalet Demir, MD Thoracic Surgery Department, Istanbul University, Istanbul School of Medicine, Istanbul, Turkey

Bo-Göran Ericzon, MD Division of Transplantation Surgery, F82, CLINTEC, Karolinska Institutet, Karolinska University Hospital, Stockholm, Sweden

John L. R. Forsythe, MD, FRCS Organ Donation and Transplantation, NHS Blood and Transplant, Bristol, UK

Rainer W. G. Gruessner, MD Department of Surgery, State University of New York (SUNY-Downstate), New York, NY, USA

Duck J. Han, PhD Department of General Surgery, Asan Medical Center, Seoul, Korea

Nigel D. Heaton, FRCS Institute of Liver Studies, King's College Hospital NHSFT, London, UK

Sung-Gyu Lee, MD, PhD Department of Hepato-Biliary Surgery and Liver Transplantation, Asan Medical Centers, Ulsan University Medical School, Seoul, Republic of Korea

Chung-Mau Lo, MD, PhD Department of Surgery, Li Ja Shing Faculty of Medicine, The University of Hong Kong, Hong Kong, China

Nancy Kwan Man, PhD Department of Surgery, Li Ja Shing Faculty of Medicine, The University of Hong Kong, Hong Kong, China

George Mazariegos, MD Division of Pediatric Transplantation, Department of Surgery, Hillman Center for Pediatric Transplantation, UPMC Children's Hospital of Pittsburgh, Pittsburgh, PA, USA

Neil W. A. McGowan, PhD Department of Tissues and Cells Directorate, Scottish National Blood Transfusion Service, Edinburgh, UK

Deok-Bog Moon, MD Division of Hepatobiliary Surgery and Liver Transplantation, Department of Surgery, Asan Medical Center, University of Ulsan College of Medicine, Seoul, South Korea

James J. Pomposelli, MD, PhD Division of Transplant and Vascular Access Surgery, University of Colorado Transplant Center, Aurora, CO, USA

Marian Porubsky, MD Department of Surgery, University of Arizona College of Medicine, Tucson, AZ, USA

Dirk Van Raemdonck, MD, PhD Department of Thoracic Surgery, University Hospitals Leuven, Leuven, Belgium

Xavier Rogiers, MD Department of Solid Organ Transplantation, Ghent University Hospital Medical School, Ghent, Belgium

Jeffrey Rudolph, MD Division of Gastroenterology, Department of Pediatrics, UPMC Children's Hospital of Pittsburgh, Pittsburgh, PA, USA

Vincenzo Scuderi, MD Division of General Surgery, "Santa Maria del Popolo degli Incurabili" Hospital, Napoli, Italy

Rakesh Sindhi, MD Division of Pediatric Transplantation, Department of Surgery, Hillman Center for Pediatric Transplantation, UPMC Children's Hospital of Pittsburgh, Pittsburgh, PA, USA

Kyle Soltys, MD Division of Pediatric Transplantation, Department of Surgery, Hillman Center for Pediatric Transplantation, UPMC Children's Hospital of Pittsburgh, Pittsburgh, PA, USA

Yasuhiko Sugawara, MD Department of Transplantation/Pediatric Surgery, Postgraduate School of Science, Kumamoto University, Kumamoto, Japan

David E. R. Sutherland, MD, PhD Department of Surgery, University of Minnesota, Minneapolis, MN, USA

John D. Terrace, MD Edinburgh Transplant Centre, The Royal Infirmary of Edinburgh, Edinburgh, UK

Roberto I. Troisi, MD Department of Clinical Medicine and Surgery, Federico II University, Naples, Italy

Department of Human Structure and Repair, Ghent University Faculty of Medicine, Ghent, Belgium

Steven Tsui, MD Department of Cardiothoracic Surgery, Royal Papworth Hospital, Cambridge, UK

Stephen J. Wigmore, MD Scottish Liver Transplant Unit, Edinburgh Transplant Centre, The Royal Infirmary of Edinburgh, Edinburgh, UK

Henryk E. Wilczek, MD Division of Transplantation Surgery, F82, CLINTEC, Karolinska Institutet, Karolinska University Hospital, Stockholm, Sweden

Cho-Lam Wong, MD Department of Surgery, Li Ja Shing Faculty of Medicine, The University of Hong Kong, Hong Kong, China

Shinji Yamamoto, MD Division of Transplantation Surgery, F82, CLINTEC, Karolinska Institutet, Karolinska University Hospital, Stockholm, Sweden

目录

第七部分　胰腺移植术

第八部分　小肠移植术

第九部分　多器官移植术

第一部分 腹部器官切取术

第 1 章　腹部器官切取术

John D. Terrace，Gabriel C. Oniscu

器官移植作为一项先进的前沿外科技术,已经成功从实验室发展成为一个成熟的专业学科。一个完整的器官移植过程是从潜在供者的评估开始,再到器官的切取和器官的移植,以及术后对受者的长期随访。

器官切取是这一过程的基本部分,必须以有组织的方式进行,以尊重供者的意愿,并确保供移植的器官移植后能及时和满意的恢复功能。

尽管器官移植的各个领域都有长足的进展,但近几年来,腹部多器官切取的术式已基本固定,并没有太大变化。随着心脏死亡捐献(donation after circulatory death,DCD)和扩大标准的脑死亡捐献(donation after brain death,DBD)越来越多,成熟、规范的器官切取技术,可以在各种供者情况中有效地缩短器官切取的时间,减少热缺血相关性损伤(尤其是DCD 供者),有利于移植术后器官功能尽快恢复。此外,随着器官灌注和保存技术的进步,如常温局部灌注(normothermic regional perfusion,NRP)技术,移植外科医生需要掌握采用规范化的术式来进行腹部多器官的切取,以期获得保存完好、术后能快速恢复功能的高质量的器官。尽管移植外科医生会根据自己的喜好和经验,对器官切取术式的一些细节方面进行调整(例如:单灌注或双灌注,整块或单个器官切取,在体常温期或是离体低温期游离),但核心技术都是一样的。本章重点介绍了 DBD 供者和 DCD供者器官切取的术前准备和具体方法,并介绍了DCD 器官切取的一些技术进展。

1.1　术前准备

多器官切取团队的组成在世界各地有所区别,但通常由腹部组和心胸组构成,在某些特殊情况下还需要移植专科麻醉医师参与。切取团队要求全年24 小时待命,抵达供者中心后,应主动与捐献协调员联系,并就器官切取的具体方案和顺序达成一致。外科负责医生的职责是核实供者身份、捐献相关同意书和有关病史。病史核实内容包括捐献者的血型、血液检测结果、病毒学状况、既往病史和最新的诊疗经过,以及是否存在可能影响器官切取或后期手术的各种因素。如果存在任何疑问,必须与受者移植手术医生进行沟通。DBD 供者捐献中的关键步骤是仔细审查供者脑干死亡的确认书,而 DCD 供者能否成功捐献,支持治疗的介入和撤出时机的掌握尤为重要。

1.2　DBD 供者的腹部多器官切取

DBD 供者器官切取过程,包括在体常温期和离体低温期两个部分。阻断主动脉和开始灌注保存液之前属在体常温期。这期间允许术者从容地进行手术解剖和器官游离,以便在阻断主动脉后,快速切取器官,浸入冰沙中快速冷却,并用预冷的保存液进行灌注。

在切取过程中常温期和低温期的时间长短及分配,则取决于外科医生的专业技能和供者的血流动力学稳定状态。虽然离体低温期似乎能更好地保护器官功能,但器官在离体状态下解剖血管要求更高,特别是对经验不足的外科医生是有一定挑战性的。

最常用于肝脏、肾脏和胰腺的器官保存液是威斯康星大学(University of Wisconsin)的 UW 保存液。而有些移植中心,尤其是在 DCD 供者的器官切取中,较多使用的则是组氨酸-色氨酸-酮戊二酸盐(histidine-tryptophan-ketoglutarate)即 HTK 保存液。尽管在大多数 DBD 供者的器官切取中,仅通过主动脉进行单次腹腔器官灌注就已经足够,但在 DCD 供者和扩大标准的 DBD 供者中仍首选主动脉灌注和门静脉灌注的双灌注。

　　关于器官切取是否序贯单独切取,还是连同肝脏和胰腺整块切取,仍有一些争论。尽管不同的外科医生有自己的倾向和习惯,但有证据表明,连同肝脏和胰腺的整块切取能减少在切取过程中游离损伤,更好地保护器官功能。

1.2.1　在体常温期游离

1.2.1.1　供者准备,切口和起始评估

　　供者仰卧位,常规铺巾,充分显露胸腹部,切口为胸骨上切迹至耻骨联合(图 1.1)。首先,常规进入腹腔,完全离断各个韧带后,进行细致、全面的全腹脏器评估,注意顺着胃结肠韧带检查小网膜囊,仔细排除任何肿瘤疾病的迹象。对可疑病变,条件允许的情况下,应在供者所在中心对其病变进行活检,如果可能,对任何可疑腹腔液体应做微生物分析。

　　通过手指钝性游离胸骨后隧道,沿着胸骨下表面小心的导入 Roberts 钳,直到在胸骨切迹上露出钳尖。在用 Gigli 锯或电锯切开正中胸骨前,为了避免损伤肺,应暂停呼吸机通气,并注意保护肝脏。打开胸膜腔前,用骨蜡封住断骨面出血,将膈从两边分开,置入 Finochietto 牵开器(图 1.2)。剪开心包膜,注意用湿纱布保护心肌组织。

1.2.1.2　游离器官和血管

　　在体常温期,游离有三个关键步骤:用 Cattell-Braasch 手法翻转脏器,首先找到肠系膜上动脉(superior mesenteric artery,SMA),并游离主动脉以备插管。游离主动脉,可以在打开胸腔之前进行,其目的是确保在供者血流动力学不稳定时能快速插管,开始冷灌注。

　　在游离肝左三角韧带时,用湿纱布保护肝脏游离面,注意避免损伤肝脏实质或周围的左侧膈肌血管。同时处理右半肝后下方的腹膜韧带,以避免牵拉肝脏时出现撕裂损伤。将盲肠和远端小肠向头侧轻柔推开,用 Cattell-Braasch 手法显露腹膜后结构(图 1.3)。注意鉴别和保护右侧的生殖血管和右侧输尿管。将整个盲肠、右结肠和小肠推到远离肠系膜上动脉根部,以充分显露腹膜后结构。先找到十二指肠头侧,包括肝曲,再小心游离结肠和十二指肠之间。游离十二指肠,显露部分胆总管,然后游离出肝下下腔静脉(infrahepatic inferior vena cava,IVC)、左肾静脉、主动脉和输尿管。最后将降结肠向内侧牵拉,显露左侧的 Gerota 筋膜。

　　在左肾静脉上缘可触及 SMA,注意用悬吊带予

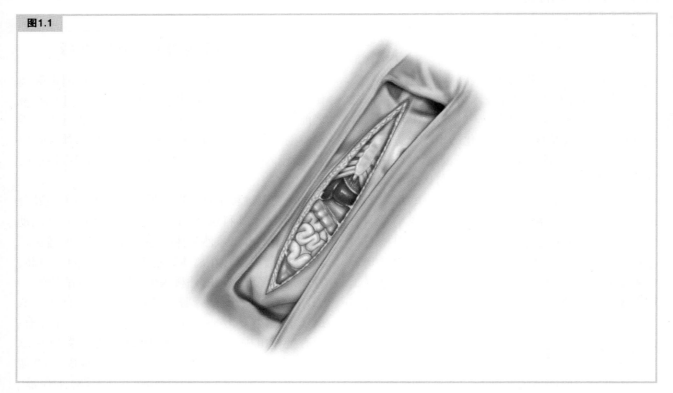

图 1.1　供者取仰卧位,常规铺巾并充分显露胸腹部,切口为胸骨上切迹至耻骨联合上

图1.2

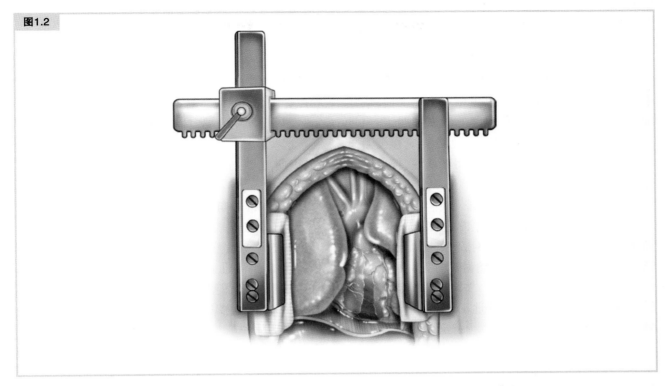

图 1.2　用骨蜡封住断骨面出血,置入 Finochietto 牵开器,打开胸膜腔

图1.3

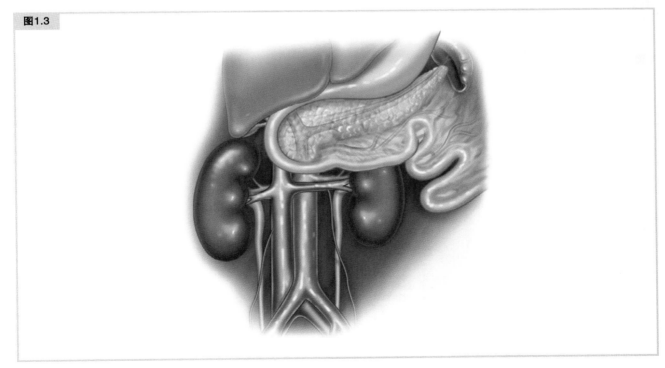

图 1.3　将盲肠和远端小肠向头侧轻柔牵引,用 Cattell-Braasch 手法显露腹膜后结构

以保护,肝右动脉通常起源于 SMA 根部,悬吊 SMA 便于发现可能存在的各种血管变异。

在主动脉分叉处解剖和显露髂总动脉。充分游离主动脉远端近分叉处,置 2 根血管束吊带(图 1.4)。近端束吊带用于固定主动脉内插管,而远端束吊带可以防止髂血管反流出血。在此之前,应仔细检查远端主动脉和髂总动脉的分支情况,如果发现有单独发出的肾动脉下极支,则插管应移至髂总动脉,这样肾动脉极支血管才能得到灌注,使肾脏功能得到保护。

1.2.1.3 游离肝十二指肠韧带

下一步游离肝脏的血管。游离前,需仔细鉴别和触诊肝十二指肠韧带和小网膜,以明确是否有血管变异。从十二指肠上缘开始游离,由外侧至内侧,以避免损伤血管。剪开肝十二指肠韧带的前腹膜层,离断小静脉支,将胆总管远端游离横断,显露门静脉(图 1.5)。

切开胆囊,用生理盐水冲洗肝外胆道。肝动脉主干一般位于肝十二指肠韧带的前内侧,继续游离其近端,明确胃十二指肠动脉(gastroduodenal artery,GDA)起始于肝总动脉(common hepatic artery,CHA)。注意在游离 GDA 时,可以向胰腺方向游离,但注意不要深入到胰腺内,必要时悬吊 GDA,以便于游离操作。然后,游离 CHA 到腹腔干,一直到脾动脉

的起始处,注意要尽量远离胰腺上缘。游离操作应距离胰腺边缘 0.5cm 以上,可避免损伤胰腺(图 1.6)。

1.2.1.4 准备切取胰腺

剪开胃大弯近处的胃结肠韧带,分段结扎胃网膜血管。在胃窦处置悬吊带。

随后,剪开近端空肠的肠系膜,并悬吊近端空肠。这些悬吊的部位要分别标志胃肠道的近端和远端,以便胰腺与肝脏一起被整块切取时识别(图 1.7)。

1.2.1.5 准备阻断主动脉

为了保证腹腔器官的充分灌注,一般需要阻断近端主动脉。虽然笔者更倾向于阻断近端腹主动脉,但阻断胸主动脉远端也是一种选择。将左半膈向左侧牵拉,显露膈主动脉裂孔,沿主动脉上方的中线剪开膈,充分游离主动脉两侧,可容纳食指和中指跨过主动脉和第 12 胸椎体之间。这个位置既可以较容易地使用主动脉阻断钳,又不需要过多的游离主动脉周围组织,避免损伤腰血管分支导致的严重出血并发症。

1.2.1.6 主动脉插管及器官灌注

在全身肝素化(300IU/kg)5 分钟后,结扎远端主动脉,同时准备近端主动脉插管。手术前,术者和助手需就各自的分工协商达成完全一致,这对安全

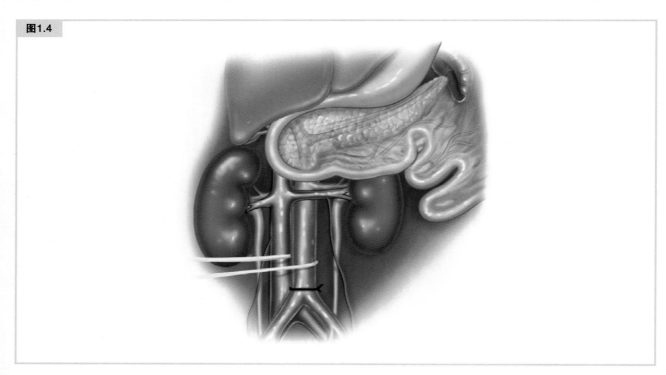

图1.4 将主动脉远端近分叉处充分游离,置 2 根血管悬吊带

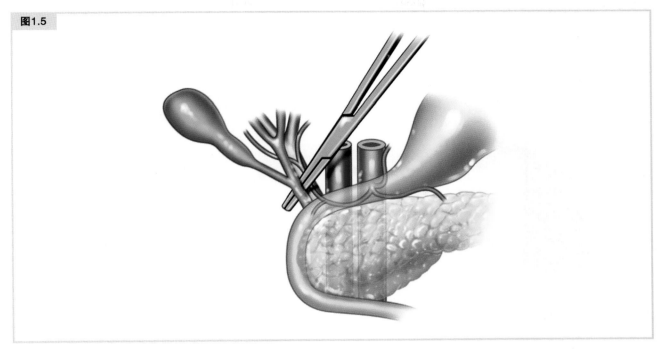

图 1.5　剪开肝十二指肠韧带的前腹膜层,离断小静脉支,将胆总管远端游离横切,显露门静脉

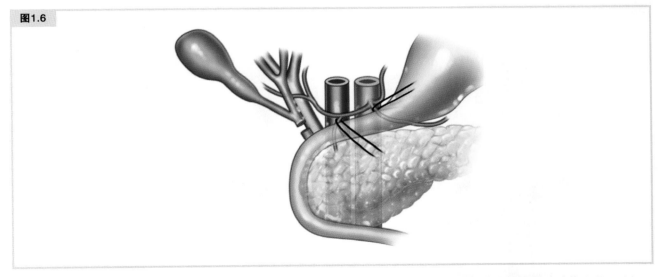

图 1.6　游离 CHA 到腹腔干,直到脾动脉的起始处,注意要尽量远离胰腺上缘。游离操作应距离胰腺边缘 0.5cm 以上,可避免损伤胰腺

插管和保护导管至关重要。主动脉血管吊带先由助手向上提着,术者的左手拇指和食指捏住主动脉(图1.8a)。剪开主动脉前壁,当主动脉有动脉粥样硬化时尤其要注意确认是否进入了主动脉血管腔内。一般用22号或24号导管,插管长度为2~3cm,注意导管前端不要超过肾动脉开口水平(图1.8b)。助手将束带打结,将导管固定在主动脉插管处的近端主动脉上,随后绕套管几圈系紧以防止导管脱位。

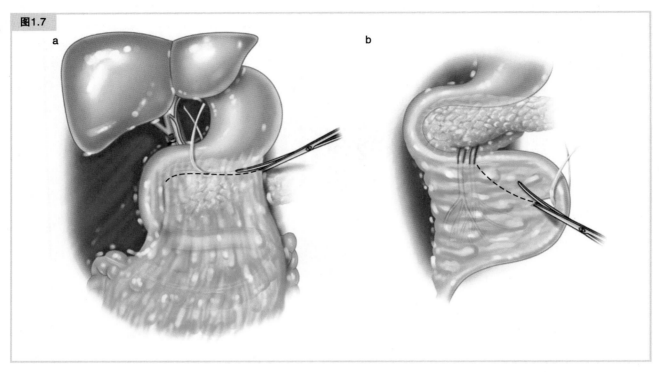

图1.7　胃幽门处被悬吊(图1.7a),剪开近端空肠的肠系膜,并悬吊近端空肠(图1.7b)。这些悬吊的部位标志着胃肠道的近端和远端,以便胰腺与肝脏一起被整块切取时识别

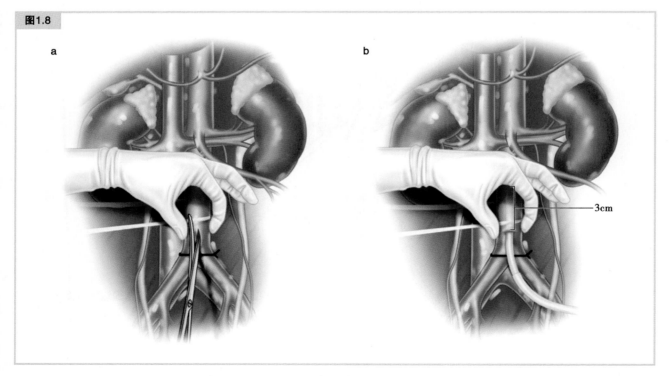

图1.8　束带先由助手向上提着,术者用左手拇指和食指捏住主动脉

将腹部脏器还原到解剖位置,保持 GDA 和脾动脉的血管束带松弛,掀起肝左外叶,并阻断之前准备好的主动脉段。剪开心脏右侧和腔静脉,作为灌注液的流出道。立即开始冷灌注。为了给后期移植手术预留足够长度的肝上下腔静脉,助手可将肝脏轻轻向下牵拉,在心房和腔静脉移行处,离断肝上下腔静脉。从右胸腔持续负压吸引排出的灌注液,并用大量的冰沙迅速敷在肝脏表面、膈上方和肾脏周围,不要遗忘小网膜囊和肠系膜根部(图 1.9),使腹部脏器迅速降温。

在整个灌注过程中,术者要与台下灌注技师(perfusionist)保持交流,以确保器官灌注速度合适,注意反复检查各导管是否通畅、各脏器是否得到充分灌注。

1.2.2　离体低温期游离

1.2.2.1　整块切取肝脏-胰腺

将胃窦和空肠近端在预留位置用线性切割器离断(图 1.7),充分利用胃的可伸缩性和活动度,将残胃移入左胸腔内。剪开胃结肠韧带,充分游离肝脏及脾曲,向下牵拉横结肠并完全打开小网膜囊,显露胰腺。用线性切割器离断近端空肠,注意不要损伤胰腺的下缘及钩突(图 1.10)。将结肠和空回肠向左下象限推移,充分显露腹膜后结构。

图1.9

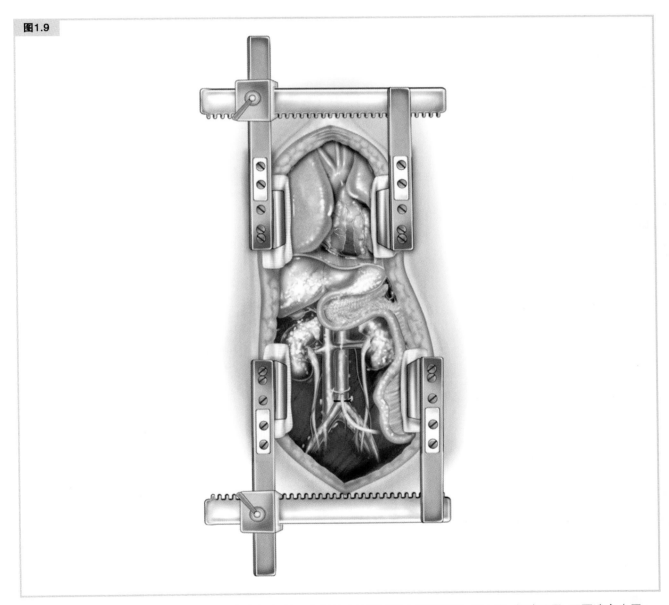

图 1.9　从右胸腔持续负压吸引排出的灌注液,并用大量的冰沙迅速敷在肝脏表面、膈上方、肾脏周围,不要遗忘小网膜囊和肠系膜根部

游离下腔静脉,显露左、右肾静脉的起始部。在肾静脉起始部的上缘离断下腔静脉。在左肾静脉与腔静脉汇合处,离断左肾静脉,离断后,左肾静脉往往会向主动脉左侧回缩(图 1.11)。

撤出主动脉插管,沿中线剪开主动脉前壁,注意保护左肾静脉。接近 SMA 平面时,注意向左侧绕过腹腔干,预留出包含 SMA 和腹腔干的主动脉片(图 1.12)。

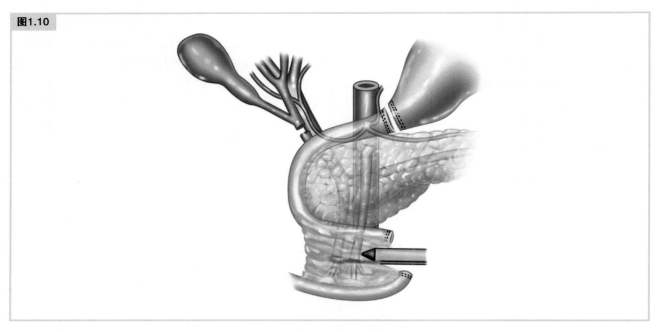

图1.10　用线性切割器离断近端空肠,注意不要损伤胰腺的下缘及钩突。将结肠和空回肠向左下象限推移,充分显露腹膜后结构

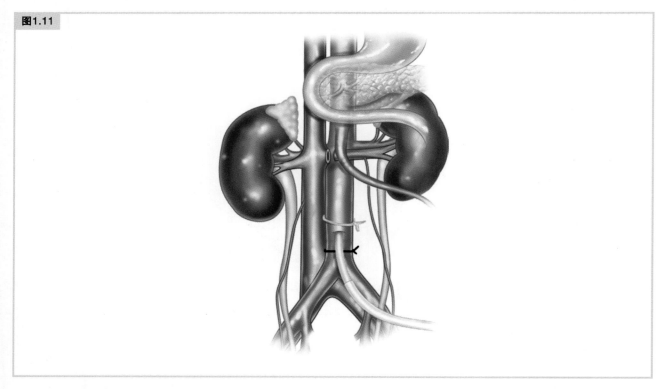

图1.11　游离下腔静脉,显露左、右肾静脉的起始部。在肾静脉起始部的上缘离断下腔静脉。在左肾静脉与腔静脉汇合处离断左肾静脉,离断后,左肾静脉会向主动脉左侧回缩

离断脾肾韧带,轻轻牵拉脾脏,露出胰尾部后面的胰腺后组织。以脾脏为握柄,牵拉胰腺,继续游离,直到主动脉左侧壁和预留的主动脉片结构处(图1.13)。在此游离过程中,应特别注意保留的胰腺上、下缘的组织,胰腺包膜之间的距离不得小于1cm,以避免损伤胰腺。在腹腔干水平,充分游离主动脉后组织,在主动脉阻断钳位置,离断主动脉,保留包含 SMA 和腹腔干结构的主动脉管腔。

将肝脏和胰腺整块切取的最后一步,是将肝脏与膈肌及肝后下腔静脉后附着组织充分游离。最好是在手指的引导下,在心房和腔静脉移行处,离断肝上下腔静脉(图1.14)。游离肝脏右侧时,注意保留尽量多的韧带,避免任何撕裂损伤。游离肝脏下缘时,充分显露右肾上腺,并离断。然后充分游离肝后下腔静脉,直到肝脏下缘。游离残留的腹膜后附着组织后,将肝脏和胰腺整块切取,置入预冷的 UW 保存液中。

1.2.2.2　切取肾脏

为了保留可能存在的肾动脉血管变异,左、右肾主动脉片应从 SMA 水平直至远端主动脉关闭处。离断远端主动脉时,要全部保留髂血管分叉处,沿主动脉后壁中线全程分开成左右主动脉片(图1.15)。

将右肾从肾窝中托起,在 Gerota 筋膜外充分游离右肾。贴着腰大肌表面,自上而下充分游离附着组织后,可提起整个右肾、右侧主动脉片和腔静脉血管。游离输尿管时,注意保留周围足够的脂肪和组织,以保护其滋养血管,在输尿管入盆腔平面离断。及时将右肾连同输尿管置入预冷的 UW 保存液中。左肾的切取步骤类似。

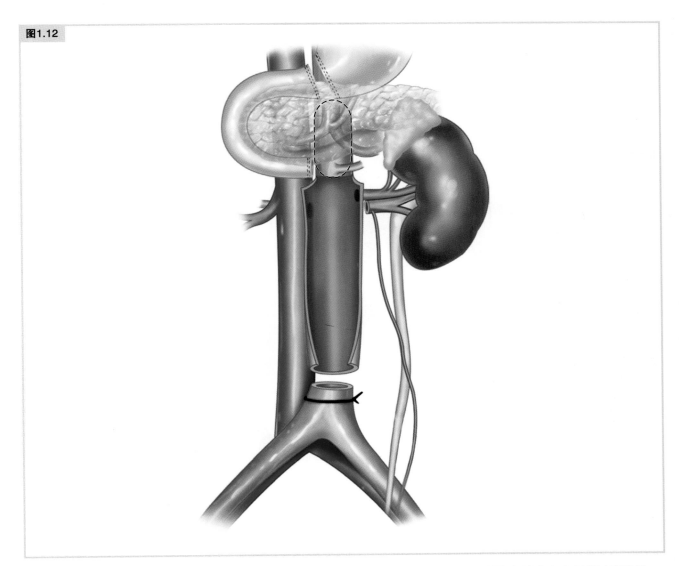

图 1. 12　撤出主动脉插管,沿中线剪开主动脉前壁,注意保护左肾静脉。快到 SMA 平面时,注意向左侧绕过腹腔干结构,预留出包含 SMA 和腹腔干的主动脉片

图1.13

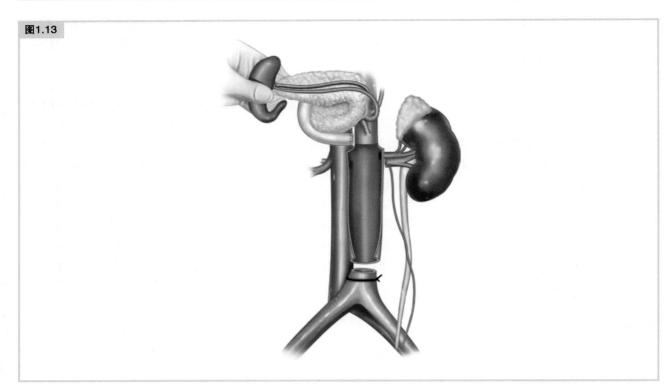

图 1.13　离断脾肾韧带,轻轻牵拉脾脏,露出胰尾部后面的胰腺后组织。以脾脏为握持柄,牵拉胰腺,继续游离,直到主动脉左侧壁和预留的主动脉片处

图1.14

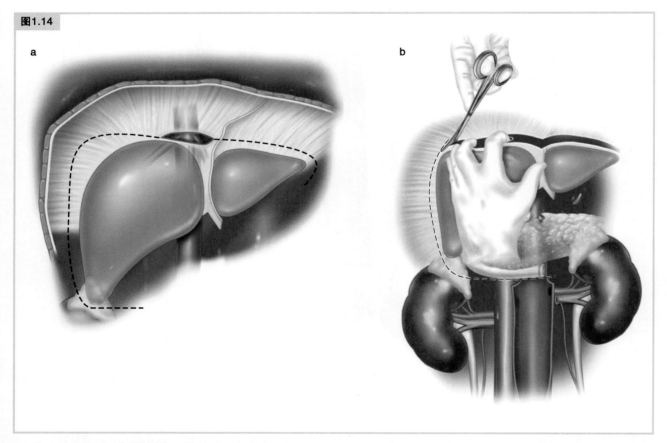

图 1.14　肝脏-胰腺整块切取的最后一步是将肝脏与膈肌及肝后下腔静脉后附着组织充分游离。最好是在手指的引导下,在心房和腔静脉移行处离断肝上下腔静脉

　　手术最后,切取髂动静脉或其他血管,以备后期移植手术的血管重建。切取部分小肠淋巴结和脾脏标本,用于组织配型分析。最后,胸腔和腹腔切口用殡仪密封缝线缝合(watertight running mortician stitch),以防液体漏出。

1.2.3　器官离体的初步修整

　　后台离体初步修整的目的是检查器官的灌注是否良好,初步评估是否存在术中未发现的病变,并排除器官或血管的损伤。如果是整块切取,肝脏和胰腺在此阶段要游离分开。按正常生理解剖位置将肝脏和胰腺平放。从主动脉片根部开始,在腹腔干近端附近找到脾动脉。在距肝脏侧 5mm 处,剪断脾动脉,胰腺侧用 Prolene 线缝合标记。沿着肝总动脉进行游离,游离出 GDA,离断,用 Prolene 线缝合作标记。在距胰腺上缘 10mm 处剪断门静脉(图 1.16)。

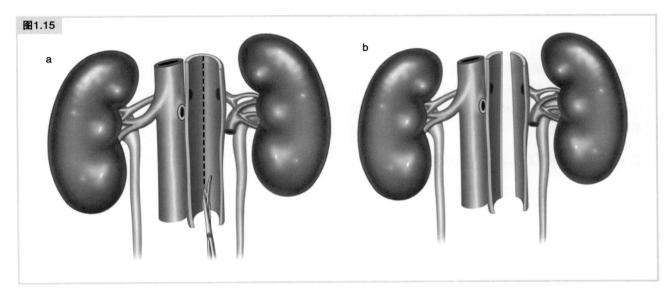

图 1.15　为了保留可能存在的肾动脉血管变异,左、右肾主动脉片应从 SMA 直至远端主动脉关闭处。离断远端主动脉时,全部保留髂血管分叉处,沿主动脉后壁中线全程分开成左右主动脉片

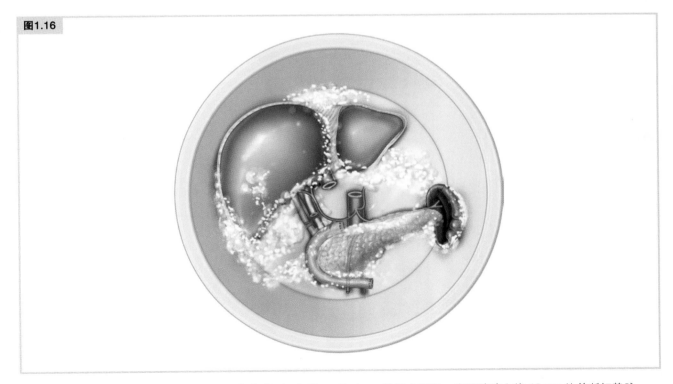

图 1.16　沿着肝总动脉进行游离,游离出 GDA,离断,用 Prolene 线缝合标记。在距胰腺上缘 10mm 处剪断门静脉

分别经门静脉、动脉和胆道用 1L、0.5L 和 0.25L 的 UW 保存液进行再次灌注。

1.2.3.1　肾脏评估及灌注

显露肾脏表面，评估肾脏实质和灌注质量。在低温保存或置入低温机器灌注前，可用 0.3L 的 UW 保存液对肾脏进行再次灌注。

1.3　DCD 供者的腹腔多器官切取

1.3.1　DCD 供者的肝脏切取

随着移植需求量和器官供应之间的失衡越来越严重，DCD 供者捐献器官的利用率显著增加（表 1.1）。器官切取的具体术式则根据 DCD 供者的类别不同而略有变化。

1.3.2　可控 DCD 供者器官切取技术

切取的原则是越快越好。直接用手术刀快速打开腹腔（因为供者已没有循环，故不需要使用电刀）。进腹腔时，注意提起腹壁，以避免损伤腹腔脏器。末端回肠、盲肠和小肠向头侧推移，显露腹膜后主动脉

分叉处。触诊骶骨岬，游离主动脉分叉处，在冷灌注和低温期开始之前，可以用含氧的常温血进行预灌注。主动脉插管如前述 DBD 供者。打开胸腔，进入左胸膜腔，轻轻旋转肺直至触诊到冷的降主动脉，并将其夹紧以减少所需的灌注液量。肝上下腔静脉切开可以协助排除灌洗液。

门静脉灌注对 DCD 捐献至关重要。因此，切开胆管，显露并完全切断门静脉，以避免门静脉插管导致胰腺充血（图 1.17）。其余的解剖和器官切取遵循上述步骤。

1.3.3　DCD 器官常温局部灌注

腹部器官的常温局部灌注（normothermic regional perfusion，NRP）是一种新的 DCD 切取方法。利用体外循环，器官在冷灌注和冷藏之前灌注温的含氧血液。NRP 可以在心脏停搏和冷灌注开始前起到过渡作用，可以使器官从无灌注期的热缺血损伤中恢复过来，能更好地耐受随后的低温期。此外，NRP 允许在灌注期间对器官功能进行一段时间的评估，从而可增加潜在的可移植器官数量。

表 1.1　DCD 供者的 Maastricht 分类

分类	可控性分类	潜在供者的状态	所在医院部门
I	不可控	入院前死亡	事故现场或急诊
II	不可控	心肺复苏失败	事故现场或急诊
III	可控	有计划地撤除心肺支持治疗后等待心脏停搏	重症监护病房
IV	可控	确认脑死亡的患者发生心脏停搏	重症监护病房

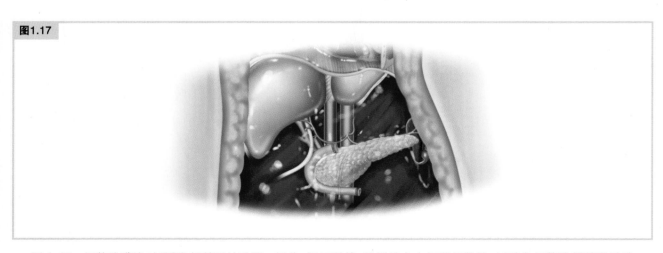

图1.17

图 1.17　门静脉灌注对 DCD 捐献至关重要。因此，切开胆管，显露并完全切断门静脉，以避免门静脉插管导致胰腺充血

在 DCD 使用 NRP 切取器官时需要对切取的技术进行改进。

如前所述,快速进腹后,在髂血管分叉近端行主动脉插管。插入一根带气囊、远端封闭的导尿管,将气囊送至胸腔降主动脉水平,气囊充气。用血管束带将 2 根导管同时固定。钳夹阻断下腔静脉远端,切开下腔静脉壁近端,插入静脉导管。导管的前端应到达肝静脉水平,以利于更好的静脉引流。静脉导管也用束带固定(图 1.18)。主动脉和静脉导管均连接到体外循环,开始 NRP(图 1.19)。NRP 阶段,用富含氧的常温血对器官进行 2 小时的灌注。相关血流动力学和生化指标参数为:离心泵流量为 1.7 ~ 3L/min,温度为 35.5 ~ 37.5℃,pH 为 7.35 ~ 7.45,氧分压为 100 ~ 150mmHg,红细胞比容大于 20%。根据这些参数变化,随时调整肝素、碳酸氢盐和浓缩红细胞的使用量。

NRP 期结束后,立即开始 UW 保存液冷灌注,如前所述切取腹部各器官。

1.3.4　不可控 DCD 供者器官切取

不可控 DCD 供者需要在急诊室快速进行血管插管。可以通过腹股沟处的股动静脉插管。

在急诊室确认患者死亡后,仍然可以重新启动心肺复苏(cardiopulmonary resuscitation, CPR)以维持器官灌注(取决于各国的法律规范)。

快速切开右侧腹股沟处皮肤,找到股动脉和股静脉,血管束带悬吊。阻断股动脉的远端,切开股动脉近端,插入导管,并用血管束带固定。同样,对股静脉进行插管。随即,如前所述将股动脉和股静脉套管连接到 NRP 体外循环。

同样方法切开对侧腹股沟处皮肤,在对侧股动脉内插入一根带气囊、远端封闭的导尿管,将气囊送至胸腔降主动脉水平后,给气囊充气。一旦主动脉被阻断,就开始正常灌注。同时,供者被转移到手术室,按照前述步骤开始器官切取。

图1.18

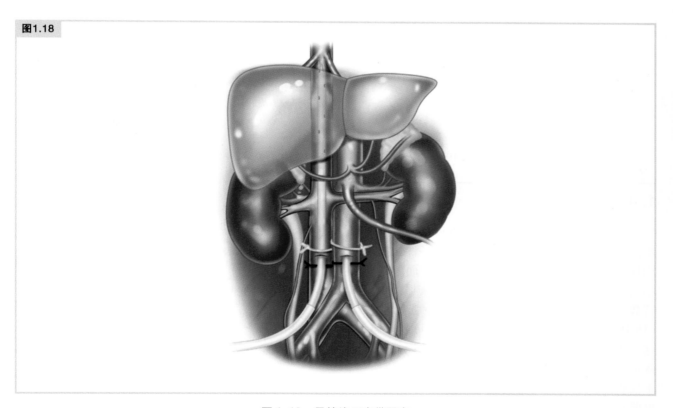

图 1.18　导管均用束带固定

图1.19

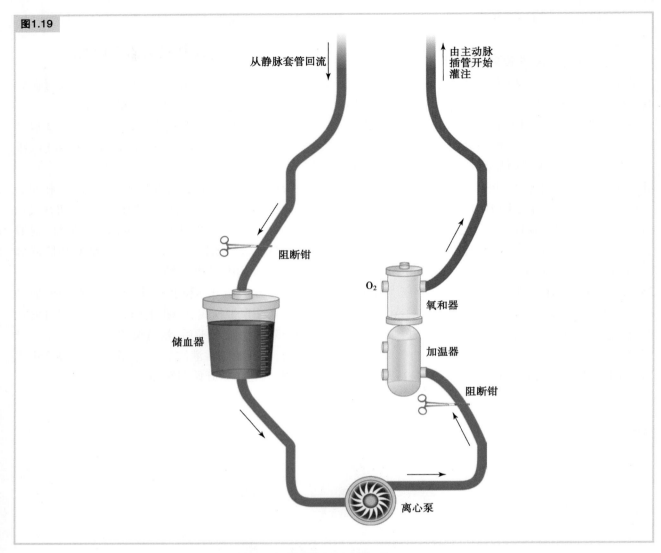

从静脉套管回流

由主动脉
插管开始
灌注

阻断钳

O₂

氧和器

储血器

加温器

阻断钳

离心泵

图 1.19　主动脉和静脉导管均连接到体外循环，开始 NRP

1.4　总结

尽管在过去的 50 年里，我们见证了器官移植技术巨大的进步、麻醉技术的创新以及多种免疫抑制治疗方案的改进，但在器官切取术式方面的变化却不大。随着需要移植的患者数量与可获得的供者器官数量之间的需求矛盾日益加大，心脏死亡供者（DCD）和扩大标准的脑死亡供者（DBD）越来越多，这意味着规范的器官切取技术的培训比以往任何时候都显得更加重要。能成功切取器官的外科医生，不仅要具备过硬的专业外科技能和器官评估能力，也要具备优秀的组织领导能力，同时还要有能与多个不同的移植专家协同工作的团队精神。如本章所述，多器官切取术式的规范化，并及时改进各种实用技术，将确保器官移植事业的持续成功发展。

（陈松 译　陈实 审）

拓展阅读

Alfani D, Berloco P, Bruzzone P, Cuomo O, Iappelli M, Novelli G, et al. Multiple organ harvesting: evolution of surgical technique—personal experience. Transplant Proc. 1996;28:152–4.

Brockmann JG, Vaidya A, Reddy S, Friend PJ. Retrieval of abdominal organs for transplantation. Br J Surg. 2006;93:133–46.

de Ville de GJ, Hausleithner V, Malaise J, Reding R, Lerut J, Jamart J, et al. Liver procurement without in situ portal perfusion. A safe procedure for more flexible multiple organ harvesting. Transplantation. 1994;57:1328–32.

Dodson F, Pinna A, Jabbour N, Casavilla A, Khan F, Corry R. Advantages of the rapid en bloc technique for pancreas/liver recovery. Transplant Proc. 1995;27:3050.

Imagawa DK, Olthoff KM, Yersiz H, Shackleton CR, Colquhoun SD, Shaked A, et al. Rapid en bloc technique for pancreas-liver procurement. Improved early liver function. Transplantation. 1996;61:1605–9.

Oniscu GC, Forsythe JL, Fung J, editors. Abdominal organ retrieval and transplantation bench surgery. Hoboken, NJ: Wiley-Blackwell; 2013.

第二部分　胸腔器官移植术

第 2 章　原位心脏移植术

Marius Berman，Steven Tsui

2.1　引言

自 1967 年临床心脏移植问世以来，心脏移植已经成为终末期心力衰竭患者的首选治疗方法。心脏移植领域有很多的相关进展，包括心肌活检监测排斥反应、免疫抑制方案的改进、在终末期心力衰竭患者等待移植过程中使用机械循环辅助装置，以及最近使用循环死亡后捐献（donation after circulatory determined death，DCD）的心脏。

原位心脏移植技术最初是在 1960 年由 Lower 等提出的[1]。近 30 年来，这种双心房或 Shumway 技术一直是供者心脏植入的标准方法。这种供者与受者心房壁吻合的技术避免了单独吻合腔静脉所带来的问题。然而，双心房吻合术会导致心房腔异常扩大，并且心房几何结构扭曲，从而可能导致房室瓣膜功能不全[2]。此外，由于右心房的缝合线距离窦房结很近，可能会损伤窦房结从而导致心律失常，增加了术后使用起搏器的概率。另外，由于心脏不同步收缩甚至停搏，也可能会导致左心房血栓形成。

为了改善心脏的几何结构、生理机能以及术后的效果，Yacoub 等阐述了双腔静脉移植技术[3]。随着时间的推移，这种技术已被越来越多地采纳，并已经成为最常用的方法。Morgan 和 Edwards 进行了一项综述研究显示双腔静脉法具有解剖和功能上的优势，其提高了移植术后生存率、改善了心房几何结构和血流动力学，并且减少了瓣膜功能不全、心律失常、起搏器使用、心血管活性药物使用和住院时间[4]。虽然这种技术避免了与右心房相关的潜在并发症，但左心房吻合口血栓形成的风险依旧存在，可以通过左心房切缘外翻缝合技术来降低这种风险。双腔静脉法的潜在缺点是：

1. 缺血时间延长：开放主动脉后再行腔静脉吻合可以缓解缺血时间延长的问题。

2. 腔静脉吻合口可能出现扭曲、弯折或狭窄。这些问题可以通过下文的仔细手术操作来防范。

另一种心脏移植技术是全原位心脏移植术，该技术最初由 Web 等 1959 年提出的[5]，随后由 Dreyfus 等在 1991 年进行改进[6]。这项技术包括切除受者双心房，并通过逐一吻合双侧肺静脉和上下腔静脉行完整的心房心室移植。这项技术存在的缺点是需要完成 6 个吻合口，从而造成移植器官缺血时间延长、肺静脉吻合口出血难以修补，以及吻合口的扭曲和/或狭窄。因此，这项技术未能得到推广应用。

2.2　心室辅助装置应用与原位心脏移植

机械循环辅助装置作为过渡到心脏移植的桥梁，已越来越多地应用到药物治疗无效的不稳定型心力衰竭患者。机械循环辅助装置包括从静动脉体外膜肺氧合（extracorporeal membrane oxygenation，ECMO）到临时或置入型心室辅助装置（ventricular assist devices，VADs）。国际心肺移植协会登记处仍认为机械辅助过渡是降低影响移植后生存率危险因素的有效措施。Urban 等[7]最近回顾了辅助过渡到心脏移植的临床效果，与之前的报道相比，最新的研究数据显示近期的移植术后生存率有所提高。此外，机械桥接可能的并发症也仅在移植术后的早期阶段。

2.3　外科手术步骤

2.3.1　供者准备和心脏切取

采用胸骨正中切口，如果同时需要获取腹部器官，将胸骨正中切口延续到耻骨上缘。检查供心情况、注意心脏整体收缩力、左右心结构大小差异、有无明显的震颤、有无先天畸形、有无冠状动脉疾病以及心肌挫伤。

向着肺动脉分叉方向解剖心包反折部,暴露主动脉弓近端和肺动脉。沿着上腔静(superior vena cava,SVC)切开心包暴露头臂静脉汇入点。用一根索带从奇静脉根部绕过上腔静脉,在供心切取前起到止血带的作用。在这个阶段,有些外科医生还会分离和结扎奇静脉以及左侧头臂静脉。

完成腹部解剖后,静脉注入肝素 300U/kg。通过阻断上腔静脉和心包内下腔静脉(inferior vena cava,IVC)阻止全身静脉血回流到心脏。腹部器官则通过腹部下腔静脉或股静脉引流。切断下腔静脉阻断上方的下腔静脉与右心房的连接处,开放右心房引流。如果获取供者的心脏和肺脏分配给不同的受者,则通过距离左肺静脉汇入点内侧 1cm 处横断左肺静脉开通左心引流。如果供心和供肺被整体切取,则通过左心耳切开进行左心引流。在阻断升主

动脉远端之前,让供心跳动 5~6 次以排空心腔(图2.1)。作者使用 4℃ 冷晶体心脏停搏液 1L 进行灌注。注意确保足够的主动脉根部灌注压和心脏舒张期停搏,并避免心室膨胀。在不同的移植中心,采用心脏停搏液的类型、灌注量和灌注压等操作会有所不同。

在无名动脉起始处横断主动脉弓;分别游离左右头臂静脉以保留上腔静脉全长;游离奇静脉;在分叉处切断肺动脉干(图 2.2)。如果只需要切取心脏,则可以通过横断余下的肺静脉来保留整个供者左房。将供心向头侧调转,并转向右侧以暴露左房后壁。最后,分离左房顶部后方的软组织,即分隔斜窦和横窦的反折心包。

2.3.2　供者准备:心脏和肺脏获取

如果获取的供心和供肺需要分配给不同的受者,那么分离供心和供肺的关键部位在左心房周围。此时,需要谨慎决策,因为肺静脉和供心均要保留适

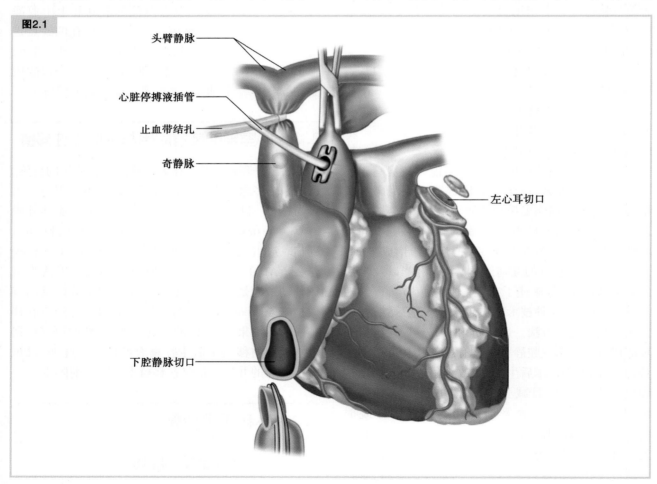

图 2.1　准备切取心脏

量的左心房组织。对于小体型供者，要特别注意左肺静脉切缘，以避免损伤回旋动脉和右侧的下肺静脉。一些外科医生还会在右肺静脉切缘周围切开左心房之前先切开 Sondergaard 房间沟。

供心采用 3 层器官袋保存，每层器官袋装盛 2L 冰盐水。

2.3.3　双腔静脉移植术受者准备

肺动脉导管和经食管超声心动图均是受者监护的必要组成部分。受者术前准备并消毒铺巾胸骨正中切口区以及腹股沟区，以防需要建立股血管通路。通过主动脉弓近端置入 24F 主动脉插管建立体外循环（cardiopulmonary bypass，CPB），上腔静脉采用 24F~28F 直角插管，而下腔静脉置入 30F~34F 直插管。受者通过体外循环降温至 30℃。分离主动脉和肺动脉干，阻断升主动脉远端。采用索带系紧腔静脉和腔静脉插管。为了尽量减少肺不张及其可能造成移植后右心的后负荷增加，使受者在体外循环期间保持通气（50%~100% 潮气量和 5cm 水柱的呼气末正压（positive end-expiratory pressure，PEEP）。

沿前房室沟切开受者右心房，继续向后进入冠状静脉窦开口，并沿其路线到达心脏后方。右心房切口继续向头侧沿着上腔静脉和主动脉根部之间到达左心房顶部。如果受者心腔内带有永久起搏器和/或置入性除颤器的导线，应松开上腔静脉套圈后牵拉导线，并尽可能剪短置入的导线。

切开位于卵圆孔左侧房间隔，进入左心房。这时候，通过连接卵圆孔左侧房间隔与左心房顶部之间的切口以及冠状窦尾部开口来切断房间隔。在窦管交界上方 2cm 处横断升主动脉；在靠近肺动脉瓣处切断肺动脉主干，切割角度朝向骶骨，以便留下足够长度的肺动脉干用于随后的血管吻合。随后，将左心房顶部的切口向左延伸，绕过左心耳后缘。此时，左心房切口向前指向二尖瓣环后段。通过沿着二尖瓣环后段到冠状窦延长左心房切口来切除受者心室。最后，切除沿冠状窦分布的多余脂肪组织。

为双腔静脉移植术做准备，需要切除残余的右心房边缘和房间隔组织。位于右心房的交界处切断上腔静脉。纵行切开心房间的脂肪垫进入左心房，与二尖瓣手术中常规左心房入路切口类似。此切口

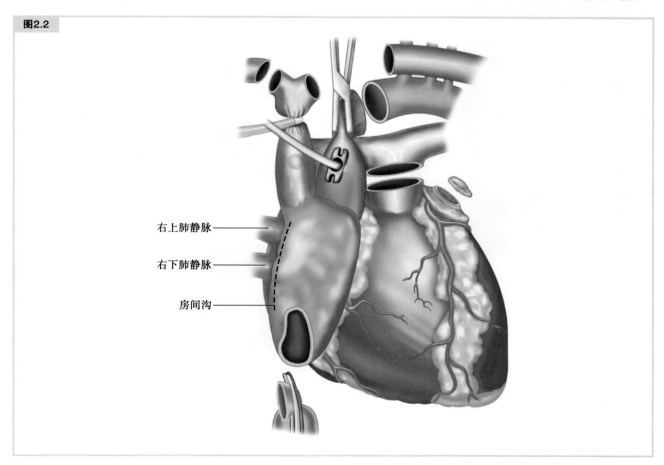

右上肺静脉 ———

右下肺静脉 ———

房间沟 ———

图 2.2

图 2.2　供者准备：心脏和肺脏获取

在横断的上腔静脉后方向头侧延伸,然后转向受者的左侧,与之前左房顶切口汇合。在下腔静脉后方向下延长切口,然后转向受者左侧,与之前左心房下缘切口汇合。随后切除了右心房和房间隔,并在下腔静脉上保留了3cm袖套状心房组织。通过右上肺静脉插入左心引流管以防止心脏移植过程中供心膨胀,也便于随后的排气(图2.3b)。

2.3.4　供心准备

切除供心4条肺静脉之间的矩形左心房后壁,供心左心房形成一个类圆形袖口(图2.4)。检查房间隔是否有卵圆孔未闭,如果存在,则采用4-0聚丙烯缝线进行缝合。分离主动脉和肺动脉干。在距离肺动脉瓣2~3cm处横向切断肺动脉干。对于双腔静脉移植术,供心右心房是保持完整的。对于双心房移植术,右心房则是从下腔静脉口右外侧缘到右心耳的弧形切口打开的(见图2.12)。如果在供心

获取过程中切开了左心耳进行左心引流,则应使用4-0聚丙烯缝合线进行缝合修补。

2.3.5　移植术:左心房吻合

供心移植始于左心房吻合。为了确保供心与受者的左心房边缘正确对合,在供受者左心房壁下缘中点留置一根固定线进行固定,并检查确认供受者的固定线与相应下腔静脉之间的距离相当(大约2cm)。这是心脏移植术中至关重要的一步,因为左心房吻合口的不易转动是造成随后腔静脉吻合困难的主要原因(图2.5)。

左心房吻合使用加长3-0聚丙烯缝线(130cm)进行外翻缝合。从切除的左心耳底部附近的受者左心房边缘和供者左心房对应点开始。然后将供心放入心包内,牵拉固定线和缝合线抬高并对合供受者左房袖套状边缘,以便于缝合。可以通过冷盐水循环冲洗或冰屑对供心进行局部降温。或者,采用含

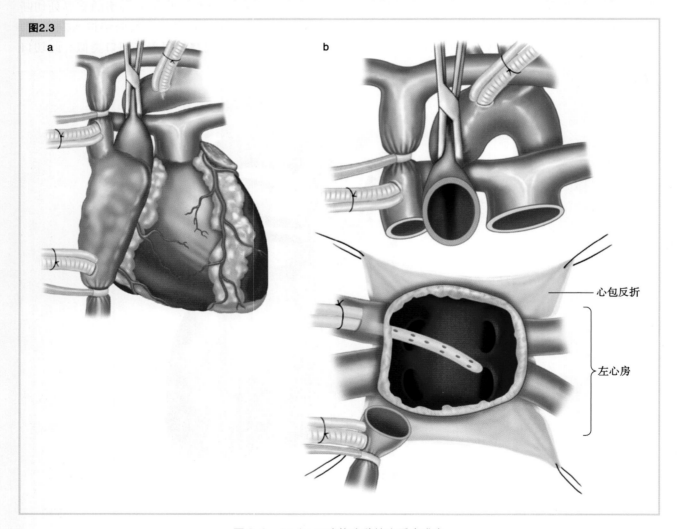

图2.3　(a,b)双腔静脉移植术受者准备

图2.4

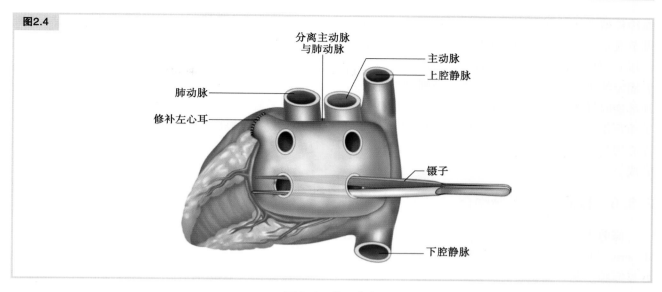

图2.4 供心准备

图2.5

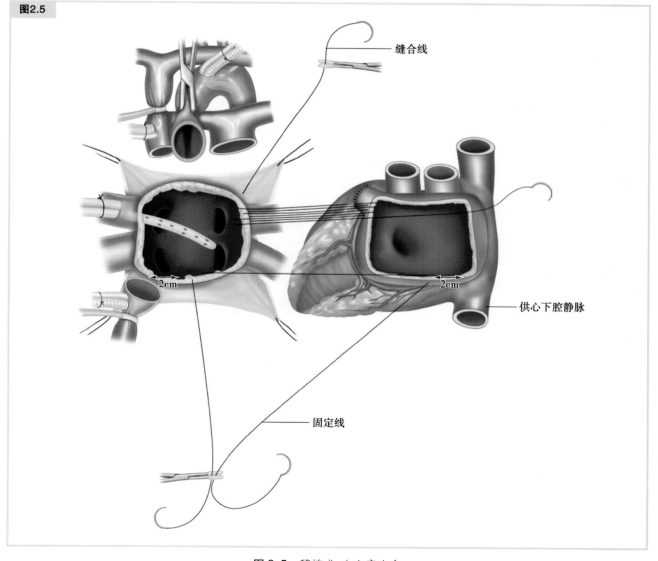

图2.5 移植术:左心房吻合

血冷停搏液持续逆行灌注进行术中心肌保护（通过调节流量在每分钟 25～100mL 并维持 25mmHg 的灌注压）。外翻缝合沿着左半部左心房边缘顺时针向着固定线进行。然后，另一端缝合线则沿着左心房顶部逆时针方向进行，直到到达上腔静脉后面。为了缩短供心移植过程中的热缺血时间，剩余的 1/3 左心房吻合口可以暂时保留，待供心恢复灌注后再完成。

2.3.6　移植术：肺动脉吻合

　　修剪供心肺动脉并保留适当长度。使用一把 Roberts 动脉钳夹住供心主动脉外膜并回拉，以便更好显露肺动脉。在供受者肺动脉 9 点方向的位置留

置一根固定线（即主肺动脉窗水平）。用一根 4-0 聚丙烯缝线从肺动脉左侧 4 点半方向的位置开始缝合。缝线沿着肺动脉干后壁向受者右侧进行缝合，然后向上到缝合口的右侧，到达 10 点半方向的位置。为了最大限度缩短供心移植过程中的热缺血时间，剩余左半肺动脉吻合口可以暂时保留，待供心恢复灌注后再完成。

　　如果受者肺动脉部分被主动脉遮挡，向左转动主动脉阻断钳柄可以移开主动脉残端，以便显露肺动脉进行吻合（图 2.6）。

2.3.7　移植术：主动脉吻合

　　修剪供受者主动脉至适当长度。如果留置过

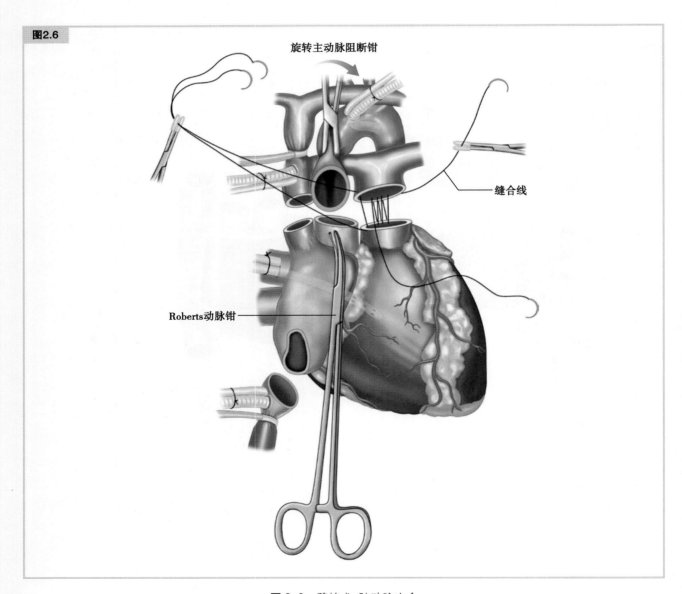

图 2.6　移植术：肺动脉吻合

长,吻合完成后的主动脉可能会向右侧弯曲和延伸,甚至压迫上腔静脉,影响上半身的静脉回流。采用4-0聚丙烯线进行主动脉缝合,从受者主动脉的4点半方向的位置开始沿主动脉后壁顺时针方向缝合,然后向上至主动脉右侧,直至达到12点位置。然后另一端缝线沿着主动脉左侧向上缝合,直至完成整个主动脉吻合(图2.7)。

停止心外膜冷盐水循环降温或心脏冷停搏液逆行灌注,并开始对受者进行复温。在供心恢复灌注之前,将一个LG6白细胞过滤器连接到体外循环管路中,并静脉给予甲泼尼龙。将一根心内吸管连接到主动脉上的停搏液灌注管,在主动脉开放前对主动脉根部进行抽吸排气。在供心恢复灌注期间,受者的平均动脉压维持在60~80mmHg水平。未完成的左心房和肺动脉吻合口可以在复温期间继续完成。当受者体温达到34℃时,可以行供心除颤复跳。

2.3.8　双腔静脉移植术:下腔静脉吻合

术者最好移位到受者的左侧进行腔静脉吻合。

在供心恢复灌注以后再进行这些腔静脉吻合,可以最大限度地减少供心热缺血时间。然而,随着供心再灌注恢复,可能从冠状静脉窦涌出大量静脉血,并且使下腔静脉吻合术野变得模糊不清。因此,找到一个有效的方法来提供一个相对无血的操作环境是成功的关键。可以通过调节手术台成头高脚低位并向左倾斜来解决这一问题。处于这样一个位置时,右心室处于低位,在重力作用引导下冠状静脉窦血流会穿过三尖瓣进入右心室,从而远离下腔静脉残端。心内吸引管也可以通过上腔静脉残端置入冠状窦口进行吸引,另一个心内吸引管则放置到心包腔最低点处进行吸引。

采用加长3-0聚丙烯缝线进行下腔静脉吻合,从供受者下腔静脉右外侧缘开始缝合。为了确定吻合口正确的起点,可以通过分离下肺静脉与下腔静脉之间的心包反折部来识别供受者下腔静脉的外侧区域。在6点的位置单独置入一根固定线,以抬高和对合两个下腔静脉的边缘便于缝合。缝线从下腔静脉右外侧朝着静脉窦行走然后绕到下腔静脉前面

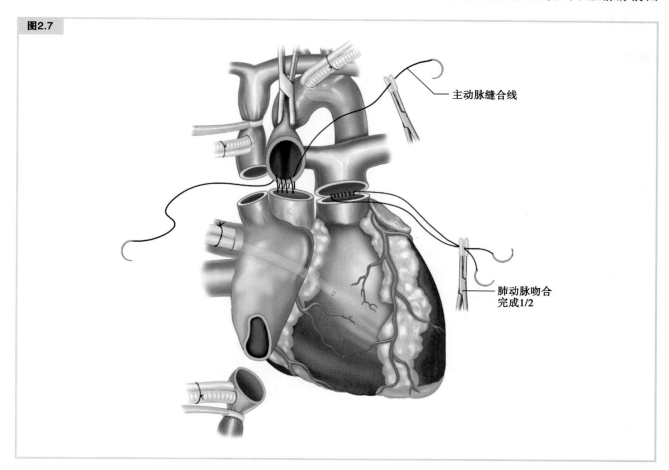

主动脉缝合线

肺动脉吻合
完成1/2

图 2.7　移植术:主动脉吻合

完成后壁的缝合。需要注意缝线不要阻断了冠脉窦引流。然后用缝线另一端绕着下腔静脉前壁缝合来完成血管吻合。外科医生必须注意到受者下腔静脉口的周长往往比供者下腔静脉口长 60%~80%。因此，吻合时合理调整这种周长不匹配也是非常重要的（图 2.8）。

2.3.9　双腔静脉移植术：上腔静脉吻合

由于上腔静脉的薄壁结构特点，上腔静脉吻合口狭窄的并发症比较常见。为了避免这种并发症的发生，确保上腔静脉具有合适的长度进行吻合显得非常重要，并且确保供受者上腔静脉残端旋转到合适的角度对齐。轻柔牵引供者上腔静脉，并在刚好触及受者上腔静脉的位置处切断。在 12 点的位置处置入一根固定线，以准确对齐供、受者上腔静脉残端（图 2.9）。

依靠受者上腔静脉插管点与供者上腔静脉相连右心耳上的脊线来判断正确的位置。采用一根 4-0 聚丙烯缝线从 6 点位置开始进行上腔静脉吻合，起点正对着固定线的位置。适当牵引固定线保持两个

上腔静脉游离缘在吻合过程中具有一定的张力，这样可以防止吻合口狭窄。上腔静脉的左半部分由腔内缝合到 12 点固定线位置，然后使用缝线另一端由腔外完成上腔静脉的右半部分缝合。最后移除上腔静脉阻断索带（图 2.10）。

2.3.10　撤离体外循环前准备

在受者准备撤离体外循环前，开始以每分钟 0.07mg/kg 的速率输入肾上腺素。将血红蛋白调整到 100g/L 以上，剩余碱调整到 ±2mEq。临时起搏导线固定到供心右心房和心室上。继续保留主动脉根部和右上肺静脉的心内吸引管，并持续吸引排气。使用小剂量血管收缩药物将平均动脉压提高到 70~80mmHg。心脏逐渐充盈到 6~8mmHg 的中心静脉压。当左心开始充盈时，常规进行经食道超声心动图检查以评估心脏收缩力以及排气情况。当左心房充分充盈后，可以拔除肺静脉引流管，并用 4-0 聚丙烯缝线修补引流造口。随着心脏射血分数不断恢复，体外循环流量逐渐减少，直到患者脱离体外循环辅助。主动脉根部持续引流排气，直到超声心动图

图2.8

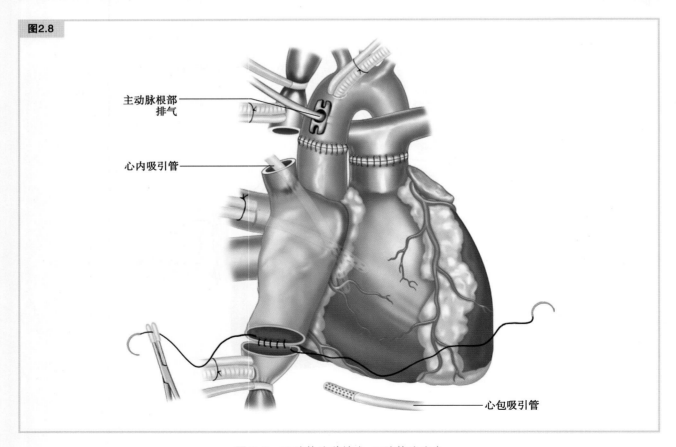

图 2.8　双腔静脉移植术：下腔静脉吻合

图2.9

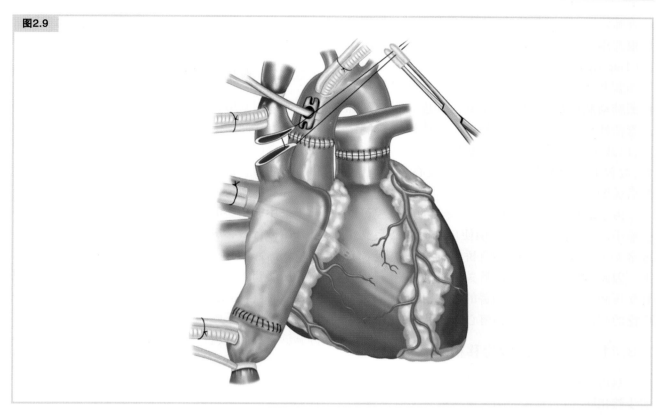

图 2.9　双腔静脉移植术:上腔静脉吻合

图2.10

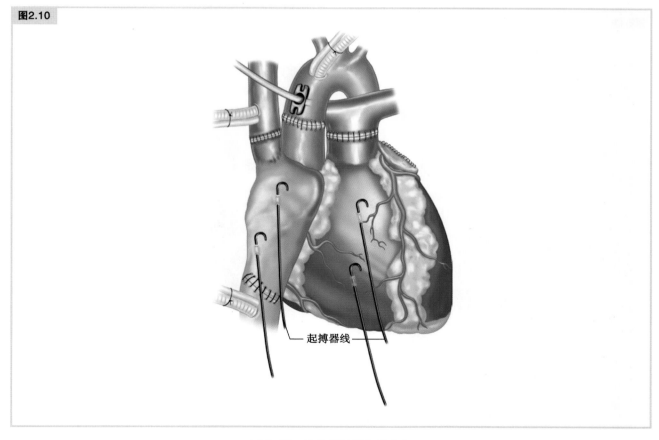

起搏器线

图 2.10　体外循环撤离前准备

检查确认已充分排气为止。拔除腔静脉插管和主动脉根部排气管,并修补插管造口。使用硫酸鱼精蛋白(1mg/kg)中和体内残余肝素。最后,拔除主动脉插管并修补插管口。常规使用肺动脉漂浮导管监测肺动脉压和混合静脉血氧饱和度。强心剂和血管活性药物相应进行调整。广泛地切开右侧胸膜,以减少术后心包潴留和填塞风险。止血完成后,放置 1 根右侧胸腔引流管和 2 根心包引流管,然后关胸。

由于既往手术的原因,一些受者的心包腔可能会缩小,尤其可能发生在长期使用临时双心室支持或全人工心脏作为心脏移植桥接的这一类受者身上。因此,当心脏移植完成后关胸时,如果有任何心脏受压和/或血流动力学损害的迹象,我们提倡进行广泛的心包切除术,以为移植心腾出足够的空间。

2.3.11　受者准备:双房移植术

双房移植术的心室切除步骤与双腔静脉移植术的步骤相同,但切割房间隔时更靠近三尖瓣环,这样以来将保留较厚的房间隔组织边缘,以便分别进行左心房和右心房吻合。受者在切除心室后无需再切除右心房和房间隔(图 2.11)。

2.3.12　双房移植术

当采用双房移植术或 Shumway 移植术时,左心房吻合方法同图 2.5 所描述。然后进行肺动脉和主动脉吻合(图 2.6 和图 2.7)。当移除阻断钳、恢复供心灌注后,可以很轻松地进行右心房吻合。将供者上腔静脉剪短并结扎(图 2.12)。

采用加长 3-0 聚丙烯缝线从受者右心房切口头端开始进行右心房的吻合。准备好供者右心房弧形切口,缝合到对应受者右心房头端。缝合向着供者右心房切口和受者右心房切口的后缘尾端方向进行,继续缝合到受者房间隔。供者右心房切口的切缘延续到供者下腔静脉。由于缝合线围绕供者下腔静脉缝合,因此要特别注意冠状窦开口,这一部分的缝合可能会造成冠状窦开口的扭曲或闭塞。然后,右心房缝线另一端沿着供者右心房切口和受者右心房切口的前缘进行缝合,以完成右心房前壁部分的吻合(图 2.13)。

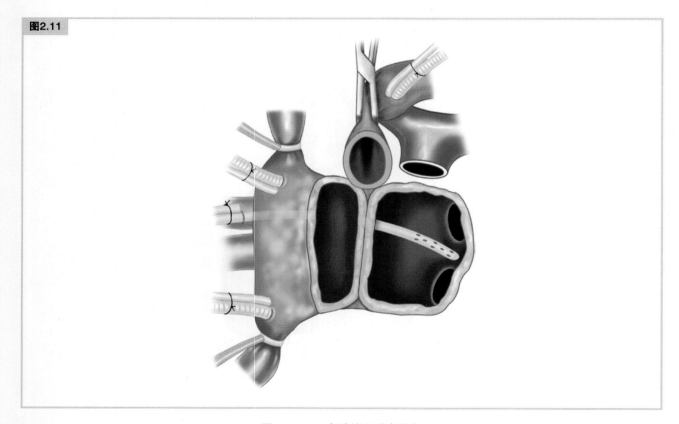

图2.11

图 2.11　双房移植术受者准备

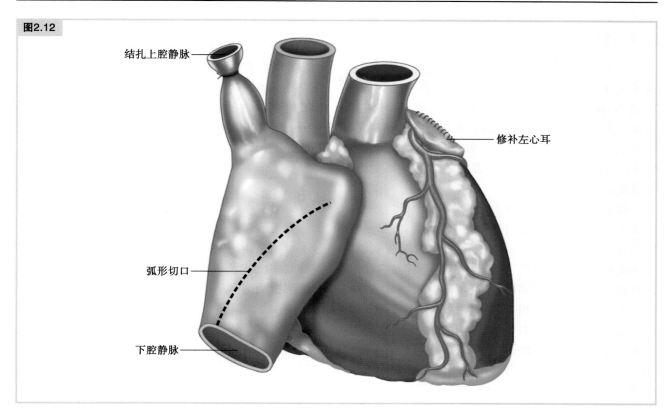

结扎上腔静脉

修补左心耳

弧形切口

下腔静脉

图 2. 12　双房移植术供心准备

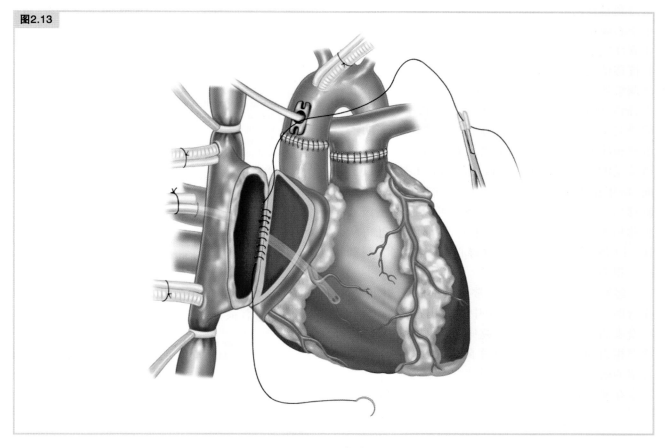

图 2. 13　双房移植术

2.4　结果

自 1982 年国际心肺移植学会登记成立以来，记录了全球超过 14 万例的心脏移植。整个队列的 1 年、5 年和 10 年生存率报告分别为 85%、70% 和 50%。并且生存率在不断提高，最近一系列研究报告显示 1 年、5 年和 10 年生存率分别为 92%、80% 和 65%。与此同时，95% 的存活者的体力活动不受限，具有非常高的生活质量。

移植后的生存率受很多因素影响。对生存率具有负面影响的受者相关因素包括：老年受者、肺血管阻力升高、Ⅱ 类群体反应性抗体的存在、糖尿病、移植前透析或呼吸机支持、先天性心脏病或瓣膜病、再次移植以及使用心室辅助装置等待移植。对生存率具有不利影响的供者相关因素包括高龄供者和低体重指数。另外，缺血时间长和移植中心规模小也是影响生存率的不利组织因素。

针对心脏移植规模与移植效果之间的关系，Pettit 等[8] 对 10 项相关研究进行了综述研究。每项研究的受者人数从 798 人到 14 401 人不等。观察到的 1 年死亡率为 12.6%～34%，移植中心规模的连续变量与观察到的死亡率之间没有显著关联。然而，移植中心规模的连续变量与 1 年的调整死亡率之间的关联性较弱，而在 5 年时的关联性更强。当移植中心按移植规模类别来分组时，小规模中心具有最高的调整死亡率，中等规模中心具有较低的调整死亡率，而大规模中心具有最低的调整死亡率。在不同的研究中分类限制有所不同。该综述研究表明心脏移植中心规模与死亡率之间存在关联。尽管可被接受的最小中心规模或最低门槛尚未被论证，然而，每年在小规模移植中心中进行的 10～12 次心脏移植具有较高的死亡率。是否可以通过重组心脏移植医疗服务，以确保所有中心都能超过每年 10～12 例心脏移植门槛来改善心脏移植效果，目前还不得而知。

经验丰富的移植中心经常报道左心室辅助装置在帮助患者过渡至心脏移植中具有出色效果[7]，在已发表的 12 项相关系列研究中，7 项显示移植后存活率相当，但 5 项显示存活率降低。在显示等效生存率的研究中，接受左心室辅助装置的受者 1 年平均生存率为 85%，而未接受者为 87%。在报告不同结果的研究中，左心室辅助装置接受者的 1 年平均生存率为 74%，而未接受者为 90%。接受左心室辅助装置受者存活率下降与受者患有扩张型心肌病、在左心室辅助装置置入后 2 周内进行移植，以及是 2003 年前置入的左心室辅助装置相关——那时左心室辅助装置技术及经验有限，而近年左心室辅助装置已经改善，所以反而提高了心脏移植的存活。

2.5　结论

大量的对比研究对不同移植外科技术的优势进行了对比以期确定哪种外科技术最好。研究显示双腔静脉移植技术具有解剖学和功能上的优势，其改善了移植后的存活率、心房几何结构和血流动力学，同时减少了瓣膜关闭不全、心律失常、起搏器和升压药的需求以及住院时间[4]。对全球 210 个心脏移植中心的调查研究显示双腔移植术已成为最常用的心脏移植技术[9]。在本章中，作者详细描述了双腔静脉移植术，并提出了使供者心脏尽早恢复灌注的方法，从而发挥该技术的所有优点，同时又避免了供者心脏热缺血时间延长的潜在缺点。

（阮永乐　译　朱学海　审）

参考文献

1. Lower RR, Stofer RC, Shumway NE. Homovital transplantation of the heart. J Thorac Cardiovasc Surg. 1961;41:196.
2. Sievers HH, Leyh R, Jahnke A, et al. Bicaval versus atrial anastomoses in cardiac transplantation: right atrial dimension and tricuspid valve function at rest and during exercise up to thirty-six months after transplantation. J Thorac Cardiovasc Surg. 1994;108:780–4.
3. Yacoub M, Mankad P, Ledingham S, et al. Donor procurement and surgical techniques for cardiac transplantation. Semin Thorac Cardiovasc Surg. 1990;2:153–61.
4. Morgan JA, Edwards NM. Orthotopic heart transplantation: comparison of outcome using biatrial, bical and total technique. J Card Surg. 2005;20:102–6.
5. Webb WR, Howard HS, heely WA. Practical methods of homologous cardiac transplantation. J Thorac Surg. 1959;37(3):361–6.
6. Dreyfus G, Jebara V, Mihaileanu S, Carpentier AF. Total orthotopic heart transplantation: an alternative to the standard technique. Ann Thoracic Surg. 1991;52(5):1181–4.
7. Urban M, Pirk J, Dorazilova Z, Netuka I. How does successful bridging with ventricular assist device affect cardiac transplantation outcome? Interact Cardiovasc Thorac Surg. 2011;13:405–9.
8. Pettit SJ, Jhund PS, Hawkins NM, et al. How small is too small? A systematic review of center volume and outcome after cardiac transplantation. Circ Cardiovasc Qual Outcomes. 2012;5:783–90.
9. Aziz TM, Burgess MI, El-Gamel A, et al. Orthotopic cardiac transplantation technique: a survey of current practice. Ann Thoracic Surg. 1999;68:1242–6.

第 3 章　肺移植术

Jose Ramon Matilla Siguenza, Clemens Aigner,
Walter Klepetko

3.1　引言

肺移植(lung transplantation, LTx)是医治各种类型终末期肺部疾病的有效治疗方式。肺移植不仅可以延长患者的生存期,而且对于严重依赖氧气、日常活动能力受限的患者,移植后可明显改善其生活质量和任何其他实体器官移植一样,LTx 的发展也由于缺乏合适的供者和可以接受的移植物而受到限制。此外,LTx 还受到早期和晚期并发症的阻碍,这些并发症包括原发性移植物失功、急性和慢性排斥反应(慢性移植肺失功)、机会性感染、恶性肿瘤以及终身免疫抑制治疗的其他副作用。为了能更好地理解这些问题背后的机制,需要进一步的研究并找到新的解决方案来处理 LTx 遇到的困难和障碍[1]。

3.2　肺移植的需求

根据 2015 年国际心肺移植协会(International Society for Heart and Lung Transplantation, ISHLT)的报告,截至 2014 年 6 月 30 日,全世界已完成超过 51 000 例肺移植和 3 800 例心肺移植(heart-lung transplant, HLTx)。自 20 世纪 90 年代中期以来,每年的 LTx 手术量逐年增加,仅 2013 年单年度全球就报告了 3 813 例肺移植病例。这种增长在很大程度上是双肺移植数量不断增加的结果,而每年的单肺移植数量几乎保持不变。2013 年 HLTx 病例降至不足 50 例。目前,单肺移植(single-lung transplants, SLTx)和双肺移植(double-lung transplants, DLTx)占全球的 93% 以上[2]。

由于等待 LTx 患者的数量与标准供者间数量存在巨大差异,各移植团队积极寻找增加供者的方法。最近来自扩大标准供者、循环死亡后供者、活体供者、

及不合适的供肺在体外肺灌注修复用于 LTx 均有成功报道[3]。

3.3　肺移植适应证

随着时间的推移,LTx 的适应证逐渐扩大,涵盖了多种肺部疾患,包括气道、肺实质和血管系统疾病。迄今为止慢性阻塞性肺病(chronic obstructive pulmonary disorder, COPD)仍然是最常见的适应证,占所有 LTx 的 37.5%。LTx 最常见的原因是吸烟引起的肺气肿(32.14%),其次是年轻患者因 α-抗胰蛋白酶缺乏(enzyme α1-antitrypsin)引起的肺气肿(5.4%)。最近,特发性肺纤维化(idiopathic pulmonary fibrosis, IPF)的移植手术比例稳步上升至 28.2%,尤其在美国,自采用供肺分配评分以来,IPF 已成为 LTx 的主要适应证。囊性纤维化(cystic fibrosis, CF)是第三大适应证,占所有手术的 16.2%。特发性肺动脉高压(Idiopathic pulmonary arterial hypertension)曾是心肺移植(HLTX)的主要指征,但目前仅占所有手术的 2.9%。反映了内科药物治疗在这种疾病上的重大进展。其他不少见的适应证包括支气管扩张(2.7%)、结节病(2.5%)、淋巴管平滑肌瘤(1%)、因闭塞性细支气管炎综合征需再次移植(1.7%)、结缔组织疾病(1.5%)和其他罕见指征(5.8%)[2]。

有 4 种类型的移植:单肺移植(single-lung transplants, SLTx)、双肺移植(double-lung transplants, DLTx, bilateral-lung)、心肺移植(heart-lung transplant, HLTx)和肺叶肺移植(lobar lung transplantation, LLTx)。在过去的 30 年里,究竟哪种肺移植适合具体的某一患者的肺部疾病的讨论从未间断。但目前因 DLTx 良好的长期预后,全世界移植界有将所有 4 种主要的肺部疾病(阻塞性、限制性、感染性和肺

血管性肺疾病)都采用 DLTx 治疗的趋势[2]。在单肺移植后,保留的自体肺继发性并发症如机会性感染、恶性肿瘤或过度膨胀均可能危及单肺受者的长期生存。SLTx 目前主要用于肺纤维化患者,因为移植肺的通气与灌注的匹配不受自体肺的影响。HLTx 则通常适用于先天性心脏异常导致的不可逆心肺衰竭——艾森门格综合征(Eisenmenger's syndrome)。当小受者(如 CF 患者)预期等待一个大小匹配的器官较长的时间时,则可考虑行肺叶肺移植(LLTx)。

3.4　手术策略

　　LTx 手术因不同的团队采用不同的手术技术和策略。有的倾向于在所有 DLTx 中常规使用体外支持系统,而有的则在绝对必要的时候采用这种策略。后者更可能发生在有严重肺动脉高压病史的患者身上,或在手术前或过程中出现氧合不足、肺通气不足或血流动力学不稳定时。此外,体外支持系统如体外循环(cardiopulmonary bypass,CPB)和体外膜肺氧合(extracorporeal membrane oxygenation,ECMO)的类型可能不同,以及每侧肺灌注的方式也可能不同(CPB 双侧肺同时灌注,ECMO 两侧肺序贯灌注)。

　　本章将介绍目前比利时鲁汶大学医院(University Hospitals Leuven)肺移植技术(不包括 HLTx)。SLTx 和 DLTx 主要技术是相同的,但是在 DLTx 中需在对侧重复单肺技术(序贯 SLTx 或 DLTx)。

3.5　手术步骤

3.5.1　安置受者于手术台

　　一旦供肺质量被器官获取医生确认,受者就需进入手术间等待移植手术。受者采用仰卧位。麻醉师准备好动静脉通道后,开始全身麻醉。对于已知有严重肺动脉高压或肺心病征象的受者,我们现在更倾向于在静脉注射麻醉药物前通过腹股沟血管建立 VA-ECMO(venoarterial extracorporeal membrane oxygenation)系统。这样可避免右心衰竭导致全身动脉压下降和心脏骤停。一旦受者入睡,在荧光镜或支气管镜引导下插入左双腔管维持通气。分别固定好中心静脉导管和 Swan-Ganz 导管。肺移植过程中当整个心排血量进入对侧肺时,经食管超声对监测右心充盈和收缩力有重要的应用价值。导尿管带有温度探头,塑料小帷幕用于保护生殖器区域。在双

膝的凹陷和脚跟处各放一个垫子保护。膝盖和脚踝水平各用束缚带固定受者身体,保证行序贯式肺移植倾斜手术台时受者不会坠落。除双侧腹股沟外区域,使用手术单盖住受者下半身,保证在任何需要的时候都可以行股动静脉插管。我们更喜欢把受者的双臂放在身体两侧,而不是把双臂放在旁边的支架上,因为这样会限制手术野暴露。我们不再把手臂举过头顶固定,因为在长时间的手术中过度伸展可能会导致臂丛神经问题。为了更好地暴露两侧腋窝,抬高胸部让受者仰卧在真空床垫上,把手臂固定在床垫旁边的较低位置。用黑色记号笔在胸壁切口处做好标记,然后消毒、铺巾(图 3.1)。

3.5.2　切口

3.5.2.1　前外侧开胸(图 3.2a)

　　前外侧开胸入路在单肺移植(SLTx)和双肺移植(DLTx)中都很适用。行序贯式双肺移植时,我们选择术前定量核素扫描灌注较低的一侧开始。如果一侧供肺质量明显受损,我们则选择从对侧开始。如果预计需要建立 ECMO 辅助,我们优先选择打开右胸。因为心包内使用 Seldinger 技术经右心耳和升主动脉插管更加便捷,尤其对于胸部较大的受者。

　　皮肤切口沿乳房下皱褶延伸向腋窝。使用电刀沿第五肋骨(乳头通常位于第四肋骨上缘)分离胸大肌和前锯肌前部,避免离断侧胸神经血管束。在第四肋间(第五肋骨以上)由前到后切开肋间肌进入胸腔,充分扩大肋间间隙,尽量避免损伤乳内血管及造成肋骨骨折。使用方钩(Richardson valve)牵拉背阔肌和腋窝脂肪组织便于暴露术野。我们发现使用含可拆卸叶片的 Price-Thomas 肋骨撑开器比经典 Finochietto 撑开器更有效,因为前者以 V 形扩大肋间隙,而不是平行撑开肋骨。如有较厚的皮下组织或乳房较大时,可用丝线缝合皮肤牵拉皮下层如需更好的暴露,在切口前半部分使用第二个 Price-Thomas 肋骨撑开器撑肋-软骨连结处即可。对必须反复检查乳内血管避免意外损伤,使用血管夹或丝线缝合确保关胸后不出血。

　　术中我们常规使用自体血回收分离机(Cell Saver)进行自体红细胞回输以恢复术中大量失血。

3.5.2.2　蛤壳切口(图 3.2b)

　　最早在 20 世纪 90 年代初,提出双侧序贯式肺移植,蛤壳切口或横断胸骨的双侧开胸切口是手术中首选的切口[4,5]。然而,这种切口有相当高的比例(30%)的伤口并发症和副作用,可能对早期预后有影响。如胸骨疼痛、钢丝移位、伤口裂开、肋软骨感染,

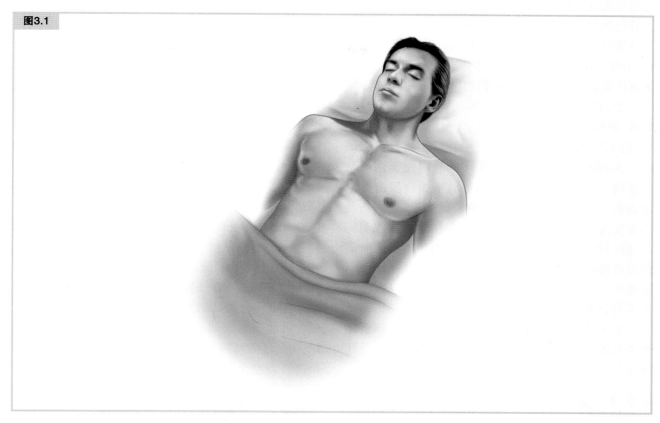

图 3.1　将受者安置于手术台

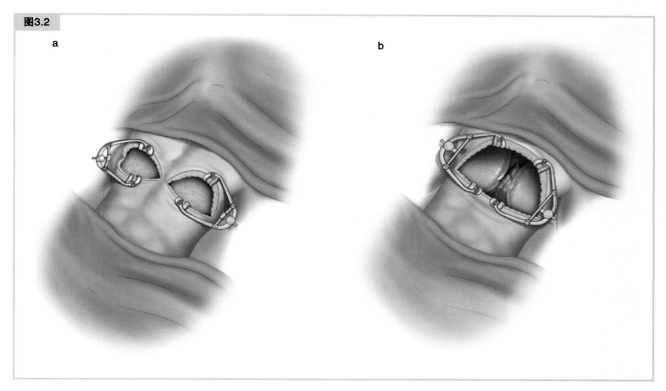

图 3.2　切口。(a)前外侧开胸。(b)蛤壳切口

矛盾呼吸等均有报道[6,7]。不采用蛤壳切口后这些并发症已明显减少[6,8]。因此,我们现在尽可能避免使用该类切口。然而,有时在限制性肺部疾病和小的胸腔、心脏扩大或再次移植急需体外支持的情况下,为了更好地暴露肺门,有必要从前胸切口转到蛤壳切口。

如前所述,该技术包括双侧前胸切开术。分离、结扎、离断胸骨两侧的乳内血管。建立胸骨后隧道后,使用胸骨锯横断胸骨。使用骨蜡止血。我们试着 U 形横断胸骨,使用钢丝关闭胸骨时便于两端贴合紧密。一旦胸骨分开,在胸骨后平面逐步游离纵隔胸膜,可以很容易显露两侧胸腔,注意不要损伤乳内血管及双侧膈神经。这个切口提供了显露双侧胸腔、肺门和心脏的良好视野,便于移植手术结束时需掀起移植肺在后纵隔止血。但同时,受者在术中需要数小时的心肺支持,肝素化会引起大切口广泛渗血需引起重视。

手术结束时,使用可吸收缝线缝合切口,不锈钢丝重新连接胸骨断端,推荐使用交叉缝合技术关闭胸骨[7]。

3.5.3　受者全肺切除

进入胸腔后,第一步是在膈神经前切开心包并缝线悬吊,充分暴露肺静脉和左心房。

通常,这种操作不会造成任何血流动力学不稳定。在阻断肺门之前我们不会停止给肺通气,以避免血液分流、氧饱和度下降引起恐慌。如果胸膜粘连明显,我们只沿肋间切口松解粘连,然后使用胸撑扩大术野。在这个阶段,为防止松解致密粘连引起的广泛出血,我们直到钳夹肺门血管并离断后才将整个肺逐渐分离出来。下一步是钳夹同侧肺 3~5 分钟后观察血流动力学是否稳定。因肺静脉较肺动脉更容易游离阻断,我们分别使用 2 把血管钳夹闭上、下肺静脉,停止肺灌注当血流动力学保持稳定(平均全身与平均肺动脉压的差值≥20~30mmHg),氧饱和度>95%,$PCO_2<55mmHg$,此时可以切除受者自体肺。我们选用 45mm 白色线性切缝在尽可能远的地方离断上、下肺静脉。然后离断肺动脉干。向后牵拉肺组织,显露并小心离断支气管动脉和迷走神经肺支。然后用手术刀在第一分叉处切开支气管,并充分吸痰,远端支气管可能需要夹闭,以防脓液沾污。支气管周围组织,勿过度游离需保留支气管血供,保证吻合时安全距离。行左全肺切除时,首先离断上、下肺静脉,离断肺动脉前充分游离左主支气管,确保左双腔支气管球囊萎陷并能安全后撤后离断左主支气管。如果肺仍然与胸膜粘连,最后松解粘连并游离整肺。完全切除自体肺后行组织学及病原体检查(图 3.3)。

图3.3

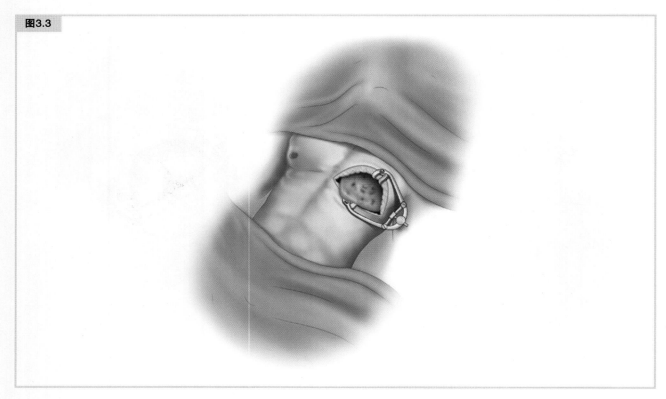

图 3.3　肺切除术

3.5.4 肺门的心包内准备

受者自体肺切除后,使用含碘温盐水［聚维酮碘（Betadine,povidone-iodine）］彻底冲洗胸腔。在供肺植入之前需检查支气管动脉、纵隔淋巴结、胸膜和膈肌粘连。根据具体情况采取多种方法彻底止血（夹闭、烧灼、止血纱布和生物胶）。

第一步是游离纵隔组织,离断迷走神经肺支,保留肺动脉残端足够的长度,在右侧需继续解剖上腔静脉后缘。在左侧,很少需要离断动脉导管韧带来获取足够的空间。我们使用 Satinsky 钳钳夹肺动脉主干的中央部位,然后用 4-0 Poly 线悬吊并缝合动脉残端。这样可以方便牵引肺动脉,有助于支气管吻合。用 Duval 钳牵引上肺静脉残端并打开心包,延长心包切口充分暴露上下肺静脉左心房入口处,方便行 Satinsky 钳夹闭试验。行心房袖吻合时,如膈神经旁脂肪组织过多,需悬吊缝合向前牵引避免操作时误缝形成压迫。最后修剪支气管残端至合适大小,必要时直视下重新调整支气管插管深度。再一次全面止血检查。将心包后缘与壁层胸膜缝合并覆盖食管,有助于后纵隔区域的止血（图 3.4）。

3.5.5 供肺的准备

与此同时,另一名肺移植团队成员可以开始修剪供者肺（图 3.5）。首先是仔细解剖,剥离出足够长的肺动脉,要求达到上叶分支处（图 3.5a）。之后,打开心包反折修剪左心房袖,保留完整的心包能覆盖支气管（图 3.5b）。游离支气管周围组织,但勿超过预期的支气管横断水平,即距上叶支气管开口一个软骨环距离处。保留足够的支气管周围脂肪垫用于覆盖支气管吻合口的前部（图 3.5c）。一些作者主张在分叉处离断,保留更短的支气管[9]。切除的供者气管可用于培养。使用 50ml 的冷生理盐水行支气管肺泡灌洗并进行微生物分析。

3.5.6 支气管吻合

移植时首先进行支气管吻合。我们使用 4-0 双针 PDS 线缝合膜部和软骨部。缝合技术上维也纳肺移植组喜欢单针连续缝合[10],我们则分别在软骨和膜部交界处分别先缝合一针,然后行连续缝合。用冷 Perfadex 灌注液浸泡的纱布包裹移植肺,在供肺置入受者胸腔时,双线连续缝合有助于调整供肺的方向,为了避免肺门扭转,在受者支气管前壁缝合第 3 针便于牵引。

外侧角缝线打结后,手持持针器由内到外反针连续缝合。注意不要将支气管周围脂肪组织缝到支气管内。随时吸引抽吸支气管内分泌物、脓液或血液,以确保缝合时视野清晰。连续缝合时,每隔一段距离适当调整针距,确保供、受者支气管的大小匹配。为了使支气管黏膜愈合良好,我们的目标是保证供受者的支气管端-端吻合,避免一端套入到另一端。这样促进黏膜愈合。两头打结。最后,将供者脂肪垫翻转至支气管吻合口的前部固定,分别用 4 根缝线两端的 2 根针固定各象限后缝线。支气管吻合平均需要 15~20 分钟。吻合完毕,请麻醉师进行支气管内吸引,清除气道内残留的分泌物（图 3.6）。

3.5.7 肺动脉吻合

然后进行肺动脉吻合术。首先在肺动脉近端放置 Satinsky 钳并缝线固定,确保足够的动脉长度用于吻合。Satinsky 钳开口朝向心房并注意勿夹住

图3.4

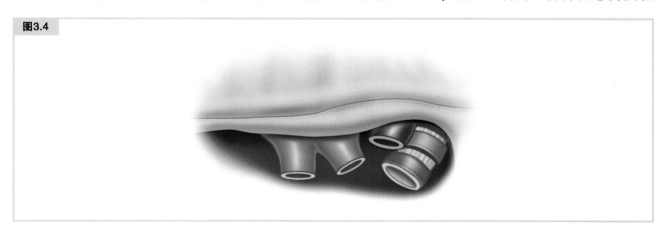

图 3.4 肺门心包内准备

图3.5

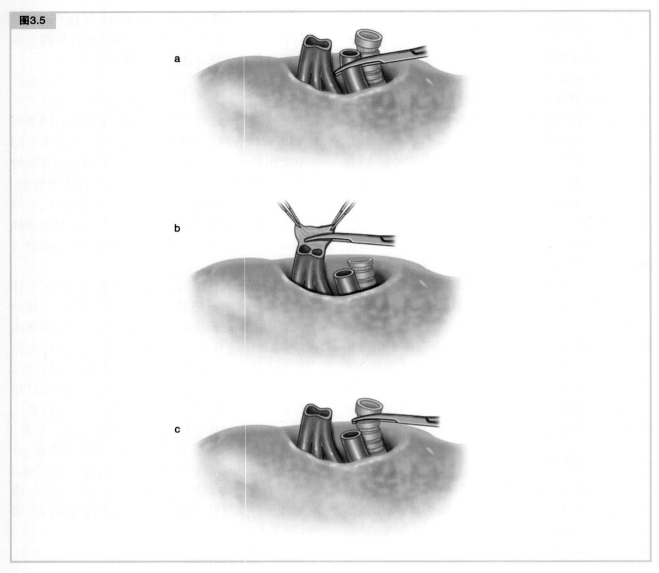

图 3.5 供者肺的准备。(a)动脉。(b)左房袖带。(c)支气管

图3.6

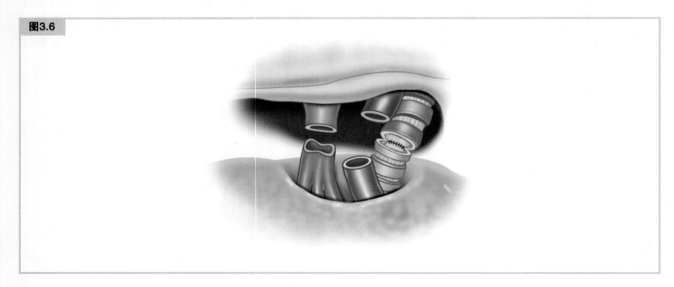

图 3.6 支气管吻合

Swan-Ganz 漂浮导管。轻柔地牵引 Satinsky 钳可以帮助更顺畅地缝合动脉。我们不使用静脉肝素抗凝。根据我们 900 多例肺移植经验，这并没有造成任何动脉血栓形成。我们更喜欢使用受者的中央动脉进行吻合以形成宽大的吻合口，当供者动脉口径小，受者动脉宽（肺动脉高压时）存在较大直径差异时闭合受者上叶动脉分支残端，与受者的下干动脉分支吻合。吻合前切开受者动脉，修整边缘，用冷肝素盐水冲洗管腔。然后，修剪供者动脉至合适的长度。当患者为肺气肿受者且胸腔较大，吻合时需注意使用冷灌注液浸泡的纱布包裹移植肺。供肺动脉必须长度合适，避免再灌注和通气后吻合口出现扭转。

我们使用 Castroviejo 持针器，5-0 Prolene 双针（Prolene，Ethicon，Cincinnati，OH）缝合动脉。与支气管吻合相似，在两侧分别缝两针并在外侧打结。后壁连续缝合后再缝合前壁，随时调整针距匹配动脉大小。吻合结束前用冷的肝素化盐水冲洗血管腔，最后打结完成动脉吻合，动脉吻合平均需要 15~20 分钟（图 3.7）。

3.5.8　左房吻合

最后进行左房吻合。于左心房房间沟（Waterston）处上 Satinsky 钳夹闭，同时缝线固定在皮肤上以保持稳定。钳口指向动脉。轻柔的牵引 Satinsky 钳有助于心房吻合。使用 Duval 钳牵引静脉残端，使左房袖尽可能位于中心位置。右心房扩张或术前使用类固醇导致心房组织脆弱的受者，这种操作极

度危险，可能导致血流动力学不稳定和心律失常。剪掉静脉残端上的缝钉，在上下肺静脉开口之间剪开心房后壁肌性成分并修剪边缘。为了避免再灌注时静脉扭转，尽量缩短供者心房袖，吻合时把供肺推向受者肺门。在获取供肺误切静脉导致其长度不足时，数篇论文描述了使用供者心包重建左心房袖的技术[11-15]。

我们使用钛持针器，4-0 Prolene 双针（Prolene，Ethicon，Cincinnati，OH）吻合心房袖。与动脉吻合相似，在心房袖两侧分别缝 2 针并在外侧系紧打结。后壁连续缝合后再缝合前壁，随时调整针距匹配吻合口大小。注意勿让肌肉组织内翻入吻合口以免血栓形成[16]。打结前用冷的肝素化盐水冲洗管腔并排气。心房吻合平均需要 15~20 分钟（图 3.8）。在植入结束时，记录热缺血时间。

3.5.9　供肺再灌注及通气

在左心房吻合完成之前，静脉注射 500mg 甲泼尼龙。移除移植肺周围所有的冰冷纱布。开放血管钳之前确保有资深麻醉师在场，当出现出血、分流或心律失常风险时可以随时协助处理。再次抽吸移植肺，以清除中央气道中积存的血液或分泌物。

移除固定动脉和左心房钳的缝线。部分松开动脉 Satinsky 钳让动脉充血并排气，然后松开心房吻合口近端 Satinsky 钳。移植肺充满血液后颜色逐渐从白色变成粉红色。完全松开 Satinsky 钳之前，通过人工轻柔压迫确信左房吻合口排气完全。大的气泡如果留在静脉内会导致冠状动脉空气栓塞。出现

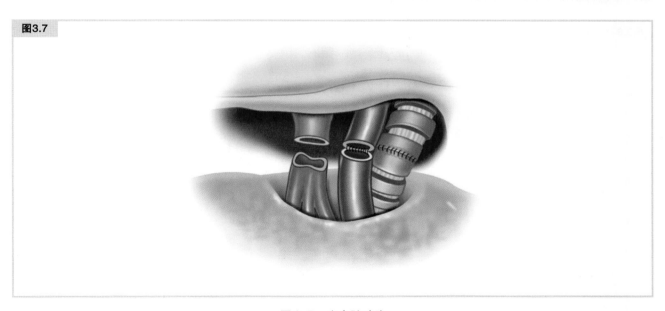

图 3.7　吻合肺动脉

低心排血量、心律失常,心电图上显示 Pardee 波即 ST-T 段改变。通常这是一个短暂的现象,经过麻醉师药物处理后 1~2 分钟即可恢复。确定无误后将左房吻合缝线打结。接下来,逐渐松开动脉钳,进行 5~10 分钟的受控再灌注,特别是在有明显肺动脉高压的受者中。打紧动脉缝线。再灌注不张的肺会导致氧饱和度下降。氧饱和度下降越快、数值越低,提示供肺质量越好。因为只有当血管内皮细胞受损小、肺血管阻力低,再灌注才会顺畅。在肺通气之前,我们通常先检查血管吻合口的背面。将下肺从胸腔掀起朝头侧牵拉,这样会减少动脉血供。如有心房吻合口后方渗血,可以额外补针。然后在吻合口放置纤维蛋白胶和止血纱布。处理妥当后将下肺放回胸腔正常位置,在动静脉吻合前壁使用止血材料。当心房吻合口持续出血时,需额外补针。因心房组织可能非常脆弱,尤其在受者侧,我们选择用供者心房组织作为垫片加固缝合。最后,为防止再灌注时出血,需对供肺心包及肺韧带充分止血。

移植肺的保护性通气策略通常以 50% 的氧气、低潮气量和低气道压力开始。一旦移植肺逐渐复温,可以用更大的潮气量和压力来恢复不张区域。当受者恢复双肺通气,移植肺功能正常,血流动力学和氧合应迅速改善。对于术前存在肺动脉高压者,肺动脉压力可明显降至正常值。如果肺动脉高压持续存在,可能意味着吻合口狭窄、血栓形成或肺动脉扭曲,应在对侧手术前彻底排查。如果出现氧饱和度不足则可能是早期再灌注肺水肿的一个重要征象。在这种情况下,对侧肺移植应该在体外循环辅助下完成,以避免第一个肺的过度灌注引起进一步的水肿形成(图 3.9)。

3.5.10　开胸切口闭合

因心肺支持下移植需肝素化,在关闭胸腔之前,需彻底止血。双侧间断通气以减少对心肺的压迫。当出现凝血功能障碍时,应根据需要使用鱼精蛋白、新鲜冷冻血浆和血小板予以纠正。

最后,清点纱布数量。我们在每侧胸腔放置 3 根胸管:1 根弯曲的 28F 置于膈肌上方;1 根直的 28F 置于前纵隔从肺门到胸顶;最后 1 根在后肋膈角处放置稍小的 16F 胸管。这样有助于早期拔除最大的胸管,有利于受者早日下床活动的同时仍然确保能充分的引流胸液。使用 Maxson 线八字缝合关闭肋间切口。如胸骨横断,使用钢丝缝合胸骨两断端。将真空抽吸引流(Redon)装置置于肌下间隙,尖端位于腋窝。用可吸收缝线连续缝合肌层及皮下软组织。女性或肥胖男性受者乳房下缘皮下放置第 2 个 Redon 负压引流装置。皮肤切口则用皮内连续缝合或皮肤钉闭合。最后用可吸收敷料覆盖切口。

根据是否需要体外循环系统的辅助,肺移植手术时间稍有差异。常规 SLTx 手术需 4~5 小时,DLTx 需 6~8 小时。术毕将双腔插管替换为单腔管。支气管镜检查再次确认支气管吻合口的通畅性。胸部 X 线检查以确认引流管的位置和双肺是否完全扩张。受者转入到重症监护病房之前,检查胸管引流判断失血量(图 3.10)。

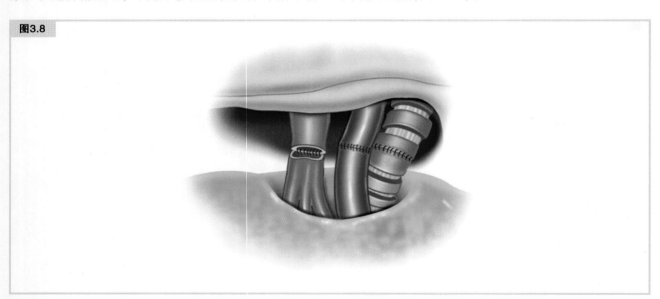

图 3.8 　左心房吻合

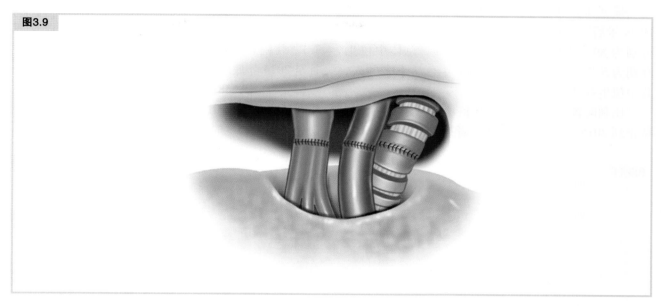

图 3.9　供肺再灌注及通气

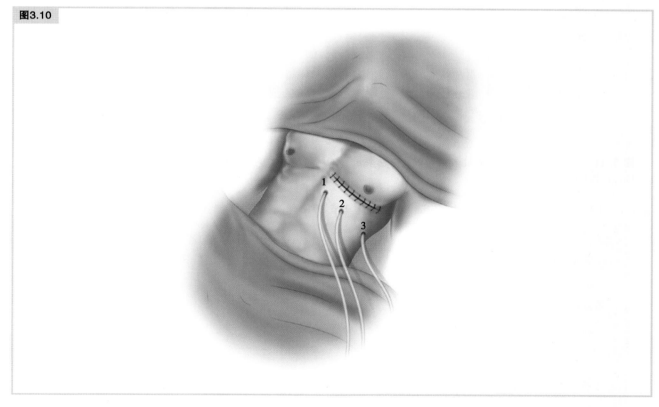

图 3.10　关闭开胸切口

3.6　结果

根据 ISHLT 登记处 2015 年的报告，SLTx 和 DLTx 术后 3 个月、1 年、3 年、5 年、10 年的总生存率分别为 89%、80%、65%、54% 和 31%。总体中位生存期为 5.7 年。那些至少在第 1 年存活下来的人，其中位生存期为 7.9 年。

比利时鲁汶大学医院肺移植项目始于 1991 年。截止到 2015 年，共有 657 例受者接受了 894 次 LTx（688 例 DLTx，155 例 SLTx，48 例 HLTx），其中包括 37 例二次 LTx（4.1%）。

图 3.11 描述了比利时鲁汶大学医院 20 年来肺移植数量的增长和术式演变。LTx 的适应证见表 3.1。住院总死亡率为 6.9%（62/894）。2005 年 1 月至 2014 年底之间使用上述技术移植的所有单肺+双肺受者（n=548；包括 HLTx 共 564 例）1 年、3 年、5 年存活率分别为 91%、81%、75%），优于在 ISHLT 登记处报告的同一时期总生存率（图 3.12）。

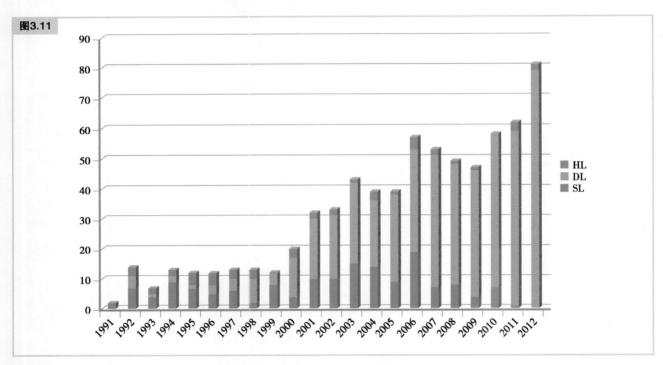

图 3.11　1991 年至 2015 年在比利时鲁汶大学医院进行的肺移植手术的数量和类型。SL，单肺移植；DL，双肺移植；HL，心肺移植

表 3.1　比利时鲁汶大学医院肺移植的适应证，包括 1991 年至 2015 年间 858 例患者接受 894 次肺移植

适应证	数量	百分比
吸烟引起的肺气肿	406	45.4
α-抗胰蛋白酶缺乏	32	3.5
肺纤维化	171	19.1
特发性肺动脉高压	51	5.7
艾森门格综合征	24	2.7
支气管扩张	21	2.3
再移植（移植肺衰竭）	37[a]	4.1
其他	33	3.7
总计	894	100

[a] 包括 1 例原发性移植物失功和 36 例慢性移植物失功。

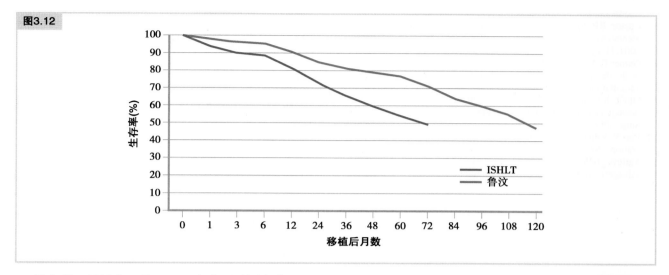

图3.12

图 3. 12　2005 年 1 月至 2014 年底,比利时鲁汶大学医院 548 例肺、心肺移植的总体生存情况,与 ISHLT 登记处同期病例相比[2]

在所有适应证中,DLTx 术后受者的长期生存均优于 SLTx 受者(存活超过 1 年的中位生存时间分别为 9.7 年和 6.4 年)。因诸多临床因素如受者的年龄、合并症、供肺质量、移植中心经验等均会影响实施何种手术的决定,在解释单/双肺移植生存差异时应当谨慎。特发性肺纤维化和囊性纤维化患者接受肺移植的生存获益更大,而 COPD 患者接受肺移植能否延长生命仍然是一个有争议的问题。然而,大部分行肺移植后受者的生活质量明显改善。

3.7　结论

自从 20 世纪成功开展 LTx 以来,肺移植已经成为治疗各种终末期肺部疾病的安全、有效手段,延长受者生命、提高生活质量。供肺短缺和慢性移植肺失功仍然是目前开展肺移植的两大障碍。我们需要进一步的研究,并找到新的方法来解决这些问题,使更多的患者可以从肺移植中获益。随着时间的推移,肺移植手术技术也发生了显著变化:从 SLTx 到整体 DLTx,然后双侧序贯 SLTx。尽管在技术细节上可能有些许差异,技术改进无疑有助于受者的长期存活,本文所述的肺移植技术如今在世界各地以类似的方式开展。手术切口选择及采取何种心肺支持(CPB 与 ECMO)手段仍然是一个有争议的话题。

感谢由 Research-Flanders 研究基金资助(G. 3C04. 99)的高级临床研究员 Dirk Van Raemdonck。感谢鲁汶肺移植组(www. longtransplantatie. be)所有成员对我们项目成功的巨大贡献。此外,Dirk Van Raemdonck 是转化医学的顾问,Andover,MA 目前担任 Expand Trial 的主要联合研究员,他对 XVI-VO 灌注液的研究曾得到瑞典 Göteborg 的支持。

(朱珉　译　　陈实　审)

参考文献

1. Vigneswaran WT, Garrity ER, editors. Lung transplantation. New York: Informa Health Care; 2010.
2. Yusen RD, Edwards LB, Kucheryavaya AY, et al. The registry of the International Society for Heart and Lung Transplantation: thirty-second official adult lung and heart-lung transplant report-2015; focus theme: early graft failure. J Heart Lung Transplant. 2015;34:1264–77.
3. Van Raemdonck D, Neyrinck A, Verleden GM, et al. Donor selection and management. Proc Am Thorac Soc. 2009;6:28–38.
4. Kaiser LR, Pasque MK, Trulock EP, et al. Bilateral sequential lung transplantation: the procedure of choice for double-lung replacement. Ann Thorac Surg. 1991;52:438–46.
5. Bisson A, Bonnette P. A new technique for double lung transplantation. "Bilateral single lung" transplantation. J Thorac Cardiovasc Surg. 1992;103:40–6.
6. Meyers BF, Sundaresan RS, Guthrie T, et al. Bilateral sequential lung transplantation without sternal division eliminates posttransplantation sternal complications. J Thorac Cardiovasc Surg. 1999;117:358–64.
7. Koster TD, Ramjankham FZ, van de Graaf EA, et al. Crossed wiring closure technique for bilateral transverse thoracosternotomy is associated with less sternal dehiscence after bilateral sequential lung transplantation. J Thorac Cardiovasc Surg. 2013;146:901–5.
8. Venuta F, Rendina EA, De Giacomo T, et al. Bilateral sequential lung transplantation without sternal division. Eur J Cardiothorac Surg. 2003;23:894–7.
9. Van Berkel V, Guthrie TJ, Puri V, et al. Impact of anastomotic techniques on airway complications after lung transplant. Ann Thorac Surg. 2011;92:316–21.
10. Aigner C, Jaksch P, Seebacher G, et al. Single running suture—the new standard technique for bronchial anastomosis in lung trans-

plantation. Eur J Cardiothorac Surg. 2003;23:488–93.

11. Casula RP, Stoica SC, Wallwork J, et al. Pulmonary vein augmentation for single lung transplantation. Ann Thorac Surg. 2001;71:1373–4.

12. Gamez P, Alvarez R, Hernández H, et al. Lung transplantation: how to do the venous anastomosis when the pulmonary graft has no auricular cuff. J Heart Lung Transplant. 2005;24:1123–5.

13. Oto T, Rabinov M, Negri J, et al. Techniques of reconstruction for inadequate donor left atrial cuff in lung transplantation. Ann Thorac Surg. 2006;81:1199–204.

14. Puri V, Patterson GA. Adult lung transplantation: technical considerations. Semin Thorac Cardiovasc Surg. 2008;20:152–64.

15. Yarbrough WM, Bates MJ, Deuse T, et al. Alternative technique for salvage of donor lungs with insufficient atrial cuffs. Ann Thorac Surg. 2009;88:1374–6.

16. de Perrot M, Keshavjee S. Everting mattress running suture: an improved technique of atrial anastomosis in human lung transplantation. Ann Thorac Surg. 2002;73:1663–4.

建议阅读

Boaquevisque CH, Yildirim E, Waddell TK, et al. Surgical techniques: lung transplant and lung volume reduction. Proc Am Thorac Soc. 2009;6:66–78.

Fernandez FG, Patterson GA. Lung transplantation. In: Shields TW, Locicero JIII, Reed CE, Feins RH, editors. General thoracic surgery. 7th ed. Philadelphia: Lippincott Williams & Wilkins; 2009. p. 1241–67.

第4章　心肺移植术

Pedro Catarino，Steven Tsui

4.1　引言

　　1981 年，Bruce Reitz 首次在 Stanford 成功完成的心肺移植（heart-lung transplantation，HLT）并不是治疗心肺功能衰竭，而是应用于终末期肺部疾病的治疗。这是因为，在此之前，因支气管吻合口愈合不良，尚没有长期存活的单纯肺移植受者。心肺移植比单纯肺移植成功的原因在于其气管吻合比肺移植的支气管吻合有更好的血供，这归因于心肺器官簇中来自冠状动脉侧支的支气管动脉血供的体系得以完整保留。在 20 世纪 80 年代的一段时间里，心肺移植成为需要双肺替代治疗患者（如囊性纤维化和肺动脉高压患者）的首选治疗方法。许多早期接受心肺移植的受者实际上心脏功能正常，这使得他们自己成为其他等待心脏移植的终末期心力衰竭受者的活体心脏供者。然而，随着肺移植术中支气管吻合口愈合问题的解决，接受心肺移植的患者数量明显减少。人们还认识到，在原发性肺动脉高压合并继发性右心室衰竭患者中，单靠肺移植，其术后心脏功能恢复的前景也很可观。因此，现在肺移植数量每年超过 3 500 例，而心肺移植的数量已经下降到每年 100 例以下。现在普遍认为，心肺移植最佳的适应证是由心脏病引起不可逆的继发性肺动脉高压，如艾森门格综合征。原发性肺部疾病合并后天性心脏病患者也可以考虑进行心肺移植。虽然认为对终末期心衰合并严重继发性肺动脉高压这一类患者进行心肺移植在理论上是可行的，但在这类患者中应用心室辅助装置再过渡到移植已成为首选方法。

　　目前，心肺移植最常见的适应证是：①先天性心脏病合并艾森门格综合征；②特发性肺动脉高压伴明显的心脏（左心室）受损；③囊性纤维化。对潜在的心肺移植受者进行评估时，例如囊性纤维化患者，标准的肺移植适应证是适用的。由于低体重受者肺移植术后发生支气管吻合口并发症的风险增加，通常情况下心肺移植效果优于双侧序贯肺移植（bilateral sequential lung transplantation，BSLT）。此外，较小的供者心脏通常无法匹配到合适的心脏受者，因此也常常不能被利用。对于肺血管疾病，应当有运动耐量差的记录（在最大剂量的药物治疗下，按纽约心脏协会心功能分级持续为Ⅲ级或Ⅳ级）、6 分钟步行距离缩短（<350m）、高肺血管阻力降低心脏指数的客观证据 [<2L/（min·m^2）] 和右房压增高（>15mmHg）。有心律失常或晕厥史提示预后特别差，高胆红素血症也是如此。要考虑心肺移植，还应该有心功能低下的依据，左心室射血分数<30%并且右心室射血分数<10%~15%。

　　心肺移植常规禁忌证包括受者其他重要脏器系统出现严重功能障碍、近期的恶性肿瘤、全身感染、药物滥用、依从性差、缺乏社会支持。不同的移植中心也有一些不同的相对禁忌证，这些禁忌证随着移植预后的不断改善而不断变化。对于心肺移植，考虑到病例数量少和围手术期风险相对高，受者和供者的年龄通常在 55 岁以下。

4.2　手术操作

4.2.1　体外循环的建立和实施

　　1. 受者取仰卧位，手臂放在身体两侧，行正中胸骨切开术。第一步是打开双侧胸膜腔并分离胸膜粘连。心肺移植术主要的术后并发症是出血，因此在全身肝素化之前，对粘连的分离有助于随后的止血（图 4.1）。

2. 静脉注射肝素（300IU/kg）行全身肝素化，然后进行体外循环（cardiopulmonary bypass，CPB）插管。在升主动脉靠上的地方置入24F动脉插管建立体外循环，采用24F~28F直角插管的置入上腔静脉（superior vena cava，SVC）和30F~34F直插管置入下腔静脉（inferior vena cava，IVC）右房低位进行静脉引流。受者体温通过体外循环降到30℃。采用索带环缩阻断上下腔静脉。

4.2.2 心脏切除术

3. 阻断主动脉，如果没有后续多米诺心脏捐献的需要，则进行常规的受者心脏切除术。切断升主动脉中段和肺动脉主干。于右心房的交界处横切上腔静脉，并且在下腔静脉插管周围保留3cm的右房袖带。左心房沿肺静脉正前方环形切开。

此外，如果将受者心脏用于多米诺心脏移植，则在主动脉阻断后需立即进行心脏停搏液灌注。上腔静脉在窦房结上方较高的位置横断，而在围绕下腔静脉的右心房较低的位置进行横断，以确保冠状窦保留在供心切缘以内（图4.2）。

4.2.3 受者肺切除术

4. 将左心房后壁沿中线垂直分割为左右两部分。采用低功率高频电刀分离左肺静脉正前方与左膈神经后方之间的反折心包，注意保持安全距离避免损伤膈神经。切口向下延伸至左下肺静脉，向上延伸至左肺动脉。

此时，沿中线将肺动脉分叉分割为左肺动脉和右肺动脉。左肺动脉内可见动脉韧带窝，在其周围留下1cm的肺动脉片，以保留喉返神经，向前牵拉左

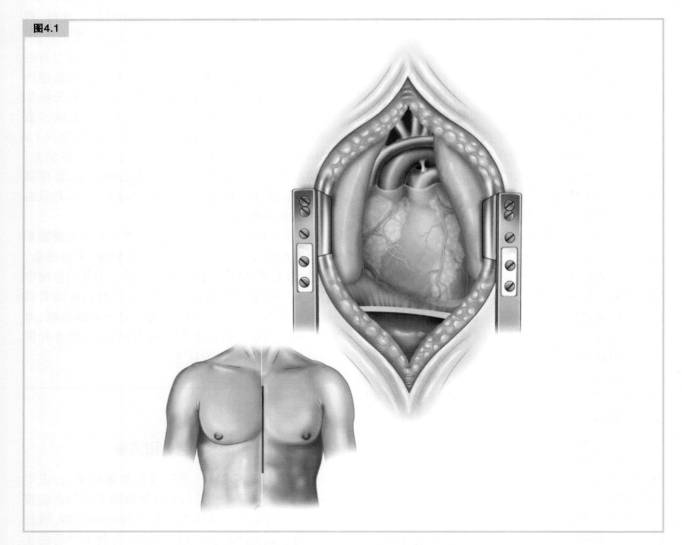

图4.1 胸骨正中切开术，红线标记为两侧胸膜腔切口和入口

心房切口缘及上、下腔静脉,并采用透热法将其左房后壁从心包和后纵隔中切除下来(图4.3)。

5. 切断左肺韧带,向前牵引左肺至心包腔,使肺门后方充分游离。肺门后表面的软组织用外科"花生米"棉直接从支气管背面剥离,以避免损伤左侧迷走神经,迷走神经通常因向前牵引肺脏而被拉到支气管上。左主支气管经电灼器逐步分离,特别注意要结扎支气管血管,这些血管通常很粗大。左主支气管用 TA30 吻合器(Medtronic Inc,Minneapolis)缝合,然后切除左肺(图4.4)。

6. 采用类似方法切除右肺,切开肺静脉前方与右膈神经后方的反折心包,右侧膈神经通常更接近右肺门。从主动脉和上腔静脉的后部游离右肺动脉。将左房后壁从心包和纵隔切除。切断右肺韧带,将右肺向前牵拉至心包腔以便像左肺门一样游离肺门后部。采用 TA30 吻合器切缝右主支气管并在其远端离断切除右肺。

4.2.4　准备植入

7. 胸腔现在是空的。通过心包后部的缺损可以看到左、右支气管的缝合残端(图 4.5),可以用 2个 Roberts 动脉钳分别钳住。牵引支气管残端尾部将下段气管拉入术野。横切包绕隆突前表面的纵隔软组织,显露气管(图 4.6)。

特别要注意不要剥离气管末梢周围的软组织,以保留其血液供应。采用外科"花生米"棉分离隆凸周围的软组织以保护迷走神经。紧靠隆突软骨环上方切断气管,保留完好的气管膜部,以便保留气管残

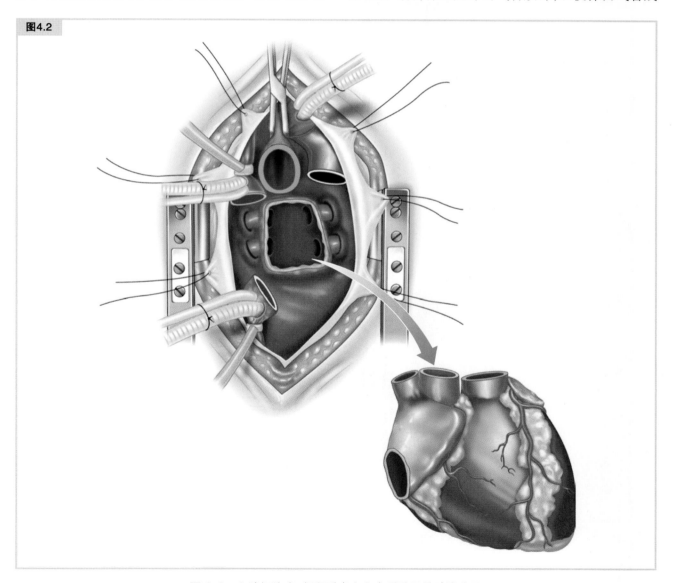

图 4.2　心脏切除术,保留受者左心房后壁及肺动脉分叉

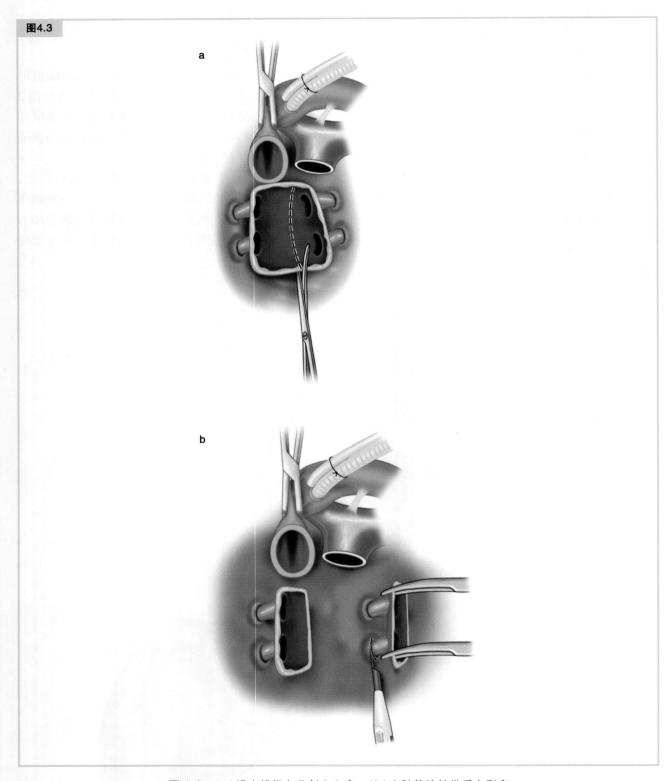

图 4.3　(a) 沿中线纵向分割左心房。(b) 左肺静脉袖带后方剥离

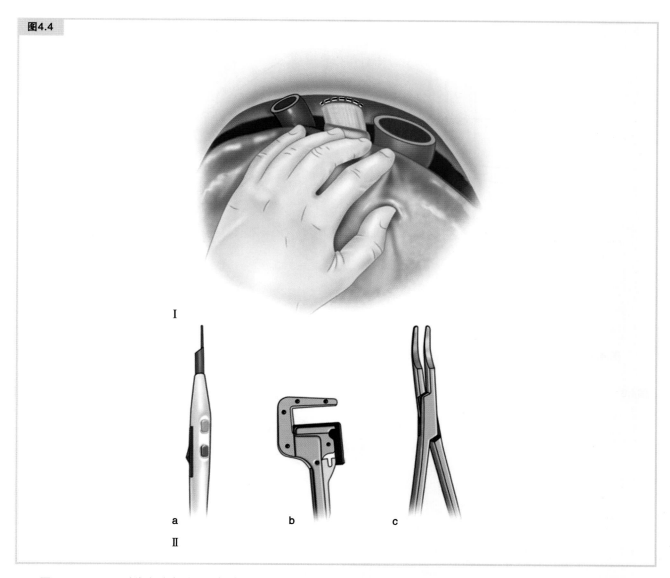

图4.4　用一只手将左肺牵引入心包腔,用口腔手术棉签分离肺门后部;钛夹夹闭支气管血管;夹闭并切断左主支气管

图4.5

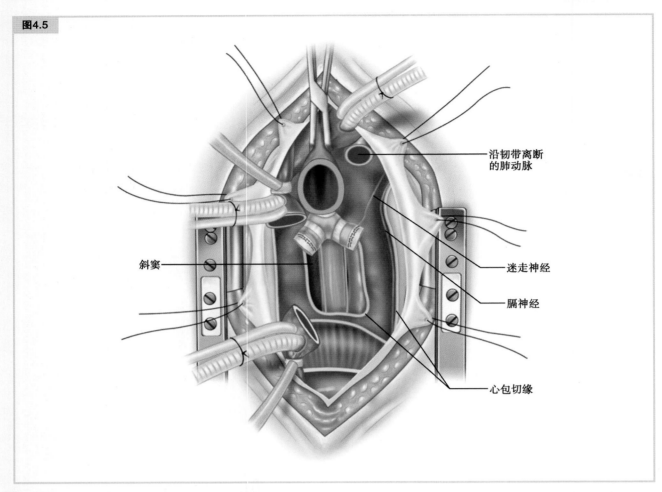

沿韧带离断
的肺动脉

斜窦

迷走神经

膈神经

心包切缘

图 4.5 胸腔是空的。左心房和肺动脉已随肺切除。图中标记了重要的神经,包括肺动脉和保留的左喉返神经

图4.6

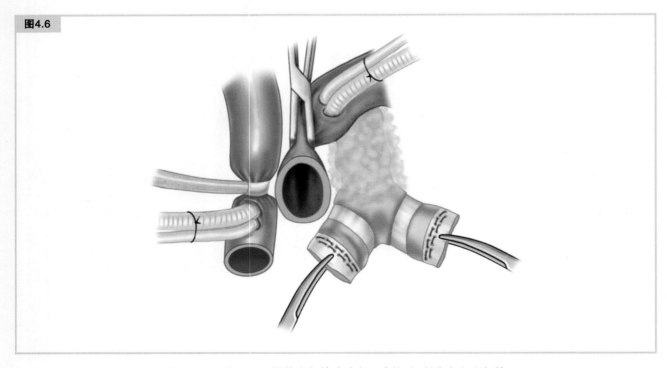

图 4.6 用 Roberts 钳将支气管残端向下牵拉,切断隆突上方气管

端的缝合牵引。这有助于在软骨和膜部交界处的气管残端左侧放置 3-0 聚丙烯缝合线,在右侧相应点放置固定缝合线。分离保留气管膜部并切除受者隆突(图 4.7)。

8. 后纵隔的止血应格外小心,因为一旦供区心肺器官簇原位植入后将难以再进行后纵隔的止血。

9. 当接收到供者心肺器官簇时,应立即在隆突上方切断供者气管。

4.2.5　植入

10. 将供者心肺簇置于受者上腹部,从 3 点方向的位置开始用先前放置的 3/0 聚丙烯缝合线进行气管吻合术。一旦受者和供者的气管缝合了 2~3 针,就可以将心肺组织置入胸腔内。左肺经左膈神经后心包切口进入左胸膜腔;右肺经右膈神经后相应的心包切口进入右胸膜腔。

图4.7

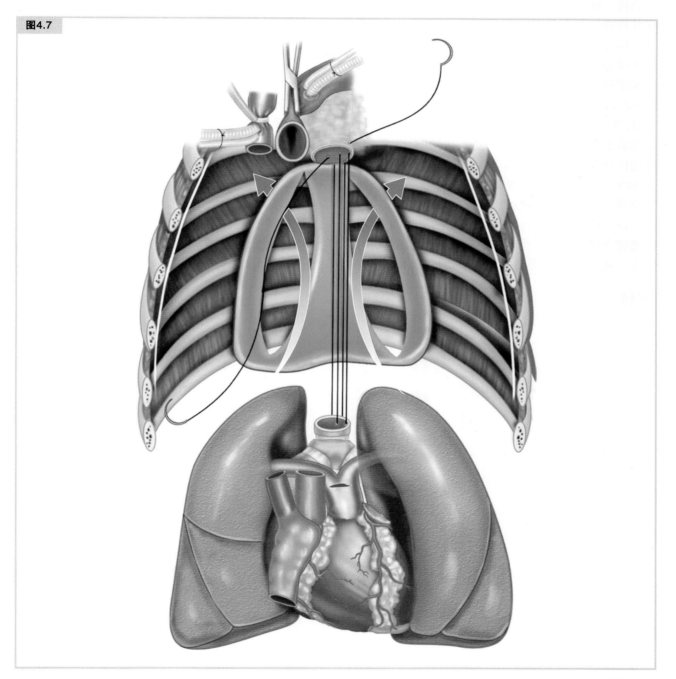

图 4.7　一旦完成气管吻合的前几针,整个心肺簇可以置入胸腔:首先左肺通过左膈神经后心包切口进入左胸膜腔,然后右肺经右膈神经后心包切口进入右胸膜腔,最后心脏进入心包腔

供心通常安放在心包腔内。不过,它可以通过心包切口暂时移位到左胸膜腔,以加强受者气管残端的暴露。气管的吻合可以沿气管膜部顺时针方向行吻合口缝合,再到气管软骨部直至 12 点位置,然后用缝合线的另一个臂从 3 点位置逆时针向 12 点位置延伸缝合(图 4.8)

11. 气管周围组织用 4-0 聚对二氧杂环己酮(PDS)缝线缝合,用来分隔气管吻合口和前方的血管结构。麻醉师进行纤维支气管镜检查,以清除气道并检查气管吻合口。

12. 主动脉吻合术采用 4-0 聚丙烯线连续缝合。就在供心恢复灌注之前,将 Pall-LeukoGuard-6 动脉白细胞过滤器(Terumo Cardiovascular Group,Ann Arbor)连接到体外循环管路中。在升主动脉上置入排气管,并与心内吸引管相连。松开主动脉阻断钳恢复供者心脏灌注。在供心恢复灌注期间,受者的动脉压保持在 60~80mmHg。受者复温,当受者体温达到 34℃时,可行心脏除颤复律(图 4.9)。术者最好移位到手术台的左侧进行腔静脉吻合。

13. 下腔静脉吻合术是采用一根加长的 3-0 聚丙烯缝合线从供者和受者下腔静脉袖的右侧缘开始缝合。通过识别供受者下腔静脉切口外侧表面区

域,即下肺静脉与下腔静脉之间心包反折的分隔区域,来确定正确的吻合起始点。可在 6 点位置放置单独的固定缝合线,用于抬高和对齐两个 IVC 袖口的边缘,便于进行缝合。采用聚丙烯缝线从右外侧缘向冠状窦方向进行缝合,然后绕至下腔静脉切口的前表面完成下腔静脉后壁吻合。注意缝合线不要阻塞了冠状窦引流。缝合线的另一端用于围绕下腔静脉切口的前缘进行缝合,以完成下腔静脉吻合。术者必须注意到受者下腔静脉口的周长往往比供者下腔静脉口长 60%~80%。因此,吻合时合理调整这种血管吻合口大小不匹配也是非常重要的(图 4.10)。

14. 最后进行上腔静脉吻合术。为了避免上腔静脉扭曲,必须切除过多的供者上腔静脉。对供者上腔静脉施加轻微的牵引,并在其刚触及受者上腔静脉的位置切断。在 12 点位置留置固定缝合线,以对齐 2 个上腔静脉残端。由受者上腔静脉插管点与供者上腔静脉相连的右心耳脊线来确定正确的位置。上腔静脉吻合术使用 4-0 聚丙烯缝合线,从 6 点位置开始,即起点正对着固定缝合线的位置。向受者左侧牵引固定缝合线,使两个上腔静脉游离缘在吻合过程中具有一定张力,以防止吻合口狭窄。上腔静脉的左半部分从腔内向固定线缝合,然后使用缝线另一端由腔外完成上腔静脉

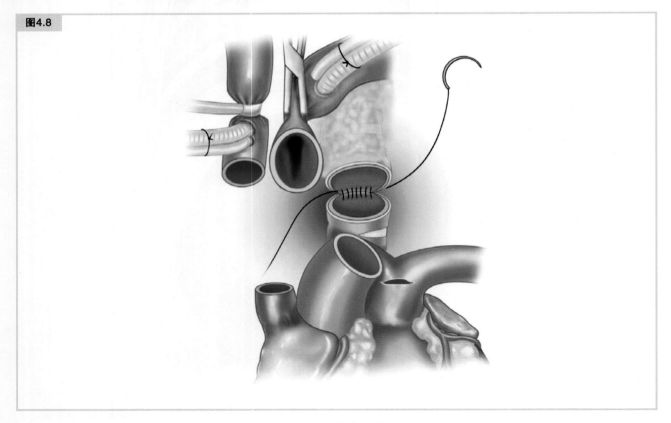

图4.8

图 4.8　吻合气管

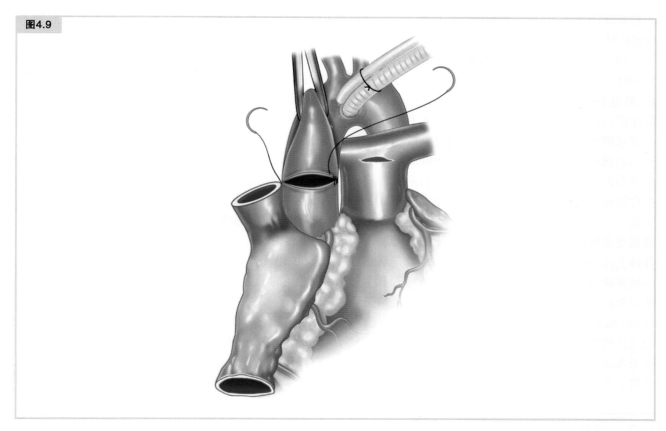

图 4.9　吻合主动脉

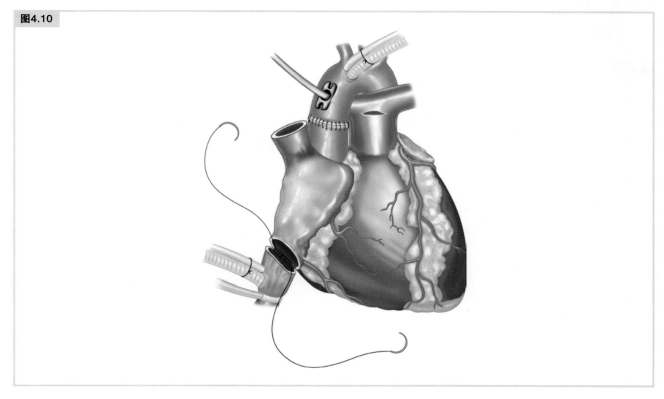

图 4.10　吻合下腔静脉

的右半部分缝合。完成上腔静脉吻合的缝合线在12点位置打结。最后移除腔静脉阻断索带(图4.11)。

15. 移植肺再通气。将血浆血红蛋白水平调整到100g/L以上,碱剩余调整至±2mEq。右心室排气后,修复供者肺动脉干上的灌注切口。在主动脉根部保留心内吸引并持续彻底排气。植入右心房和右心室起搏导线。可能需要小剂量的血管收缩药物使平均动脉压达到70~80mmHg。心脏回血至中心静脉压力在6~8mmHg。当左心开始充盈,通常需要行经食管超声心动图进行评估心脏收缩力和排气是否完全。随着心脏射血增加,逐渐降低体外循环流量直到受者脱离体外循环辅助,通常需要多巴胺以每分钟5μg/kg输注。主动脉根部持续排气直至超声心动图检查证实排气完全。移除腔静脉插管和主动脉根部排气管,修复插管部位。使用硫酸鱼精蛋白(1mg/kg)中和体内残余肝素。移除主动脉插管并修复插管部位。常规使用肺动脉漂浮导管监测肺动脉压及混合静脉血氧饱和度。相应地调整血管活性药物。充分止血后,放置胸腔引流管并关胸。

4.3　结果

4.3.1　术后管理

心肺移植受者的术后处理与肺移植受者相似。

术后出血是常见的并发症,尤其多见于胸膜粘连和先天性心脏病有主肺动脉侧支形成的受者。原发性移植物失功偶发于移植心脏,而急性排斥反应和感染等问题大多与移植肺有关。免疫抑制剂使用剂量与肺移植受者相当,即比心脏移植受者强度更大。

活检通常只用于检测肺排斥反应,除非有临床迹象表明有心脏排斥反应。有证据表明,急性排斥反应在心肺移植中的发生率低于心脏或肺移植。此外,心肺移植受者的移植心脏慢性排斥反应发生率(5年时为10%)比单纯心脏移植受者(5年时为30%)低,但移植肺慢性排斥反应发生率,如闭塞性细支气管炎(5年时为40%)与肺移植患者(5年时为50%)相当。

4.3.2　存活率

国际心肺移植协会(International Society for Heart and Lung Transplantation)对全球大多数中心进行的心肺移植进行了登记。这份登记报告显示,从1982年到2014年,所有心肺移植的3个月死亡率为29%,1年死亡率为37%,明显高于双侧序贯肺移植(bilateral sequential lung transplantation,BSLT)。5年和10年总体存活率分别为40%和30%。然而,在心肺移植术后存活1年的受者,他们的中位生存期是10年,这比双侧序贯肺移植要好。与登记在案的所有胸部移植统计数据一样,在后续几十年中,心肺移

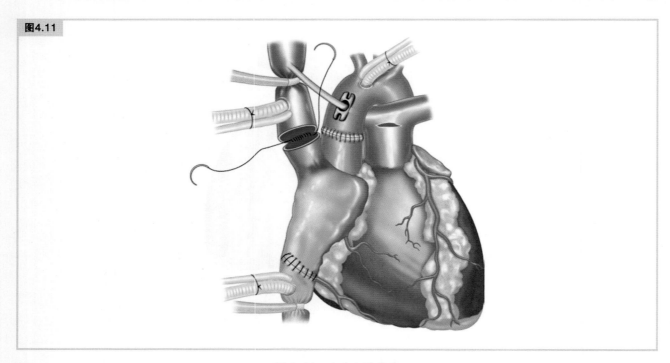

图4.11

图 4.11　吻合上腔静脉

植结果也在逐步改善。而在有经验的中心报告的结果往往更好，其 1 年的死亡率下降到 13%。大多数发表的心肺移植与双侧序贯肺移植系列文章报道了可比较的统计数据。

4.4 结论

全球的心肺移植人数已从 20 世纪 90 年代的每年 250 多人降至近几年的每年 50 多人。由此也可见，将心肺移植技术集中到越来越少的专科中心，目前只有极少数中心保留心肺移植这项专业技术。心肺移植仍然是一些终末期心肺疾病患者的唯一选择，否则预后将更差。针对受者的药物治疗水平的显著提高，特别是免疫抑制方案和感染预防的改进，将进一步提高移植受者中期存活率。然而，长期疗效的提高将取决于能否减少闭塞性细支气管炎发病率。

（周仑 译 阮永乐 审）

拓展阅读

Christie JD, Edwards LB, Kucheryavaya AY, Benden C, Dipchand AI, Dobbels F, et al. The registry of the international society for heart and lung transplantation: 29th adult lung and heart-lung transplant report. J Heart Lung Transplant. 2012;31:1073–86.

Deuse T, Sista R, Weill D, Tyan D, Haddad F, Dhillon G, Robbins RC, Reitz BA. Review of heart-lung transplantation at Stanford. Ann Thorac Surg. 2010;90:329–37.

Olland A, Falcoz PE, Canuet M, Massard G. Should we perform bilateral-lung or heart-lung transplantation for patients with pulmonary hypertension? Interact Cardiovasc Thorac Surg. 2013;17:166–70.

Reitz BA, Wallwork JL, Hunt SA, Pennock JL, Billingham ME, Oyer PE, et al. Heart-lung transplantation: successful therapy for patients with pulmonary vascular disease. N Engl J Med. 1982;306:557.

Stoica SC, McNeil KD, Perreas K, Sharples LD, Satchithananda DK, Tsui SS, et al. Heart-lung transplantation for Eisenmenger syndrome: early and long-term results. Ann Thorac Surg. 2001;72:1887–91.

第5章　活体供肺叶移植术

Hiroshi Date

5.1　引言

活体供肺叶移植术（living-donor lobar lung transplantation，LDLLT）是为了弥补那些等待尸体供肺移植术（deceased donor lung transplantation，DDLT）患者的供需不平衡而逐渐发展起来的。LDLLT 最初由

Starnes 和他的同事提出作为全身状态迅速恶化、预期寿命有限患者的替代治疗。最初成功报道的是使用单一供者活体单叶肺移植[1]。然而，随后的单叶肺移植效果并不令人满意。因此，Starnes 组实施了双侧 LDLLT，其中 2 个健康的供者分别捐献了他们的右下叶或左下叶（图 5.1）[2]。从此，针对死亡捐

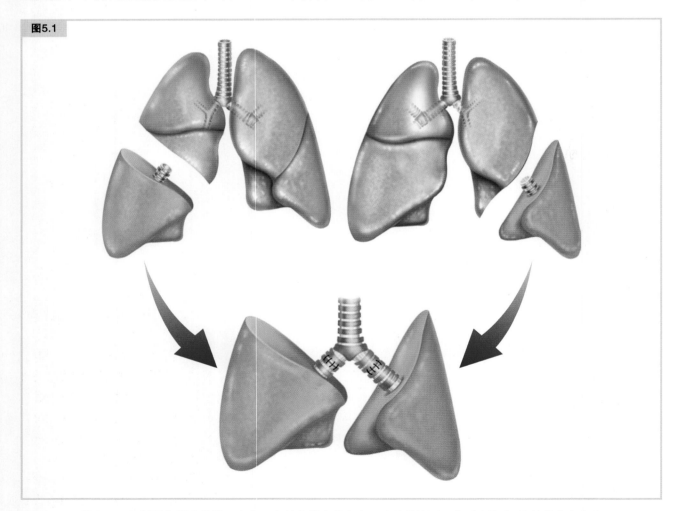

图 5.1　双侧活体肺叶移植。来自 2 个健康供者的左右下叶被移植到一个受者体内，代替整个左右肺

献器官的短缺,双侧 LDLLT 成为一种挽救生命的治疗手段。因为仅需移植 2 个肺叶,LDLLT 似乎最适合小儿和小体型成人患者,所以最初几乎只适用于囊性纤维化的患者[3]。然而,目前认为当尺寸匹配时 LDLLT 均可应用于小儿和成人的限制性、阻塞性、感染性和血管性肺病患者[4-6]。接受过大或过小移植物的 LDLLT 均有成功报道。在我们医院 LD-LLT 术后 5 年生存率为 88.2%。

截至 2013 年,全世界大约有 400 名患者接受了 LDLLT 治疗。虽然 LDLLT 起源于美国,但由于最近器官获取和移植网络(the Organ Procurement and Transplantation Network)对于尸体供肺紧急/利益分配系统的变化,LDLLT 在美国实施的例数逐渐减少。在过去几年里,关于 LDLLT 的报告主要来自日本,那里尸体供肺的平均等待时间超过 2 年。

5.2　受者选择

LDLLT 的受者应小于 65 岁,并有进展性肺部疾病。所有受者必须符合常规 DDLT 手术的标准。由于活体供者肺叶切取可能会发生严重的并发症,因此 LDLLT 仅适用于有严重疾病且长时间等待尸体供肺而不太可能存活的患者。另一方面,当受者病情太重时,从两个健康的供者身上进行 2 次肺叶切取是不合理的。根据我们对 LDLLT 的经验,在移植时所有患者都是依赖氧气的,55%卧床不起,13%需呼吸机辅助呼吸。对于 LDLLT 是否适用于已经使用呼吸机或需要再次移植的患者存在争议。St. Louis 研究小组报道,在再移植中 LDLLT 存活率比传统 DDLT 更高[7]。LDLLT 组的再移植围手术期死亡率仅为 7.7%,而 DDLT 组为 42.3%。

我们也报道了成功实施 LDLLT 治疗呼吸机依赖患者的病例[8,9]。相比之下,美国南加州大学(University of Southern California)的研究小组报道的 123 例 LDLLT 受者中,术前使用呼吸机的受者预后明显较差,再次移植受者死亡风险增加[10]。

冈山大学(Okayama University)组的 2 例体外膜氧合(extracorporealmembrane oxygenation,ECMO)患者成功实施了 LDLLT[11]。2 例患者从使用 ECMO 到实施 LDLLT 的时间均为 2 天,在手术室移植后均可立即脱离体外循环。

因为肺囊性纤维化患者体型较小,仅需移植 2 个肺叶,所以在美国肺囊性纤维化是 LDLLT 最常见的适应证。

表 5.1　活体肺捐献的资格标准(日本京都大学)

医学标准
年龄 20~60 岁
与受者 ABO 血型相合
三代以内的血亲或配偶
无明显既往史
无近期病毒感染
超声心动图或心电图无明显异常
CT 上无明显同侧肺异常
动脉血氧分压≥80mmHg(室内空气)
第 1 秒用力呼气量/用力肺活量≥85%
无既往同侧胸科手术史
无主动吸烟史
社会和伦理标准
无精神科医生记录的重大精神疾病
供者捐赠动机无伦理问题

在日本则情况完全不同,肺囊性纤维化在日本是一种非常罕见的疾病。我们实施 LDLLT 治疗各种肺部疾病的患者包括肺动脉高压及限制性、阻塞性和感染性肺疾病。根据我们的经验,间质性肺炎、闭塞性细支气管炎和肺动脉高压是 3 个主要的适应证。间质性肺炎患者多采用全身糖皮质激素治疗[12]。大多数患有闭塞性细支气管炎的患者曾因各种恶性肿瘤如白血病而接受造血干细胞移植[13-14]。而特发性肺动脉高压患者行大剂量依前列醇(epoprostenol)治疗[15]。

5.3　供者选择

日本京都大学(Kyoto University)活体肺叶捐献标准见表 5.1。虽然直系家庭成员(三代以内的亲属或配偶)是笔者所在医院唯一认可的捐献者来源,但日本以外的其他医院也接受其他家庭成员和非亲属个人作为活体器官捐献者[16]。应禁止从供者体内切取一个以上肺叶。

候选的供者应该:有自主行为能力,在非强制的情况下自愿捐献,捐献者在医学上和心理上均合格,并充分知晓作为捐献者的风险和收益,完全了解受者的风险、收益和可供选择的其他替代治疗方法。在我们医院中,潜在的捐献人至少要接受 3 次面谈,提供多种机会让他们提问、重新考虑或退出捐献。

找到合适的供者后,选择肺活量较大的供者捐献右下叶,选择第二个供者捐献左下叶。CT 血管造影三维重建确认肺动脉和静脉的解剖(图 5.2)。高分辨率 CT 仔细评估肺裂的完整性。虽然供者选择不需要 HLA 配型,但预先行交叉配型可以排除抗 HLA 抗体的存在。

5.4 尺寸匹配

供者与受者的体型匹配是 LDLLT 成功的关键。对于植入 2 个肺叶的 LDLLT 受者,往往不可避免植入小的移植物。过小的移植物可引起肺动脉高压,导致肺水肿[18]。残腔存在可能增加脓胸的风险。供者肺叶的过度扩张可能通过小气道早期关闭导致阻塞性生理功能改变[19]。另一方面,成人的下叶对于小儿来说可能也太大。使用过大的移植物可能会导致胸廓闭合时出现气道阻力增高、肺不张和血流动力学不稳定[20]。

5.4.1 功能尺寸匹配

我们利用移植物的用力肺活量(forced vital capacity,FVC)进行肺功能匹配[21]。我们之前提出了一个基于供者的 FVC 和移植肺段数目来估算移植物 FVC 的公式[5]。右下肺叶由 5 个肺段组成,左下肺叶 4 个肺段,全肺 19 个肺段,2 个移植物的总 FVC 由下式估算:

$$2 \text{ 个移植物的总 FVC} = \text{右叶供者测量的 FVC} \times 5/19 + \text{左叶供者测量的 FVC} \times 4/19$$

当 2 个移植物的总 FVC 超过受者预期 FVC 的 45%(根据身高、年龄和性别计算)时,我们接受这种大小差异。

$$2 \text{ 个移植物的总 FVC/受者预测 FVC} > 0.45$$

对于肺动脉高压患者,这个比例应该大于 0.5。在 LDLLT 术后 6 个月,受者的平均 FVC 测量值与移植物 FVC 估计值之间具有良好的相关性[21]。相反,我们发现受者 FVC 预测值与受者 FVC 测量值之间没有显著的相关性。这些结果表明,移植肺组织的数量,而不是诊断等因素,决定了受者的 FVC。

图5.2

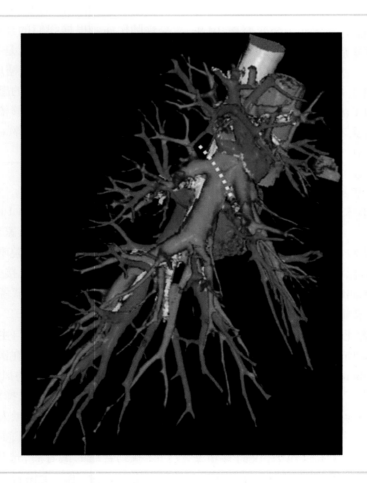

图 5.2 典型右下叶肺供者的三维 CT 血管造影。白色虚线表示计划切断的肺动脉斜线,以保留中叶的分支

5.4.2　解剖尺寸匹配

供者和受者进行三维 CT（3D-CT）容量测定来匹配解剖尺寸（图 5.3）[22,23]。最大吸气末屏住呼吸，用多层 CT 扫描获取 CT 图像。解剖尺寸匹配的上、下阈值不是供者下叶肺移植物与相应受者胸腔容积的比值。当这个比例在 40%～160% 时，我们发现受者对太小或太大的移植物均能很好地适应。

5.5　手术技术

双侧 LDLLT 需要 3 个手术小组和一个后台小组。他们彼此密切沟通，以尽量缩短移植物缺血时间。受者和右侧肺供者同时接入手术室。30 分钟后，左侧肺供者接入手术室。

5.5.1　供者肺叶切取术

最常见的手术包括较大供者的右下肺叶切取和较小供者的左下肺叶切取。供者全麻诱导后，插入左侧双腔气管导管。纤维支气管镜检查以确定下肺叶切取是否可行的，既要供者支气管要留出足够的闭合长度，也要给受者留出足够的吻合长度。

供者侧卧位，经第 5 肋间后外侧开胸。直线切缝分离叶裂。切开环绕下肺静脉的心包。在叶裂中进行解剖，暴露肺动脉干和下肺动脉分支，明确下肺动脉与右侧供者中叶动脉或左侧供者舌段动脉的解剖关系。如果中叶动脉和舌段动脉的分支较小，则结扎并切断。如果这些分支粗大，则需使用自体心包补片行动脉成形术[17]。

静脉注射 2 000 单位的肝素（heparin）和 125mg 的甲泼尼龙（methylprednisolone）。将血管钳置于合适的位置后，依次离断肺静脉（图 5.4）、肺动脉（图 5.5）和支气管（图 5.6）。

血管用 5-0 聚丙烯（PDS）线连续缝合。支气管用 4-0 PDS 线间断缝合。支气管上覆盖带蒂心包脂肪组织。

在后台组的无菌台桌上，用保存液从离台约 50cm 高度的袋子里顺行灌洗肺叶动脉或逆行灌洗静脉。在灌洗期间，用室内空气给肺叶轻轻通气。

5.5.2　植入受者

受者麻醉后行气管插管，小儿使用单腔气管插管，成人使用左双腔气管插管。使用"蛤壳"切口，两侧胸腔均通过第 4 肋间进入。将胸骨锯倾 45° 角切向中点，使胸骨在横切面上切断，以促进术后胸骨的贴合愈合。

图5.3

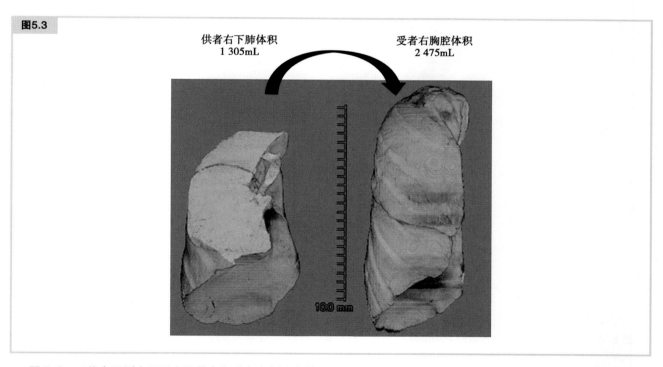

供者右下肺体积
1 305mL

受者右胸腔体积
2 475mL

10.0 mm

图 5.3　三维容量测定匹配右肺供者和受者右侧胸廓的解剖大小。受者为患有闭塞性细支气管炎的成年女性，右侧胸廓体积 2 475mL，右肺供者为其儿子，右下叶体积 1 305mL，右肺供者移植物体积与受者右侧胸廓体积之比约为 52.7%。受者对小块移植物的适应能力显著。术后胸片未见明显死腔

图5.4

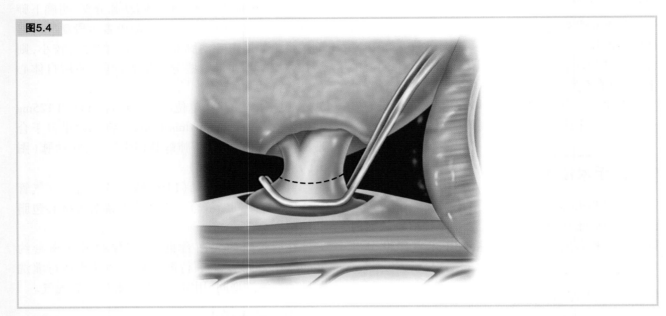

图 5.4   供者右下肺叶切除术中右下肺静脉的解剖与分离。环绕下肺静脉的心包被环形打开。在心包内左心房放置血管钳。离断前血管边缘缝合 2 根 5-0 的 Prolene 线。一旦左心房钳滑脱,可以拉起缝线,重新夹紧左心房

图5.5

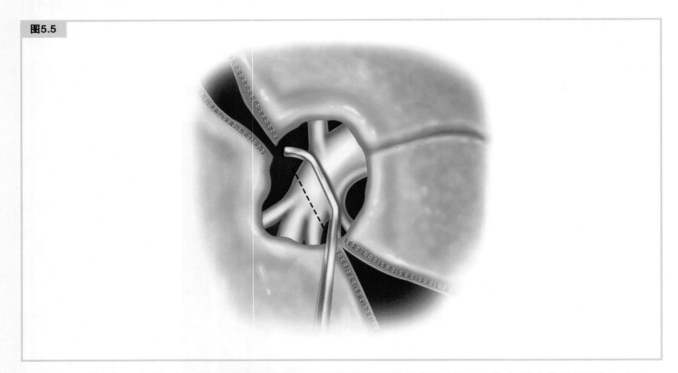

图 5.5   供者右下肺叶切除术右肺叶内动脉的分离。对裂隙进行解剖,分离肺动脉至下肺叶,明确供者右侧肺中叶的肺动脉解剖。上段动脉与中叶动脉的距离是可变的。放置血管钳后,肺叶间动脉以斜行方式剪开

在肝素化前尽可能多地进行胸膜和肺门的解剖,以减少失血。升主动脉和右心房在肝素化后插管,行标准体外循环(cardiopulmonary bypass,CPB)。双侧肺切除术后,修整肺门以方便后续植入。

用含抗生素的温盐水冲洗胸腔。右下叶先植入,然后植入左下叶。依次吻合支气管、肺静脉与肺动脉。支气管吻合时,先用 4-0 PDS 缝线连续缝合膜部,然后用单纯间断缝合或连续缝合软骨部分(图 5.7)。

图5.6

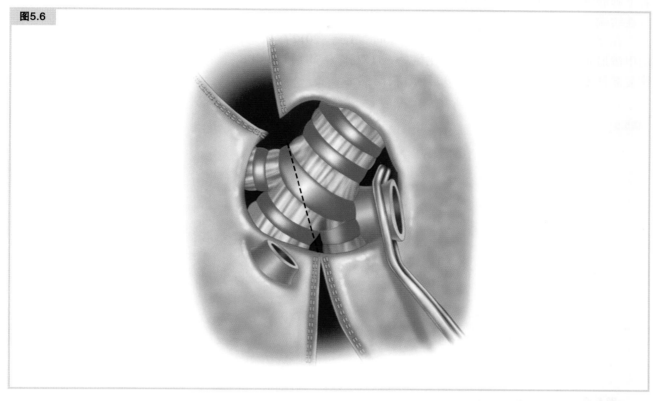

图 5.6 右下支气管的离断。在计划的离断水平用 25 号针头插入支气管。同时用支气管镜检查。右下支气管沿着节段支气管至上节段支气管上方及中叶支气管起始部下方的斜线断开

图5.7

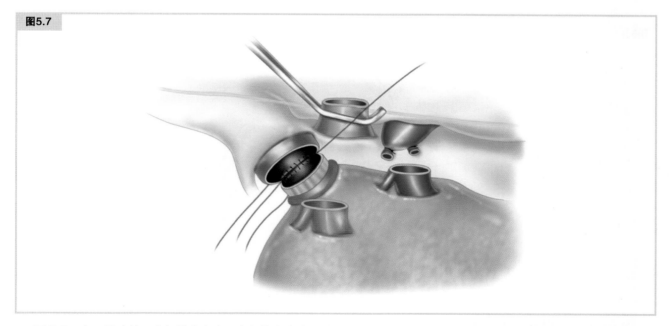

图 5.7 右下肺叶植入支气管吻合术。支气管吻合术开始用 4-0 PDS 线连续缝合支气管内膜,然后单纯间断缝合或连续缝合软骨部分

当支气管大小相当时我们采用端-端吻合,而当支气管大小差异明显时采用套叠技术吻合。除了接受大剂量类固醇治疗的受者外,不包裹支气管。静脉吻合时,采用 6-0 PDS 线连续缝合供者下肺静脉和受者上肺静脉(图 5.8)。肺动脉吻合术采用 6-0 PDS线连续端-端吻合(图 5.9)。

在完成双侧肺叶植入之前,静脉注射 500mg~1g的甲泼尼龙并开始吸入 20ppm 一氧化氮。一旦双肺恢复灌注和通气,体外循环(CPB)逐渐脱离然后撤除。

在接受 LDLLT 手术期间心肺支持的替代策略是使用通过股动脉和静脉的体外膜氧合(ECMO)技术。ECMO 需要使用的肝素剂量较低,理论上可以减少围手术期出血[24]。胸膜广泛粘连时 ECMO 尤其有用,活化凝血时间维持在 200 秒左右即可。自2012 年以来,我们在大多数 LDLLT 过程中使用 EC-MO 代替 CPB。

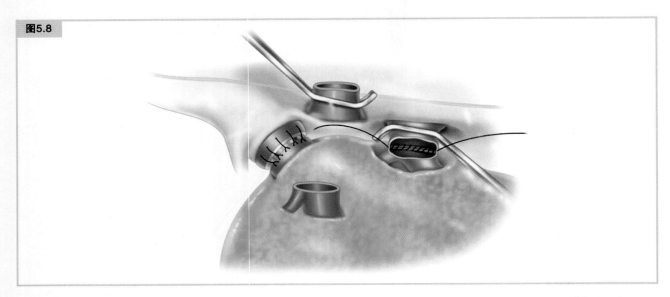

图 5.8　右下肺叶植入肺静脉吻合术。静脉吻合是采用 6-0 PDS 线连续缝合供者下肺静脉和受者上肺静脉受者

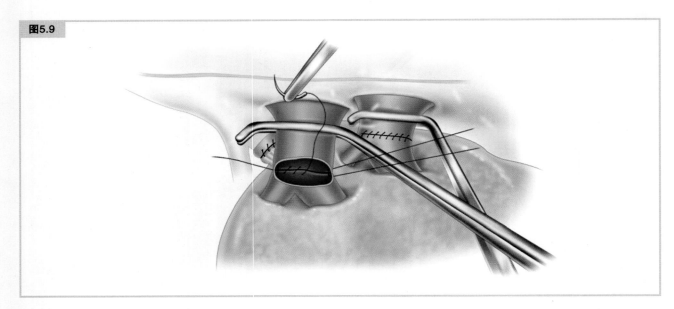

图 5.9　右下肺叶植入肺动脉吻合术。肺动脉吻合术是使用 6-0 PDS 连续端-端吻合

5.6　大体积活体供肺移植

成人的下叶对于小儿可能太大。使用大体积移植物可能会导致胸廓闭合时的高气道阻力、肺不张和血流动力学不稳定[20]。为了克服这些问题，我们开发了几种技术，包括：单叶肺移植伴随或不伴对侧全肺切除术，延迟关闭胸腔，移植物减容。

活体供者的单侧 LDLLT 可用于选定的小体积受者。我们回顾性调查了 14 例在日本 3 个肺移植中心接受单侧 LDLLT 的危重受者[25]。3 年和 5 年生存率分别为 70% 和 56%。

这 14 名受者的存活率明显低于 78 名同期行双侧 LDLLT 的受者。

单侧 LDLLT 可为那些很快就会死亡的危重患者提供可接受的结果。然而，如果可以找到两个活体供者，双侧 LDLLT 似乎是更好的选择。

我们报告了一个 8 岁女童在使用呼吸机的情况下，成功地进行了右下肺叶移植并同时切除左全肺[9]。她母亲捐献的移植物估计比受者的右侧胸腔大 200%。

据报道，尸体供者双侧肺移植后延迟关闭胸腔是安全的（图 5.10）。延迟关闭胸腔技术可应用于 LDLLT[26]。在等待肺水肿的改善期间及 LDLLT 后，负荷的减少导致受者右心体积减少，过大的移植物体积预计会减少。

我们报道了另一种通过缩小移植物的尺寸来处理大体积移植物的方法。一位 15 岁患有闭塞性细支气管炎的男童，他父亲捐献了一个超大体积的右下肺，经过减容处理——右下肺背段切除后成功地接受了双侧 LDLLT 手术[27]。

5.7　小体积活体供肺移植

当移植物体积太小时，有限的血管床可能导致肺动脉高压，引起肺水肿[18]。胸腔内的无效腔（死腔）残留可能引起并发症，如术后出血、持续漏气、脓胸。此外，LDLLT 后移植肺过度膨胀可能导致呼吸动力不足或血流动力学衰竭[19]。

我们报道了一例通过保留双侧自体上肺，从而解决了供者肺和受者胸腔之间巨大不匹配的成功 LDLLT[28]。这名 44 岁的男子患有闭塞性细支气管炎，比其捐献者——他的姐姐和妻子高 17cm。在解剖尺寸匹配方面，右侧移植物体积比仅为 22%，左侧为 36%。我们通过保留自体上叶，为小体积移植物提供了合适的胸腔空间。第 1 秒用力呼气量从 590mL 显著提高到 2 090mL。选择这种方法的受者保留的肺叶内必须没有感染，且与胸膜粘连少，具有成熟的肺裂。我们已经成功地将这项技术应用于闭塞性细支气管炎、肺纤维化和慢性过敏性肺炎患者（图 5.11）。

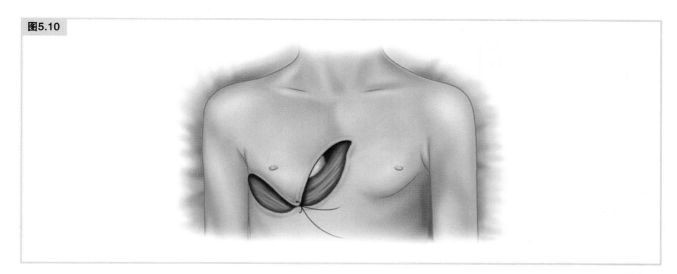

图 5.10　延迟关闭胸腔。一名 6 岁女童接受她母亲的右肺单叶移植。移植物比受者右侧胸腔大 207%。我们仅通过皮肤缝合把胸部松松地关上。第 2 天，她的胸腔可以完全闭合

5.8　术后管理

受者需至少插管 3 天,以保持植入肺叶处于最适宜的膨胀状态。我们使用压力限制通气模式,最大通气压力保持在 25cm 水柱以下。在插管期间每 12 小时进行 1 次纤维支气管镜检查,以评估气道活力并吸出任何残留的分泌物。术后尽早行床旁肺康复治疗。

术后免疫抑制三联药物治疗:环孢素 A(cyclosporine,CsA)或他克莫司(tacrolimus,Tac)、霉酚酸酯(mycophenolatemofetil,MMF)和皮质类固醇。

不使用免疫诱导治疗。CsA+MMF+激素用于感染性肺部疾病受者、小儿受者及正在使用类固醇治疗的受者,其他受者使用 Tac+MMF+激素治疗。除前 3 天使用 125mg 甲泼尼龙外,其他所有免疫抑制剂均通过鼻肠管给药。

在每日仔细监测血清肌酐水平的情况下,CsA 和 Tac 谷值通常降至目标浓度范围以下。因为 LDLLT 术后经支气管肺活检导致气胸和出血的风险较大,所以急性排斥反应是在影像学和临床表现的基础上确定的,没有经支气管肺活检证实。由于 2 个肺叶是由不同的供者捐献,急性排斥反应通常是单侧的。早期急性排斥反应的特点是呼吸困难、低热、白细胞增多、低血氧症、胸部 X 线片和 CT 扫描发现弥漫性间质浸润改变。治疗急性排斥反应需冲击治疗剂量的甲基泼尼松龙 500mg,并仔细观察各种临床症状。如果问题的关键确实是急性排斥反应,再使用 2 剂甲泼尼龙每天一剂冲击治疗。如果急性排斥反应发生超过 3 次,则将 CsA 转换为 Tac。

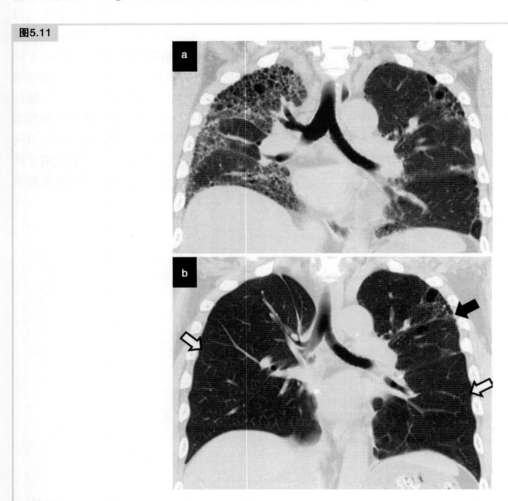

图5.11

图 5.11　左上叶保留双侧活体肺叶移植。患者为 54 岁男性,特发性肺纤维化。右侧肺叶捐献者是他的儿子,左侧肺叶捐献者是他的妻子。(a)术前 CT 冠状位显示右肺明显纤维化。(b)术后 CT 显示保留的左上叶(黑色箭头)和植入的供者下叶(白色箭头)

5.9 结果

5.9.1 活体肺移植供者结果

成功的 LDLLT 在很大程度上取决于供者的预后。根据我们的经验,所有的供者都已恢复到他们以前的生活方式,没有任何限制。然而,由于活体供者的随访通常持续 1 年后停止,长期的预后并不清楚。需要更多的研究来了解活体肺供者的长期预后。

既往文献报道,肺叶切取术后相关发病率较高,但无围手术期死亡报道[29,30]。根据并发症的定义,发病率从 20% 到 60% 不等。常见的并发症是胸腔积液、支气管残端瘘、出血和心律失常。2006 年温哥华肺组织论坛总结了约 550 例活体肺移植的世界经验[16]。大约有 5% 的供者发生过需要手术或支气管镜治疗的并发症。

活体供者肺叶切取术与标准肺叶切除术相比术后并发症发病率较高,可能是由于 2 种手术方式的 3 个技术差异所致。

首先,环绕下肺静脉的环形心包切开术可能增加心律失常和心包炎的风险。其次,右下叶支气管斜切面可能增加支气管瘘和狭窄的风险。最后,围手术期应用肝素可能增加出血的风险。

美国麻省总医院报告,活体肺供者的生理和心理健康状况基本令人满意[31]。供者报告了对捐献的积极感受,但希望得到移植团队和受者的认可和肯定。Okayama 组报告认为活体肺供者的平均生活质量优于普通人群[32]。

然而,受者不良预后显著影响供者的心理健康。有趣的是,成对的两个供者之间的心理健康评分存在显著的相关性。

麻省总医院组报道,平均供者 FVC 下降了 16%±3%[31]。捐献后 FVC 值高于术前预测值。我们期望在供者肺叶切取后 3、6 和 12 个月对肺功能进行评估[33]。供者肺叶切取 1 年后,FVC 和 FEV_1 可以恢复至术前值的 90% 以上。

5.9.2 活体肺移植受者的结果

只有 4 个团队报告了受者预后总结。南加州大学组公布了他们实施的 123 名 LDLLT 受者的 10 年经验,其中包括 39 名小儿[10]。在他们的研究

表 5.2 京都大学活体供肺叶移植受者诊断

诊断	例数
间质性肺炎	17
闭塞性细支气管炎	15
肺动脉高压	3
支气管扩张	2
再次移植	2
慢性过敏性肺炎	1
总数	40

中,再次移植和机械通气被确定为死亡的危险因素。1、3 和 5 年存活率分别为 70%、54% 和 45%。圣路易斯华盛顿大学(Washington University in St. Louis)组报道了 38 例小儿 LDLLT 受者出现相近的结果(5 年生存率 40%)[34],而在巴西,16 例 LD-LLT 受者的 3 年生存率为 56%[35]。冈山大学组报告了本章作者的 47 例 LDLLT 受者的 5 年生存率为 88%[36]。

在京都大学,我们在 2008 年 6 月至 2013 年 8 月期间对 40 名患者实施了 LDLLT。其中女性 23 例,男性 17 例,年龄 6~64 岁(平均 37.2 岁)。其中小儿 12 例,成人 28 例。受者诊断见表 5.2。最常见的适应证是间质性肺炎和闭塞性细支气管炎,其次是肺动脉高压。所有 40 例受者均病情危重,术前均需吸氧治疗。22 名受者(55%)卧床,5 名受者(13%)在移植前使用了长达 7 个月的呼吸机。行双侧 LDLLT 30 例,10 例小身材者行单侧 LD-LLT。早期死亡 3 例,院内死亡率为 7.5%。2 名受者在单侧 LDLLT 后因移植物过小而死于移植物功能衰竭。另 1 人死于吸入性肺炎。仅有 1 例在术后 17 个月由慢性移植物失功引起晚期死亡。1、3 和 5 年存活率分别为 92.0%、88.2% 和 88.2%(图 5.12)。

关于 2 个肺叶是否能够为受者提供足够的长期肺功能和临床效果的问题,最近得到了回答。南加州大学组报告,移植后存活 3 个月以上的 LDLLT 成人受者中长期肺功能和运动能力与双侧 DDLT 受者相当[37]。冈山大学组也报告了类似的结果,在 LD-LLT 术后 36 个月,测量的受者 FVC 达到 2 个供者肺叶移植物 FVC 估计值的 123%(根据供者的 FVC 和植入的节段数计算)[38]。

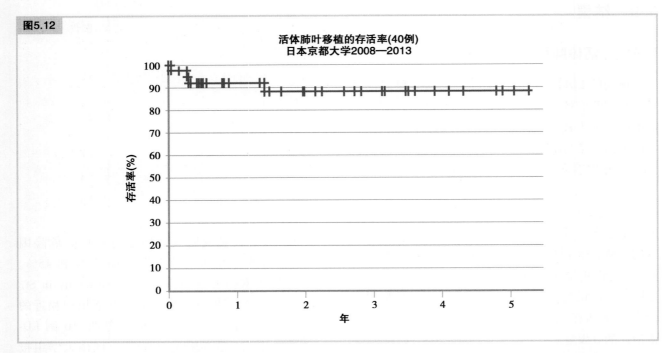

图 5.12   日本京都大学活体肺叶移植的存活率。1、3 和 5 年存活率分别为 92.0%、88.2% 和 88.2%

表 5.3   LDLLT 和 DDLT 的比较

	LDLLT	DDLT
等待时间	短	长
手术安排	按计划	无法预先计划
缺血时间	短	长
移植物尺寸	部分	全肺
移植物原发无功能	不常见	10%~20%
移植物来源感染	不常见	常见
需要手术团队数量	3	2
慢性排斥反应	通常单侧发生	死亡的主要原因

5.10   与尸体供肺移植的比较

表 5.3 总结了活体供肺叶移植术(LDLLT)与尸体供肺移植术(DDLT)的优缺点。

总的来说,LDLLT 的缺血时间比 DDLT 短很多。在我们的经验中,右侧移植物的缺血时间为 146±7分钟,左侧为 136±7 分钟。虽然只移植 2 个肺叶,但LDLLT 似乎较少发生移植物原发性失功。由于活体供者接受仔细的评估,所以由活体供者移植物传播的感染非常罕见。我们相信使用"小而完美的移植物"是 LDLLT 很大的优势。

闭塞性细支气管炎综合征(bronchiolitis obliterans syndrome, BOS)是 DDLT 术后的主要并发症,然而 LDLLT 术后 BOS 发生率较低,尤其是在小儿受者中。此外,LDLLT 缺血时间越短,BOS 发生率越低。从 2 个不同的供者移植 2 个肺叶从长远来看似乎是有益的,因为在单侧发生 BOS 的情况下,对侧未受影响的肺可以起到储备作用[39]。

LDLLT 最大和最不可避免的缺点是要行 2 个健康供者的 2 个肺叶切取手术。由于供者肺叶切取术可能发生严重的并发症,因此 LDLLT 只能在充分准备后实施。

5.11   结论

LDLLT 可用于治疗成人和小儿的各种肺部疾病。它的生存率与 DDLT 相似或更好。移植物大小不匹配的问题可以通过多种外科技术在一定程度上予以克服。

（卢峡 译   朱珉 审）

参考文献

1. Starnes VA, Lewiston NJ, Luikart H, Theodore J, Stinson EB, Shumway NE. Current trends in lung transplantation: lobar transplantation and expanded use of single lungs. J Thorac Cardiovasc Surg. 1992;104:1060-8.
2. Starnes VA, Barr ML, Cohen RG. Lobar transplantation: indi-

cations, technique, and outcome. J Thorac Cardiovasc Surg. 1994;108:403–11.

3. Starnes VA, Barr ML, Cohen RG, Hagen JA, Wells WJ, Horn MV, Schenkel FA. Living-donor lobar lung transplantation experience: intermediate results. J Thorac Cardiovasc Surg. 1996;112:1284–91.

4. Starnes VA, Barr ML, Schenkel FA, Starnes VA, Barr ML, Schenkel FA. Experience with living-donor lobar lung transplantation for indications other than cystic fibrosis. J Thorac Cardiovasc Surg. 1997;114:917–21.

5. Date H, Aoe M, Nagahiro I, Sano Y, Andou A, Matsubara H. Living-donor lobar lung transplantation for various lung diseases. J Thorac Cardiovasc Surg. 2003;126:476–81.

6. Date H, Aoe M, Sano Y, Nagahiro I, Miyaki K, Goto K, et al. Improved survival after living-donor lobar lung transplantation. J Thorac Cardiovasc Surg. 2004;128:933–40.

7. Kozower BD, Sweet SC, de la Morena M, Schuler P, Guthrie TJ, Patterson GA, et al. Living donor lobar grafts improve pediatric lung retransplantation survival. J Thorac Cardiovasc Surg. 2006;131:1142–7.

8. Shoji T, Bando T, Fujinaga T, Date H. Living-donor single-lobe lung transplant in a 6-year-old girl after 7-month mechanical ventilator support. J Thorac Cardiovasc Surg. 2010;139:e112–3.

9. Sonobe M, Bando T, Kusuki S, Fujinaga T, Shoji T, Chen F, et al. Living-donor, single-lobe lung transplantation and simultaneous contralateral pneumonectomy in a child. J Heart Lung Transplant. 2011;30:471–4.

10. Starnes VA, Bowdish ME, Woo MS, Barbers RG, Schenkel FA, Horn MV, et al. A decade of living lobar lung transplantation. Recipient outcomes. J Thorac Cardiovasc Surg. 2004;127:114–22.

11. Miyoshi K, Oto T, Okazaki M, Yamane M, Toyooka S, Goto K, et al. Extracorporeal membrane oxygenation bridging to living-donor lobar lung transplantation. Ann Thorac Surg. 2009;88:e56–7.

12. Date H, Tanimoto Y, Yamadori I, Yamadori I, Aoe M, Sano Y. Shimizu N. A new treatment strategy for advanced idiopathic interstitial pneumonia: living-donor lobar lung transplantation. Chest. 2005;128:1364–70.

13. Yamane M, Sano Y, Toyooka S, Okazaki M, Date H, Oto T, et al. Living-donor lobar lung transplantation for pulmonary complications after hematopoietic stem cell transplantation. Transplantation. 2008;86:1767–70.

14. Chen F, Yamane M, Inoue M, Shiraishi T, Oto T, Minami M, et al. Less maintenance immunosuppression in lung transplantation following hematopoietic stem cell transplantation from the same living donor. Am J Transplant. 2011;11:1509–16.

15. Date H, Nagahiro I, Aoe M, Matsubara H, Kusano K, Goto K, Shimizu N. Living-donor lobar lung transplantation for primary pulmonary hypertension in an adult. J Thorac Cardiovasc Surg. 2001;122:817–8.

16. Barr ML, Belghiti J, Villamil FG, Pomfret EA, Sutherland DS, Gruessner RW, et al. A report of the Vancouver forum on the care of the live organ donor. Lung, liver, pancreas, and intestine data and medical guidelines. Transplantation. 2006;81:1373–85.

17. Chen F, Miwa S, Bando T, Date H. Pulmonary arterioplasty for the remaining arterial stump of the donor and the arterial cuff of the donor graft in living-donor lobar lung transplantation. Eur J Cardiovasc Surg. 2012;42:e138–9.

18. Fujita T, Date H, Ueda K, Nagahiro I, Aoe M, Andou A, Shimizu N. Experimental study on size matching in a canine living-donor lobar lung transplant model. J Thorac Cardiovasc Surg. 2002;123:104–9.

19. Haddy SM, Bremner RM, Moore-Jefferies EW, Thangathurai D, Schenkel FA, Barr ML, Starnes VA. Hyperinflation resulting in hemodynamic collapse following living donor lobar transplantation. Anesthesiology. 2002;97:1315–7.

20. Oto T, Date H, Ueda K, Hayama M, Nagahiro I, Aoe M, et al. Experimental study of oversized grafts in a canine living-donor lobar lung transplantation model. J Heart Lung Transplant. 2001;20:1325–30.

21. Date H, Aoe M, Nagahiro I, Sano Y, Matsubara H, Goto K, et al. How to predict forced vital capacity after living-donor lobar-lung transplantation. J Heart Lung Transplant. 2004;23:547–51.

22. Camargo JJP, Irion KL, Marchiori E, Hochhegger B, Porto NS, Moraes BG, et al. Computed tomography measurement of lung volume in preoperative assessment for living donor lung transplantation: volume calculation using 3D surface rendering in the determination of size compatibility. Pediatr Transplant. 2009;13:429–39.

23. Chen F, Kubo T, Shoji T, Fujinaga T, Bando T, Date H, et al. Comparison of pulmonary function test and computed tomography volumetry in living lung donors. J Heart Lung Transplant. 2011;30:572–5.

24. Ius F, Kuehn C, Tudorache I, Sommer W, Avsar M, Boethig D, et al. Lung transplantation on cardiopulmonary support: venoarterial extracorporeal membrane oxygenation outperformed cardiopulmonary bypass. J Thorac Cardiovasc Surg. 2012;144:1510–6.

25. Date H, Shiraishi T, Sugimoto S, Shoji T, Chen F, Hiratsuka M, et al. Outcome of living-donor lobar lung transplantation using a single donor. J Thorac Cardiovasc Surg. 2012;144:710–5.

26. Chen F, Matsukawa S, Ishii H, et al. Delayed chest closure assessed by transesophageal echocardiogram in single-lobe lung transplantation. Ann Thorac Surg. 2011;92:2254–7.

27. Chen F, Fujinaga T, Shoji T, Yamada T, Nakajima D, Sakamoto J, et al. Perioperative assessment of oversized lobar graft downsizing in living-donor lobar lung transplantation using three-dimensional computed tomographic volumetry. Transplant Int. 2010;23:e41–4.

28. Fujinaga T, Bando T, Nakajima D, Sakamoto J, Chen F, Shoji T, et al. Living-donor lobar lung transplantation with sparing of bilateral native upper lobes: a novel strategy. J Heart Lung Transplant. 2011;30:351–3.

29. Battafarano RJ, Anderson RC, Meyers BF, Guthrie TJ, Schuller D, Cooper JD, Patterson GA. Perioperative complications after living donor lobectomy. J Thorac Cardiovasc Surg. 2000;120:909–15.

30. Bowdish ME, Barr ML, Schenkel FA, Woo MS, Bremner RM, Horn MV, et al. A decade of living lobar lung transplantation. Perioperative complications after 253 donor lobectomies. Am J Transplant. 2004;4:1283–8.

31. Prager LM, Wain JC, Roberts DH, Ginns LC. Medical and psychologic outcome of living lobar lung transplant donors. J Heart Lung Transplant. 2006;25:1206–12.

32. Nishioka M, Yokoyama C, Iwasaki M, Inukai M, Sunami N, Oto T. Donor quality of life in living-donor lobar lung transplantation. J Heart Lung Transplant. 2011;30:1348–51.

33. Chen F, Fujinaga T, Shoji T, Sonobe M, Sato T, Sakai H, et al. Outcomes and pulmonary function in living lobar lung transplant donors. Transpl Int. 2012;25:153–7.

34. Sweet SC. Pediatric living donor lobar lung transplantation. Pediatr Transplantation. 2006;10:861–8.

35. Camargo SM, Camargo JJP, Schio SM, Sánchez LB, Felicetti JC, Moreira Jda S, Andrade CF. Complications related to lobectomy in living lobar lung transplant donors. J Bras Pneumol. 2008;34:256–63.

36. Date H, Yamane M, Toyooka S. Living-donor lobar lung transplantation. Curr Opin Organ Transplant. 2007;12:469–72.

37. Bowdish ME, Pessotto R, Barbers RG, Schenkel FA, Starnes VA, Barr ML. Long-term pulmonary function after living-donor lobar lung transplantation in adults. Ann Thorac Surg. 2005;79:418–25.

38. Yamane M, Date H, Okazaki M, Toyooka S, Aoe M, Sano Y. Long-term improvement in pulmonary function after living-donor lobar lung transplantation. J Heart Lung Transplant. 2007;26:687–92.

39. Shinya T, Sato S, Kato K, Gobara H, Akaki S, Date H, Kanazawa S. Assessment of mean transit time in the engrafted lung with 133Xe lung ventilation scintigraphy improves diagnosis of bronchiolitis obliterans syndrome in living-donor lobar lung transplant recipients. Ann Nucl Med. 2008;22:31–9.

第三部分　尸体供肝移植术

第6章 置换腔静脉经典肝移植术

Stephen J. Wigmore

　　肝移植同时切除肝后腔静脉是早期开展肝移植术的首选方法,但现在许多中心采用保留肝后下腔静脉的背驮式肝移植术。通常在以下两种情况下行含切除腔静脉的经典肝移植:①受者计划行静脉-静脉转流手术;②由于腔静脉出血导致的紧急情况时需要阻断肝上、肝下下腔静脉。

　　如果计划行包含有腔静脉切除的经典肝移植术,通常在分别在受者的门静脉(portal vein,PV)和

髂静脉(iliac vein,IV)连接一个 Y 形连接管,Y 形管的一端引流下肢和腹腔门静脉系统的血液,同时,另外一端与受者的腋静脉或者颈内静脉连接,建立术中转流通道(如图 6.1、6.2)。最近,大部分移植中心经典肝移植术倾向于不实施术中静脉-静脉转流。

　　在紧急情况下由于血流动力学不稳定,皮下穿刺建立通路比较困难,需要静脉切开以暴露股静脉或者腋静脉来建立静脉-静脉转流通路。

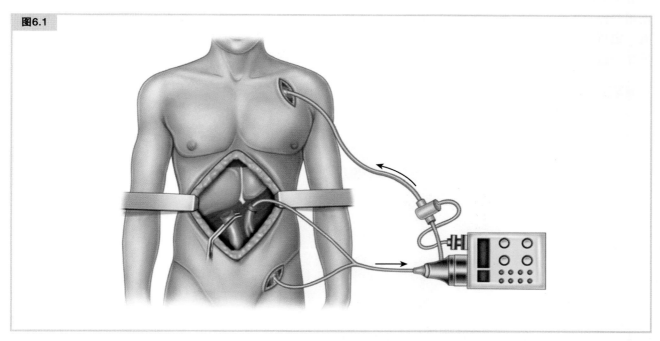

图6.1

图 6.1　完成肝后下腔静脉切除的经典肝移植术,受者通常行静脉-静脉转流,Y 形连接管一端分别置于在门静脉和髂静脉引流下肢和腹腔门静脉系统的血液,另一端置于颈内静脉或腋静脉,形成静脉-静脉转流通路

6.1 切除病肝

通过切断镰状韧带使肝脏充分游离,从而显露肝脏膈面的肝静脉和肝上下腔静脉。随后,将左侧三角韧带和小网膜游离切断,并将覆于腔静脉左侧的腹膜切开,显露腔静脉左侧壁。然后助手将肝脏的右叶轻轻抬起,将肝脏右叶脏面的腹膜反折切开。然后切断将右三角韧带,露出肝脏裸区,并继续向上至腔静脉的右侧壁,切断附在尾状叶右侧的腹膜韧带即腔静脉韧带[俗称麻内韧带(Makuuchi ligament)]。

分离腔静脉时需要解剖腔静脉表面的腹膜,腹膜位于腔静脉前面,并向下延伸至腔静脉的两侧。游离从尾状叶下端到左右肾静脉的上缘的腔静脉。应谨慎仔细解剖游离,之后就可以游离腔静脉,并在肾静脉上方的腔静脉后放置血管吊带(图6.3)。

悬吊带可用于向前牵拉腔静脉,术中助手可以把肝右叶向左侧翻转以充分暴露下腔静脉右侧,将腹膜从腔静脉右侧切开。将腔静脉从腹膜后组织充分游离。如果尾状叶较大,可以分离、结扎和切断较低的肝短静脉,延长肝下下腔静脉的长度,以便可以在肝下下腔静脉予以上阻断钳阻断血流。笔者偏好使用一种 Debakey 型的血管阻断钳,呈直叶片状并有一定角度。一旦找到合适的阻断钳,就应该把它放在一边,以备以后使用。

然后注意力转移到肝脏上方的腔静脉(图6.4、6.5)。将肝脏和肝上下腔静脉表面剥离,当助手将肝脏在正常位置向下牵拉时,可以看到肝静脉在肝上下腔静脉的汇入处。分离肝上下腔静脉前面的腹膜和膈肌纤维环,然后游离肝上下腔静脉的左右两侧壁,将肝脏向前提起,使其远离正常解剖部位。肝上下腔静脉两侧的游离解剖在两边都向下弯曲,与膈肌的自然曲线和形状一致。腔静脉侧壁逐渐可见,使用钝性剥离的方法,可以将剥离面扩大到肝上下腔静脉后壁。剥离须小心地进行,因为在该处腔静脉背侧一旦出血很难控制。

建议在腔静脉放置手术束带,确保束带可以及时阻断下腔静脉。在肝后下腔静脉彻底游离后,至此腔静脉后组织的解剖游离已经完成(图6.6)。

当静脉-静脉旁路转流的受者没有血流入肝脏(肝动脉结扎,门静脉血流通过转流),现在就可以钳夹阻断血流。肝下下腔静脉的阻断应位于肾静脉上方,并应注意确保其完全阻塞腔静脉血流。然后再阻断肝上下腔静脉。出于这个目的,笔者更喜欢用带有小齿的大的弯曲阻断钳(比如 Ulrich 钳)来避免松动的风险。肝上下腔静脉的阻断应尽可能高,不影响右心房(图6.7~6.9)。在进行下一步之前,确保麻醉师对夹钳阻断的位置感到满意。

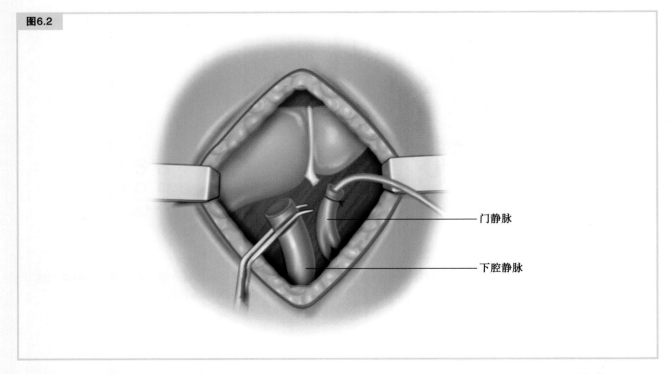

图6.2

门静脉

下腔静脉

图6.2　静脉-静脉转流旁路术的 Y 形连接管分别置于在门静脉(PV)和髂静脉(IV)(见图6.1),引流下肢和腹腔血流

图6.3

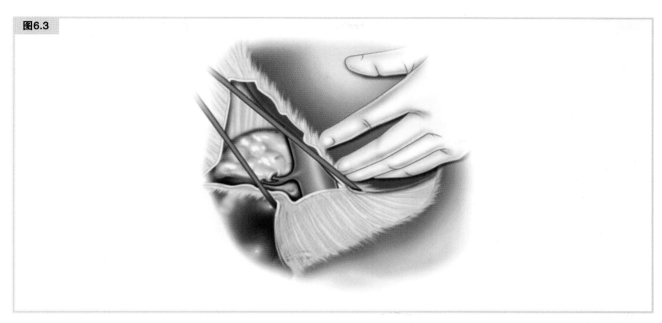

图 6.3　腔静脉的解剖需要分离解剖腔静脉表面覆于的腹膜,腹膜位于腔静脉前面,并向下延伸至腔静脉的左右两侧。腔静脉的游离范围应从尾状叶的下端到左右肾静脉的上缘。应小心仔细的解剖游离,腔静脉游离后可以通过肾静脉上方的腔静脉后方放置血管吊带

图6.4

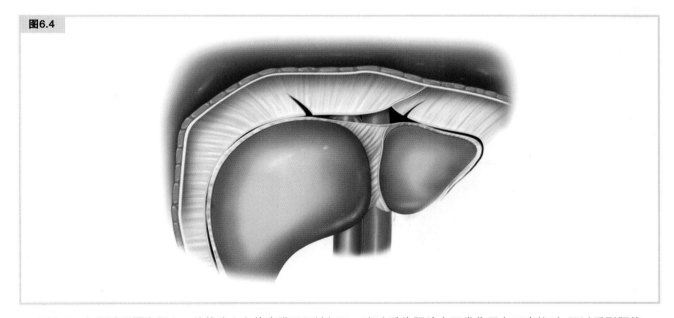

图 6.4　与肝脏膈面和肝上下腔静脉上方的腹膜已经被切开。当助手将肝脏在正常位置向下牵拉时,可以看到肝静脉汇入腔静脉的部位。将肝上下腔静脉前方的腹膜和膈肌纤维环切开,然后在肝上下腔静脉左右两侧充分游离,将肝脏向前提起,游离肝上下腔静脉后方,使肝上下腔静脉充分游离

图6.5

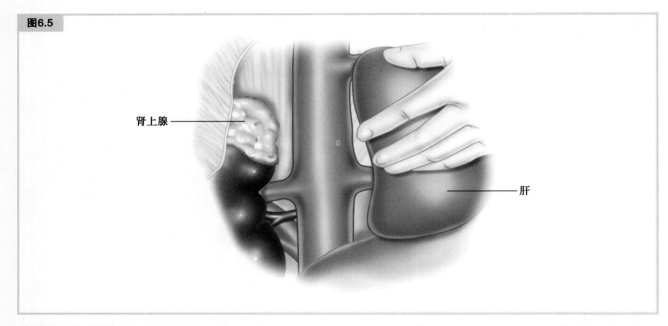

肾上腺

肝

图 6.5　这里的解剖线在两边都向下弯曲,与横膈膜的自然曲线和形状一致。腔静脉侧壁逐渐可见,使用钝性剥离的方法可以将剥离扩大到肝上下静脉后方

图6.6

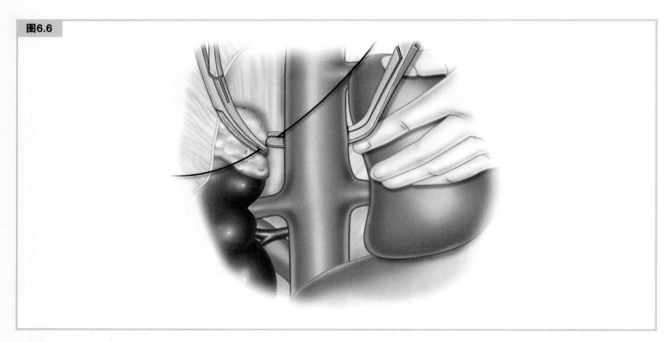

图 6.6　一旦腔静脉被包围,建议在腔静脉周围用手术吊带或粗的系带固定。完成肝后腔静脉组织的解剖,也可在肝后腔静脉切开后完成

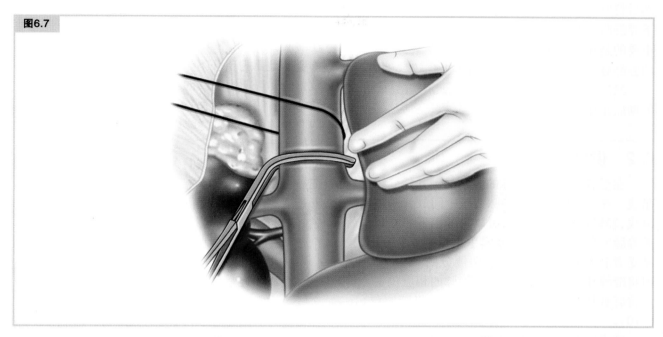

图 6.7　下腔静脉的阻断钳应位于肾静脉上方,并应注意确保其完全阻断腔静脉

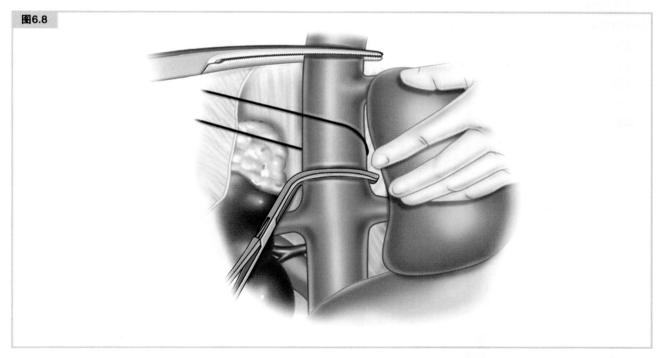

图 6.8　阻断上端肝上下腔静脉。出于这个目的,笔者更喜欢带有小齿的大的弯曲阻断钳(比如 Ulrich 钳)来避免松动的风险

　　一旦应用夹钳阻断,可以切断下腔静脉,如果还没有完成,可以掀起肝脏以便肝后组织的最终剥离。然后将肝脏向下牵拉,紧贴肝脏切断肝静脉和肝上下腔静脉,向后和向下解剖以切断肝下下腔静脉。重要的是在血管阻断钳的每一端留下至少 4～5mm 的腔静脉,否则随后在吻合时技术上比较棘手。

　　然后切除肝脏进行病理分析,此时应完成肝床的彻底止血。

6.2　供肝植入

　　在受者肝上下腔静脉的左右两侧开始缝线并置吊线。在受者肝上下腔静脉前壁中间放置一根预留缝线,轻轻牵拉这根缝线,可以将肝上下腔静脉前后腔静脉壁分开,这对术中暴露手术野是非常有用的。从受者肝上下腔静脉的左右两侧分别开始缝线,同时将缝线穿过供肝的肝上下腔静脉的相应位置。然后将肝脏从冰屑中取出,将供肝置于腹腔原位(图6.10)。

　　助手向下牵拉供肝,以便于吻合肝上下腔静脉,笔者的偏好是先将肝上下腔静脉的左侧缝线打结,然后连续缝合肝上下腔静脉后壁,在静脉血管腔内精细地缝合,一直到肝上下腔静脉右侧壁。然后,将右侧保留缝线打结系紧,用来缝闭腔静脉后壁的缝线与右侧保留缝线打结。至此肝上下腔静脉前壁完成吻合。笔者更喜欢用左侧和右侧的缝线来缝合前

壁,二者在中间会合。一旦缝合完成,就可以剪断缝合线和预留的牵拉线。然后开始吻合肝下下腔静脉(图6.11、6.12)。

　　用牵开器将肝脏向上牵拉。供者的下腔静脉往往缩回,测量肝下下腔静脉并修剪到合适的长度。重要的是要避免肝下下腔静脉过长,否则可能会导致扭转和静脉阻塞。同样,首先在供、受肝下下腔静脉的左右两侧缝合吊线。如果需要,也可以在受者的腔静脉前壁留置缝线以牵开前壁。由于大多数术者倾向于从受者的右手边进行手术,所以将肝下下腔静脉左侧壁的缝线打结系紧,然后向术者方向返回缝合(缝向受者的右手边)。缝合完后壁后,可以开始通过门静脉冲洗供肝。然后将右侧缝线打结系紧,使用左侧缝线的第 2 根针完成前壁缝合。在这个过程中,用蛋白水冲洗肝脏,使其部分复温(图6.13、6.14)。

　　完成下腔静脉的吻合后,剪断缝合线和留置缝合线。钳夹阻断静脉-静脉旁路转流的门静脉血流,撤出套管。然后完成门静脉吻合,吻合方式如本书其他部分所述。然后可以撤去腔静脉钳,肝脏恢复血流再灌注。可以在再灌注前停止静脉-静脉转流循环,也可以在静脉转流循环仍在运行时进行再灌注。每一个吻合口都应仔细检查止血。撤除静脉-静脉旁路转流系统的体静脉套管。随后行标准的手术,包括动脉和胆道吻合,这部分在其他章节介绍(图6.15)。

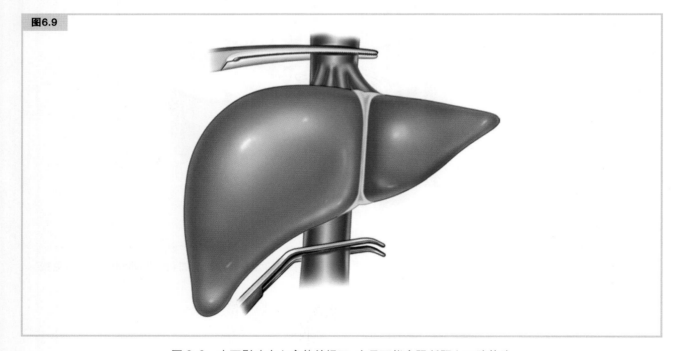

图6.9　在不影响右心房的前提下,应尽可能高阻断肝上下腔静脉

图6.10

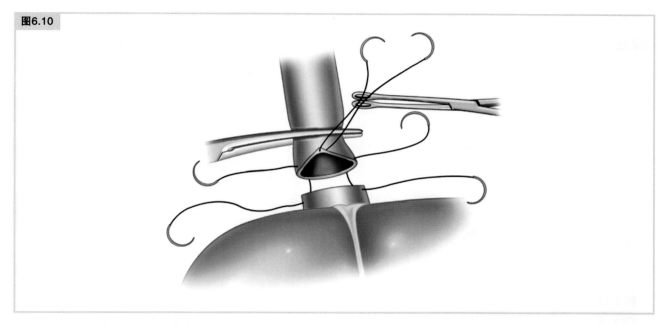

图 6.10　在受者肝上下腔静脉的左右两侧开始缝线并吊线。在受者肝上下腔静脉前壁中间放置单一的"保留"缝线，轻轻牵拉这根缝线，可以将肝上下腔静脉前后腔静脉壁分开，这对于术中暴露手术野是非常有用的。从受者肝上下腔静脉的左右两侧分别开始缝线，同时将缝线穿过供肝肝上下腔静脉的相应位置。然后将肝脏从冰屑中取出，将供肝置于腹腔原位

图6.11

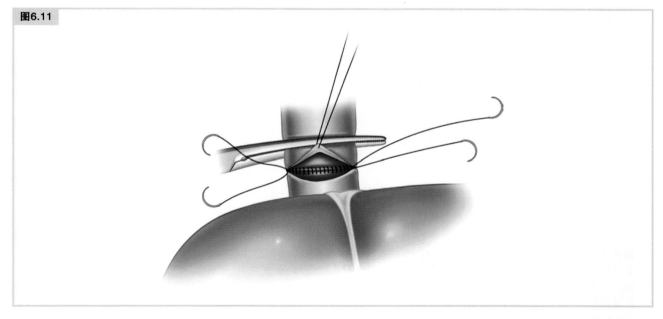

图 6.11　助手向下牵拉肝脏，以便于肝上下腔静脉的吻合。笔者的偏好是在肝上下腔静脉的左侧缝线打结，然后连续缝合肝上下腔静脉后壁，在静脉血管腔内有效地缝合，一直到肝上下腔静脉右侧壁。然后将右侧缝线打结系紧，用来缝闭肝下下腔静脉后壁的缝线与这条缝线打结

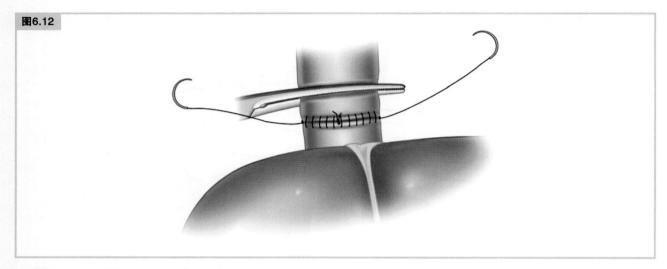

图6.12　完成肝上下腔静脉前壁的缝合。笔者更喜欢用左侧和右侧的缝线来缝合前壁,二者在中间会合。一旦吻合完成,就可以剪断缝合线和预置的缝合线。然后开始吻合肝下下腔静脉

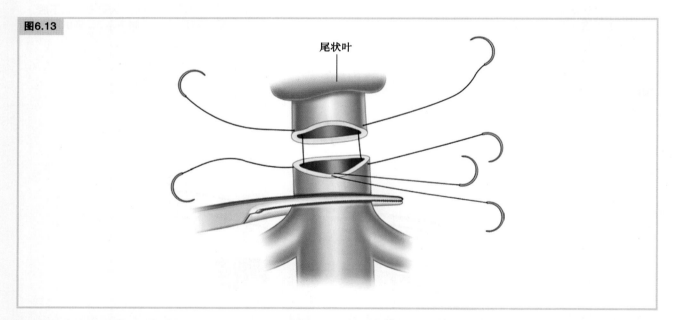

尾状叶

图6.13　用牵开器将肝脏向上牵拉。供者的下腔静脉往往缩回,测量肝下下腔静脉并修剪到合适的长度。重要的是要避免肝下下腔静脉过长,否则可能会导致扭转和静脉阻塞。同样,首先在供、受肝肝下下腔静脉的左右两侧缝合吊线。如果需要,也可以在受者的前壁留置缝线以牵开前壁。由于大多数术者倾向于从受者的右手边进行手术,所以将肝下下腔静脉左侧壁的缝线打结系紧,然后向术者方向返回缝合(缝向受者的右手边)

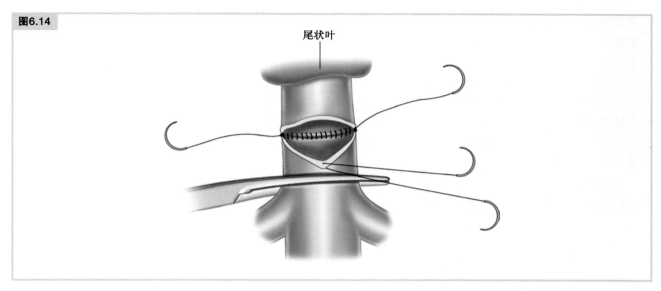

图 6.14　完成后壁缝合后,可以开始门静脉冲洗。然后将右侧缝线打结,使用左侧缝线的第 2 根针完成前壁的吻合。在这个过程中,蛋白水灌洗肝脏,部分复温

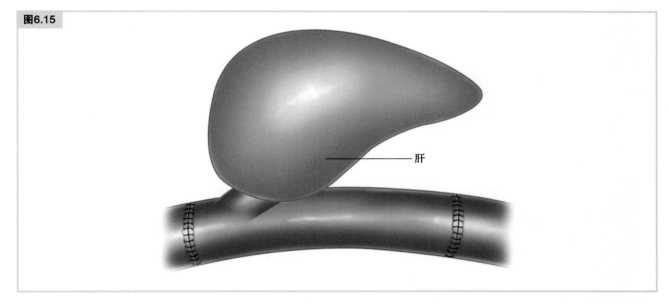

图 6.15　完成下腔静脉的吻合后,剪断缝合线和留置缝合线。钳夹阻断静脉-静脉旁路转流的门静脉血流,撤出套管。然后吻合门静脉,吻合方式如本书其他部分所述。随后可以撤除腔静脉钳,恢复肝脏血流再灌注。可以在再灌注前停止静脉-静脉转流循环,也可以在静脉转流循环仍在运行时进行再灌注。每一个吻合口都应仔细检查止血。撤除静脉-静脉旁路转流系统的体静脉套管。随后行标准的手术,包括动脉和胆道吻合,这部分在其他章节介绍

6.3　技术问题

吻合口的扭曲或狭窄是经典肝移植中 IVC 吻合的常见问题。需要注意的是要避免腔静脉扭转引起的管腔狭窄。通过在左右两侧吊线缝线的初始位置仔细对齐供者和受者的腔静脉,可以避免腔静脉的扭转。如果供者腔静脉过长,也会发生腔静脉的扭曲。只要保证肝上下腔静脉吻合完成后,供肝的下腔静脉是回缩的,就可以避免腔静脉过长导致的扭曲,所以需要精准测量和切断供肝下腔静脉以保留合适的长度。

血管吻合口狭窄可能是由于缝合时缝线拉得太紧,或者是由于为控制吻合口某个部位的出血,缝线位置不准确。在这两种情况下,恰当的针距、准确的缝合可以减少出血的风险和因缝线过密的出现"荷包样结局"(purse-string effect)导致管腔同心狭窄。

6.4　总结

腔静脉置换是肝移植手术中的一项重要技术。虽然现在使用较少,但它仍然是处理带有腔静脉肝脏切除的有效方法。因此,每个移植外科医生都应该熟悉这种方法,特别是在肝移植过程中可能会意外地需要这种方法。

（陈栋　译　陈实　审）

第 7 章　背驮式肝移植术

John D. Terrace，Gabriel C. Oniscu

7.1　引言

自从 1963 年 Starzl 施行人类首例肝移植以来[1]，其最初的技术被不断改进，以减少移植物和受者的发病率和死亡率。这些术式在包括受者肝切除和供肝植入等方面的技术中做了大量地改进，毫无疑问这些变化适合面临解剖变异或其他技术挑战的情况，但尚不清楚某种改进是否能达到优化受者和移植物结局的效果[2]。

肝静脉流出道重建技术变化较大，早期肝移植常规施行经典的腔静脉重建（有或无静脉-静脉转流）[3,4]。1992 年报道了在整个手术过程中维持腔静脉血流的改进方法[5]。维持腔静脉血流的同时，如通过门腔分流使门肠血流回流，可增强血流动力学稳定性，并使劈离式和活体供肝移植等高难度技术成为现实。保留腔静脉的一种术式是供肝肝上下腔静脉与受者肝中和肝左静脉共同开口[6,7]或重建的三支肝静脉共同开口吻合[8,9]［亦称为背驮式（piggyback）］，这种术式在多个中心仍然被采用；现今腔静脉与腔静脉侧-侧吻合［改良背驮式（modified piggyback）］的术式能获得良好的移植物功能，而且技术上更简单，所以被更多移植中心采用[10]。

本章介绍成人肝移植术中重建肝静脉流出道和保留受者下腔静脉的技术。

7.2　肝切除术

采用适当的切口（反 L 切口、奔驰切口或双侧肋缘切口）进入腹腔，切断圆韧带后牵拉比较宽松。首先解剖肝十二指肠韧带，游离出肝总管和肝动脉后即可显露出门静脉；环周分离门静脉左右支，使门静脉骨骼化至胰腺上缘。至此，由于肝尾状叶增大，使右向左游离途径较为困难，以及腔静脉扭转易引起血流动力学不稳，我们更主张施行门腔分流（如第 9 章描述）和左向右游离途径的肝切除（图 7.1）。

离断门静脉可以极大方便肝脏的搬动、翻转以及其后的分离，充分游离镰状韧带可显露出肝上下腔静脉的前壁和辨认肝静脉；随后用直角钳扩大肝右静脉和肝中静脉之间间隙。分离下方的腹膜附着点和右三角韧带，虽然在左向右分离过程中这个步骤不是必须的，但是一旦肝脏完全脱离腔静脉，肝右叶就可以搬动[11]。分离左侧三角韧带和小网膜，通过分离附着在尾状叶上腹膜可以显露左侧腔静脉。尾状叶从腔静脉上游离下来，然后结扎肝短静脉。

向头侧游离直至静脉韧带（Arantius 管），从下方分离和显露肝左中静脉汇合处（图 7.2）；通过肝上和肝下途径，用直角钳将肝左/中静脉完全游离，在腔静脉前方并向头侧分离肝上下腔静脉与肝右静脉、肝中静脉间的间隙。一旦肝中和肝左静脉的共干完全游离，可用丝线或血管吊带悬吊，然后根据静脉流出道原定重建方式，予以闭合、钳夹并分离。

肝左、中静脉的分离有利于将肝脏从腔静脉上进一步搬转和分离、结扎残留的肝短静脉，肝右静脉环周游离后可以闭合或钳夹、离断，游离残留的肝右叶的腹膜，将肝脏移出。确切止血后，采用第 8 章的方法于无肝期游离受者的肝动脉。

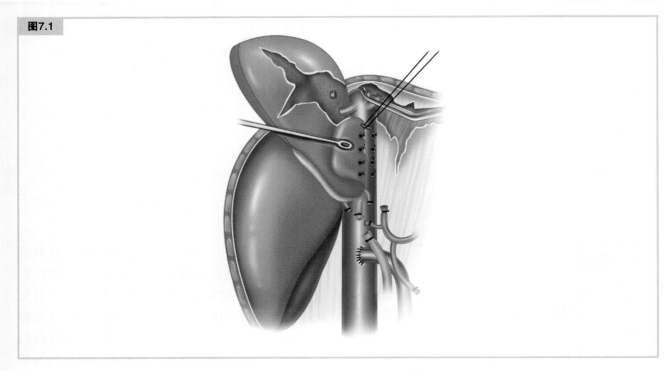

图7.1　肝切除术

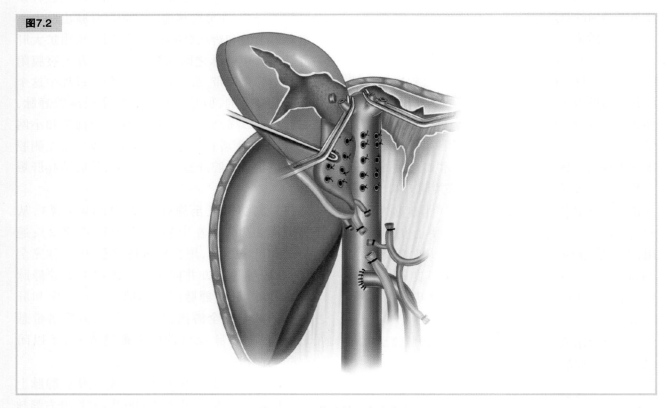

图7.2　肝静脉的游离和离断

7.3　供肝修整术

　　肝脏的修整包括游离门静脉和将肝动脉从包绕的淋巴组织中游离（图 7.3），动脉重建细节见本书的其他章节。切除膈肌、缝扎膈静脉完成肝上下腔的修整；分离肝下下腔静脉，结扎、切断肾上腺静脉，根据将要植入的类型进一步修整腔静脉。如预定的背驮式植入肝静脉，一些距肝下下腔静脉较近的肝静脉需要结扎，以便关闭肝下下腔静脉残端；对于腔静脉侧-侧吻合者，除以上步骤外还需要适当游离尾状叶，以便更好地显露腔静脉后壁。一些外科医生习惯于修整肝时完成肝下下腔静脉残端的关闭，并依据背驮式植入的类型行腔静脉后壁成型。

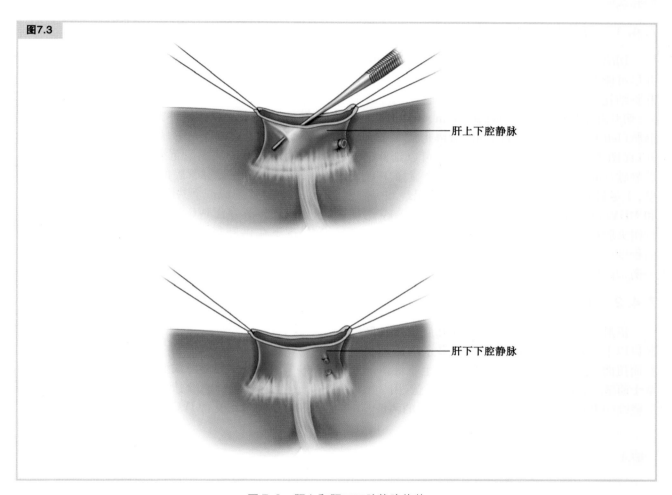

　　　　　　　　　　　　　　　　肝上下腔静脉

　　　　　　　　　　　　　　　　肝下下腔静脉

图 7.3　肝上和肝下下腔静脉修整

7.4　供肝植入术

Calne 和 Williams 于 1968 年首先报道了保留腔静脉的技术[3]，随后该技术被 Tzakis 等推广开来[4]，并于 1989 年命名为背驮式肝移植。随后陆续推出一些技术改进，总体来说是保留受者腔静脉的情况下，静脉流出道重建时供肝肝上下腔静脉与受者肝静脉或腔静脉吻合。

7.4.1　与受者肝静脉吻合的背驮式肝移植

切除受者肝脏时，钳夹肝中和肝左静脉的共干，并尽可能贴近肝实质离断。游离静脉并尽可能贴近肝脏结扎，分离肝右静脉并行外翻缝合。切除肝脏后，切开肝中静脉（middle hepatic vein，MHV）与肝左静脉（left hepatic vein，LHV）间的分隔形成一个大的开口（图 7.4a），如果新开口不够宽大可以延伸至下腔静脉（inferior vena cava，IVC）。充分显露 IVC 前壁，于尽量靠近先前构建的开口缝合悬吊缝线；缝线和 MHV/LHV 阻断钳向尾侧牵拉以便 Satinsky 钳横行钳夹腔静脉。钳夹部分阻断 IVC（图 7.4b），阻断的程度应能足够显露便于吻合又能维持血流之间的平衡，并且阻断钳应于移植物复流后再移除。

7.4.2　下腔静脉与肝中和肝左肝静脉吻合

供肝从冰中取出，肝上下腔静脉应缩短到肝静脉口以上不超过 1cm，以防止由于多余的静脉腔过长而扭曲。闭合或缝合肝下 IVC。肝上下腔静脉通常于前壁缝合标志线帮助显露吻合口后壁，用 2 根单股缝线（4-0 Prolene）缝合于受者静脉开口的两角。角

部缝线缝入供肝肝上 IVC，肝脏似降落伞位置（图 7.5）；后壁用左角打结后的缝针向右连续缝合，一旦后壁缝合完成，将右角缝线打结后与该缝线打结，以防止缝合狭窄和减少流出道梗阻的风险，用右角缝线行前壁连续缝合。

7.4.3　三支静脉吻合

考虑到两支静脉吻合的流出道并发症发生率高，有学者建议采用三支静脉吻合技术。与上述技术相似，分离静脉后钳夹 MHV/LHV 干，然后游离肝右静脉（right hepatic vein，RHV）、钳夹，尽可能游离靠近肝脏以保证 RHV 最大长度。向尾侧牵拉钳夹的三支肝静脉，用 Satinsky 钳横行钳夹包含三支肝静脉的 IVC；如上描述这种方法可能减少 IVC 血流，与麻醉师配合在确保足够显露吻合时保证血流时置放阻断钳。不应从膈肌下尤其是后壁游离 IVC；这样钳夹静脉可将静脉管腔的阻断最小化。将相邻的 3 支肝静脉修整成一个共同开口（图 7.6 和图 7.7），采用前述方法缝合 IVC 与三支肝静脉共同开口。多数情况下在供肝复流后移除 Satinsky 钳，但有时阻断程度较预定情况大时，尤其是 RHV 方向与 MHV/LHV 干的平面垂直的情况下、在吻合完成后用另一把阻断钳尽可能靠近肝脏钳夹后去除前一把阻断钳以确保恢复足够的静脉回流。

7.4.4　供肝背驮到受者腔静脉

7.4.4.1　端-侧腔静脉成型

一个可供选择的静脉流出道重建的方法是供肝肝上 IVC 吻合到受者 IVC，受者 IVC 侧壁钳夹、沿长

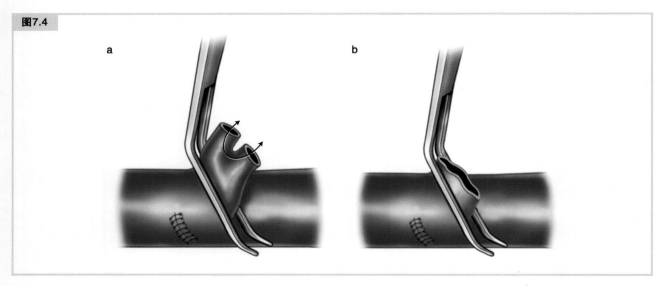

图 7.4　吻合于肝中静脉（MHV）和肝左静脉（LHV）的背驮式肝移植

图7.5

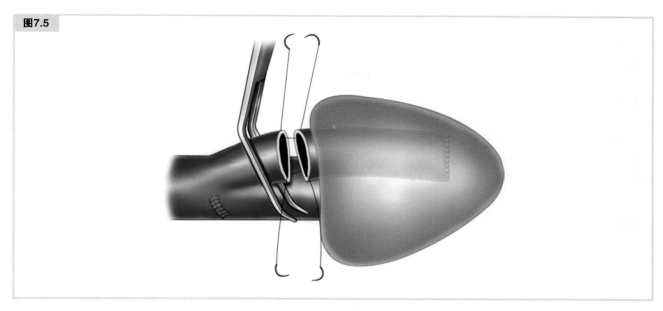

图 7.5　下腔静脉（IVC）与肝中静脉（MHV）和肝左静脉（LHV）吻合

图7.6

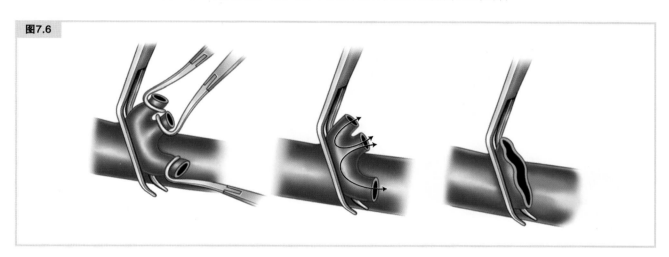

图 7.6　三支静脉吻合的受者静脉修整，包括肝右静脉（RHV）、肝中静脉（MHV）和肝左静脉（LHV）

图7.7

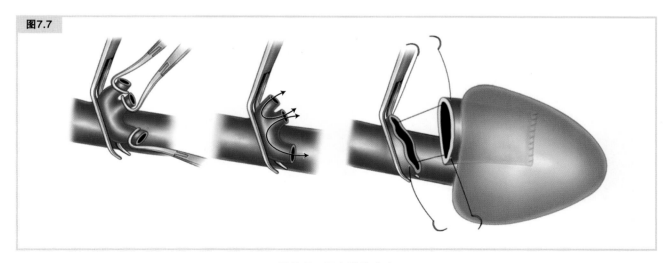

图 7.7　三支静脉吻合

轴尽量靠近膈肌切开 IVC 前壁形成开口以避免梯度压力影响移植物血液回流,于开口左侧壁缝一针标志线;用双针单股缝线(4/0Prolene)采用前述方法将受者腔静脉与供者肝上 IVC 行端侧吻合(图 7.8)。通常供肝肝上 IVC 开口较窄,可沿其后壁长轴正中切开形成一个较大的开口并将其与受者 IVC 吻合。另一种方法是向尾状叶方向切开受者 MHV/LHV,以扩大 IVC 前壁的开口或横行切开腔静脉前壁的 RHV,这两种方法均形成了与肝上 IVC 匹配的 IVC

三角形开口,三角定位极大地便于三角形的底边的两角行 2 根单股缝线的吻合。

7.4.4.2　受者腔静脉准备行腔静脉侧-侧吻合

在准备行腔静脉侧-侧吻合时,采用前述方法用一把大 Satinsky 钳钳夹受者腔静脉侧壁,阻断钳的头侧尽量靠近膈肌以避免梯度压力和确保移植物良好的静脉回流。沿腔静脉长轴纵行切开,于开口左侧壁缝一针标志线便于充分显露开口(图 7.9)。双头针分别缝合于开口的两角准备供肝植入。

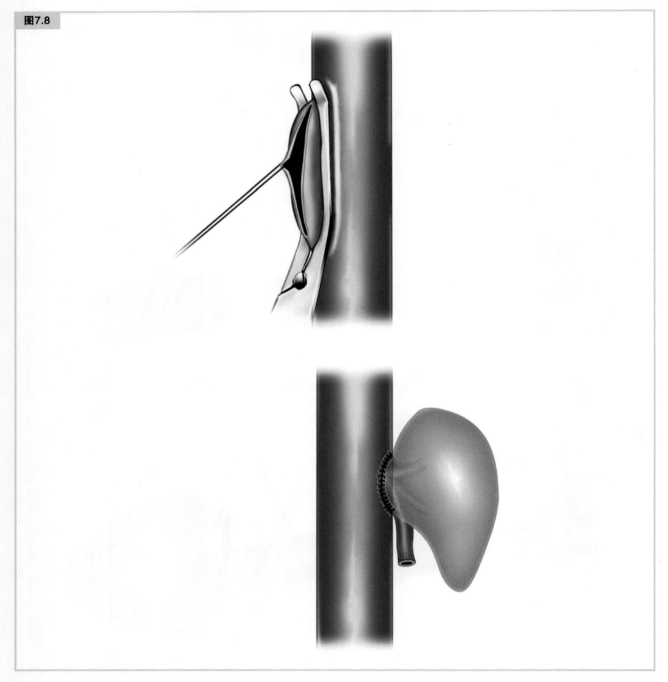

图 7.8　端-侧腔静脉成型

图7.9

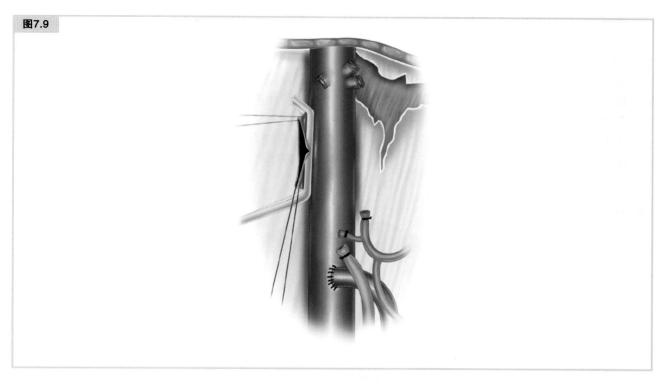

图 7. 9　腔静脉成型侧-侧吻合的受者腔静脉的准备

图7.10

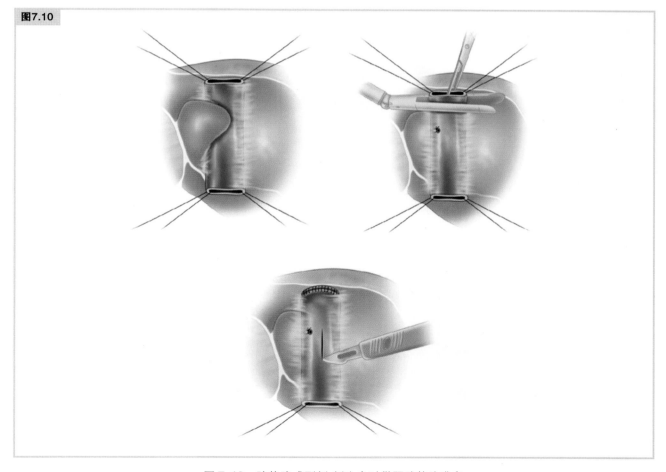

图 7. 10　腔静脉成型侧-侧吻合时供肝腔静脉准备

7.4.4.3　供者腔静脉成型准备行腔静脉侧-侧吻合

　　将肝脏移到手术台,肝上腔静脉端闭合或缝合(如较短时);于供肝腔静脉的肝后段后壁切一小口,将肝下腔静脉端闭合或缝合(图7.10)。闭合线远离肝静脉的开口至关重要,以避免流出道梗阻;腔静脉开口与受者下腔静脉开口相匹配,尽可能延伸到肝上腔静脉闭合处并且肝静脉开口应在静脉吻合时清晰可见。

7.4.4.4　腔静脉侧-侧吻合

　　将受者腔静脉角的缝线穿过相对应供肝腔静脉的角,然后将肝脏置于似降落伞位,从受者左侧行侧-侧吻合(图7.11)。缝线从头侧由受者腔静脉后壁(右侧)外进内出连续缝合至下角再转向头侧继续缝合前壁2或3针,第二根头侧的缝线向足侧方向吻合前壁;在缝合完成前灌洗肝脏,然后将2根线打结完成腔静脉吻合。余下的植入步骤详见其他章节描述。

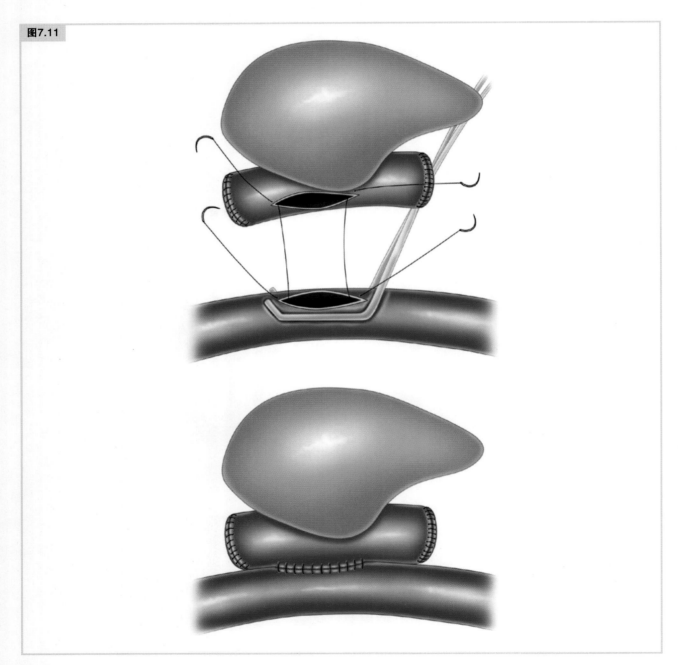

图7.11

图7.11　腔静脉-腔静脉侧-侧吻合

7.4.5　流出道重建的其他方法

7.4.5.1　下腔静脉环

肝上下腔静脉损伤在器官切取中极少发生,但亦有可能在器官获取时偶尔被切得很短或损伤;这种损伤需要在修整时重建或改进背驮式技术以确保植入后不发生流出道梗阻的问题。多米诺肝移植的经验提供了包括采用腔静脉髂总静脉分叉静脉、肝下腔静脉吻合或静脉补片等多外科重建方法[12]。另外一种方法是用1~1.5cm的肝下腔静脉(如果足够长),间置来延长肝上腔静脉(图7.12),肝脏可采用标准或改良背驮式技术植入。如下腔静脉较短,可采用供者髂总静脉,将其剖成两半像衣领袖一样环形缝合至肝上、下腔静脉,来构成一个可保证腔静脉安全闭合,并且而无流出道缩窄的较大的管腔口。

7.4.5.2　端-侧植入的部分 IVC 环

如无髂静脉移植物可利用,或肝上腔静脉较肝下腔静脉宽时,可取1~1.5cm的肝下腔静脉袖套,将其剖开与肝上腔静脉前壁3/4缝合扩大开口;然后于正中切开后壁形成一个宽大的吻合口。受者腔静脉是侧壁钳夹并形成的三角形开口(三角形底边位于头侧方向)。供肝腔静脉与受者腔静脉(图7.13)用4-0 Prolene缝线采用前述方法行端-侧吻合。

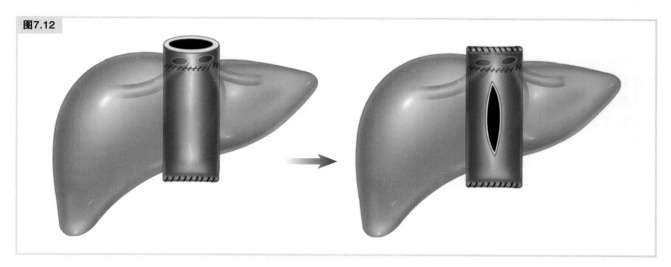

图 7.12　肝上下腔静脉环

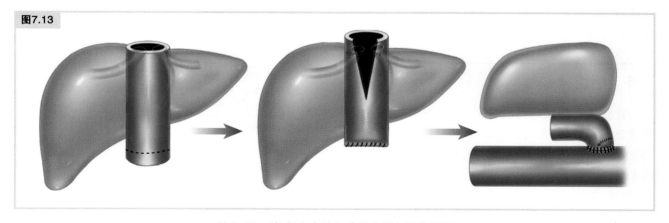

图 7.13　端-侧吻合植入的部分肝上腔静脉环

7.5 结果

肝移植肝静脉流出道的重建可通过多种方法完成,现今普遍采用的背驮式技术,基于其可维持静脉血流、减少血流动力学不稳定性和降低输液量等优点而使其应用受到推崇。

在无肝期阶段,背驮式技术由于是 IVC 的侧壁钳夹而不明显影响静脉回流至心脏;同时此技术保留了肠道血液(肠水肿较少)和肾静脉回流[8],可降低急性肾功能衰竭的发生[13]。

背驮式技术需要的游离较少(尤其是不需要腔静脉后方游离)可缩短操作时间、减少出血和输血量与输血后相关的问题[14],由于避免了静脉-静脉转流明显有减少一些与术中抗凝相关的问题。

当采用背驮式技术手术时间(尤其是热缺血时间)缩短,可使受者和移植物的生存率提高[15]、重症监护病房留住时间缩短和降低医疗费用[16]。而从技术角度来说,背驮式技术由于采用 IVC 侧壁钳夹从而留有足够的 IVC 血管壁再吻合,进而使劈离式肝移植和活体肝移植成为可能。

与背驮式技术相关的报道病患率较低(4%)。主要存在的问题是静脉流出道梗阻,发生率与采用不同的背驮式技术变异为 0.5%~7%。导致梗阻的原因包括吻合口受限、吻合口扭曲、移植物的直接压迫和静脉血栓形成,但总体发生率在采用腔静脉侧侧吻合时较低[5]。

流出道并发症需要立即处理,因为合并移植物功能衰竭和受者死亡率高。处理方法包括再吻合(如果早期发现)、在供肝肝下腔静脉残端与受者腔静脉间"端-侧架桥吻合"[17]或放置支架。延误诊断和处理可导致肝移植衰竭需要再次肝移植。

7.6 结论

背驮式肝移植是目前肝移植流行的静脉流出道重建方法,其原因是可提供改善移植物和受者预后的技术以及血流动力学方面的优势。背驮式肝移植技术避免了静脉转流代表着肝移一项重要的技术进步,此外,背驮式技术还可能更好地应用供肝来源,使劈离式肝移植和活体供肝肝移植等移植技术得到

应用。移植外科医生应熟悉可选择所有的流出道重建技术,根据术中情况选择合适的外科技术,以确保完美的血管重建与受者最佳的预后。

(金钟奎 译 张水军 审)

参考文献

1. Starzl TE, Marchioro TL, Vonkaulla KN, Hermann G, Brittain RS, Waddell WR. Homotransplantation of the liver in humans. Surg Gynecol Obstet. 1963;117:659–76.
2. Gurusamy KS, Pamecha V, Davidson BR. Piggy-back graft for liver transplantation. Cochrane Database Syst Rev. 2011;1:CD008258.
3. Calne RY, Williams R. Liver transplantation in man. I. Observations on technique and organization in five cases. Br Med J. 1968;4:535–40.
4. Tzakis A, Todo S, Starzl TE. Orthotopic liver transplantation with preservation of the inferior vena cava. Ann Surg. 1989;210:649–52.
5. Belghiti J, Panis Y, Sauvanet A, Gayet B, Fekete F. A new technique of side to side caval anastomosis during orthotopic hepatic transplantation without inferior vena caval occlusion. Surg Gynecol Obstet. 1992;175:270–2.
6. Ducerf C, Rode A, Adham M, De la Roche E, Bizollon T, Baulieux J, Pouyet M. Hepatic outflow transplantation study after piggyback liver transplantation. Surgery. 1996;120:484–7.
7. Fleitas MG, Casanova D, Martino E, Maestre JM, Herrera L, Hernanz F, et al. Could the piggyback operation in liver transplantation be routinely used? Arch Surg. 1994;129:842–5.
8. Lazaro JL, Charco R, Revhaug E, Murio E, Balsells J, Hidalgo E, et al. Hemodynamics in human liver transplantation with inferior vena cava preservation. Transplant Proc. 1997;29:2851–2.
9. Tayar C, Kluger MD, Laurent A, Cherqui D. Optimising outflow in piggyback liver transplantation without caval occlusion: the three-vein technique. Liver Transpl. 2011;17:88–92.
10. Belghiti J, Ettorre GM, Durand F, Sommacale D, Sauvanet A, Jerius JT, et al. Feasibility and limits of caval-flow preservation during liver transplantation. Liver Transpl. 2001;7:983–7.
11. Dondéro F, Liddo G, Andraus W, Sommacale D, Sauvanet A, Belghiti J. Left-to-right approach facilitates total hepatectomy with caval flow preservation. Liver Transpl. 2008;14:1380–2.
12. Jabbour N, Gagandeep S, Genyk Y, Selby R, Mateo R. Caval preservation with reconstruction of the hepatic veins using caval-common iliac bifurcation graft for domino liver transplantation. Liver Transpl. 2006;12:324–5.
13. Sakai T, Matsusaki T, Marsh J, Hilmi I, Planinsic R. Comparison of surgical methods in liver transplantation: retro hepatic caval resection with venovenous bypass (VVB) versus piggyback (PB) with VVB versus PB without VVB. Transplant Int. 2010;23:1247–58.
14. Nishida S, Nakamura N, Vaidya A, Levi DM, Kato T, Nery JR, et al. Piggyback technique in adult orthotopic liver transplantation: an analysis of 1067 liver transplants at a single center. HPB (Oxford). 2006;8:182–8.
15. Lai Q, Nudo F, Molinaro A, Mennini G, Spletini G, Melandro F, et al. Does caval reconstruction technique affect early graft function after liver transplantation? A preliminary analysis. Transplant Proc. 2011;43:1103–6.
16. Hossein M, Osama A, Bagous W, Grewal H, Hathaway D, Vera S, et al. Choice of surgical technique influences perioperative outcomes in liver transplantation. Ann Surg. 2000;231:814–23.
17. Stieber AC, Gordon RD. Bassi N. A simple solution to a technical complication in "piggyback" liver transplantation. Transplantation. 1997;64:654–5.

第 8 章　肝动脉流入道重建术

Anya Adair, Gabriel C. Oniscu

肝动脉充足的血流对于移植肝功能、胆道树的完整以及移植肝的长期存活至关重要。肝动脉血栓形成(hepatic artery thrombosis, HAT)对术后发病率、死亡率、移植肝功能以及二次肝移植有重大影响。文献中报道的 HAT 的发生率为 2.5% ~ 8%[1-3]。由于胆道系统的血供几乎完全依赖于动脉,胆道系统显得尤为脆弱。HAT 可导致胆道狭窄、吻合口漏和肝内脓肿[1,4]。在供肝切取时,原本存在的侧支血供被切断,因此移植肝特别依赖于肝动脉的供血[5]。HAT 的形成具有多种因素,包括手术技术、受者动脉血流不畅、血栓形成、高血细胞比容、败血症,以及排斥反应和其他免疫学因素[1,6,7]。

由于胚胎发育的差异,报道肝动脉变异的发生率高达 50%[8-11]。肝动脉常见的解剖结构变异包括源自肠系膜上动脉(superior mesenteric artery, SMA)的肝右动脉或副肝右动脉,源自胃左动脉的肝左动脉或副肝左动脉,或 SMA 发出的分支完全替代肝动脉系统(图 8.1)。在进行供肝切取时,必须充分认识到肝动脉的变异。变异的动脉在后台供肝修整时应由移植外科医师精准地重建,确保为移植肝提供最佳的动脉血供[8,9]。

移植时的动脉重建通常是供者和受者动脉之间进行端-端吻合。但在供者动脉存在变异的情况下,需要在肝脏植入前进行复杂的动脉重建。

在受者肝动脉不适合直接进行血管吻合的情况下,也需要进行复杂的肝动脉重建[12]。复杂的肝动脉重建是指对供者的肝动脉进行额外的血管吻合重建[13]。据统计,需要进行复杂肝动脉重建的概率约 6% ~ 10.5%[9,13,14]。重建质量对于预防动脉血栓形成及其预后至关重要。当供者和受者肝动脉之间的大小不匹配,受者血管存在动脉粥样硬化,受者肝动脉的解剖结构,或经动脉介入栓塞化疗时导管导致损伤,从而无法达到满意的吻合效果时,需要动脉搭桥处理[15]。

肝动脉血液流入可通过搭桥动脉血管一端与供肝肝动脉吻合,另一端与受者的高位腹主动脉、肾下腹主动脉动脉或者右侧髂总动脉进行吻合来实现。搭桥所用的动脉血管常取自供者的髂动脉(图 8.2)。据报道,需要采用动脉搭桥的情况约占 5.3%。如果术前计划需要使用动脉搭桥,可以在切取供者器官时获取搭桥所用的动脉血管,并离体进行血管修整。血型兼容的第三方的动脉也是一种选择。不常用的搭桥血管包括脾动脉、颈动脉和大隐静脉[5]。使用搭桥血管时可能出现的并发症有 HAT、动脉扭曲、出血、败血症,如出现霉菌性动脉瘤、腹腔内感染和乳糜性腹水则需再次移植[5,15]。

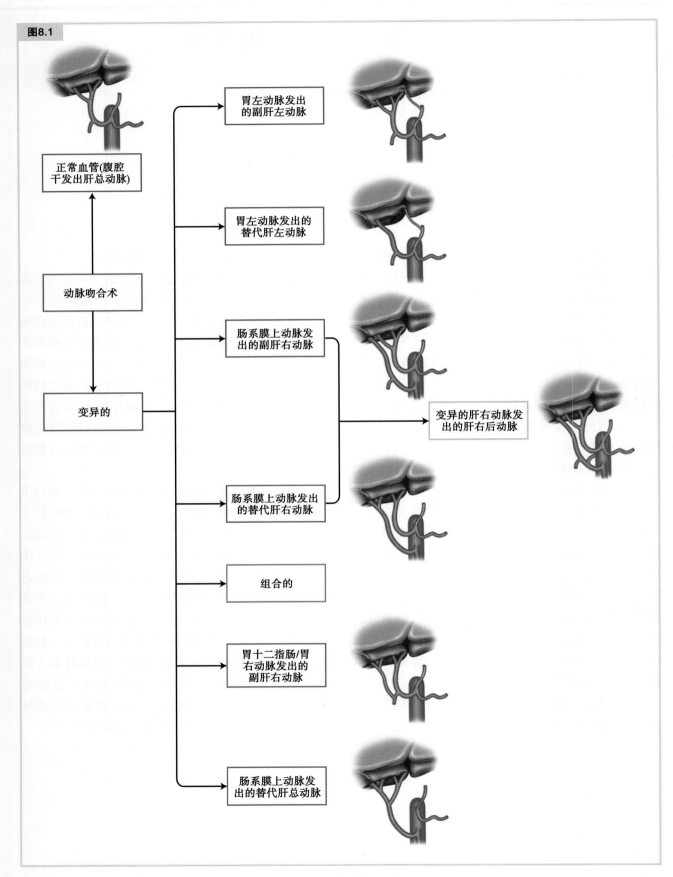

图 8.1   肝动脉的解剖变异

8.1　标准动脉流入道重建

通常,将供者肝总动脉或肝固有动脉与受者的肝总动脉或肝固有动脉行端-端吻合,可根据情况决定是否保留胃十二指肠动脉(gastroduodenal artery,GDA)(图8.3)。在开始吻合之前,用肝素或盐水冲洗受者和供者动脉以去除腔内的血栓。狗头夹分别放置在受者的肝总动脉上和供者动脉上以防止动脉出血和回流,以便于在吻合时保持手术视野清晰。本人的首选是先夹闭 GDA,以确认腹腔干是否有足够的血流,然后游离 GDA,便于在该水平进行动脉吻合。离断 GDA 根部,并提供较宽的血管吻合口径,使用"降落伞"技术用 6-0 或 7-0 聚丙烯缝合线进行吻合。

如果使用连续缝合,最好在打结之前松开血管阻断夹重新恢复血液灌注,使血管充盈可将吻合口狭窄的风险降至最低。也可以使用间断缝合进行吻合。在这种情况下,可在血管后壁的两边缝上 2 根缝线,以使血管位置固定。然后通过在起始处 2 根缝线的每一边沿圆周方向交替缝合。动脉开放后,可以测量和记录肝动脉和门静脉的血流情况。

在腹腔干供血不理想(例如腹腔干狭窄)的情况下,可以保留受者的 GDA。在这种情况下,将供者肝总动脉和 GDA 夹闭,在 GDA 的起始部水平上斜形剪开,形成一个宽的吻合口(图8.4)。因为 GDA 会将吻合口的位置限定,重要的是要确保供者动脉走行方向正确,并估计吻合后动脉的位置和长度不会引起扭曲。

也可选择在受者肝左、肝右动脉的分叉处进行吻合。吻合的方式取决于血管的直径和长度。

图8.2

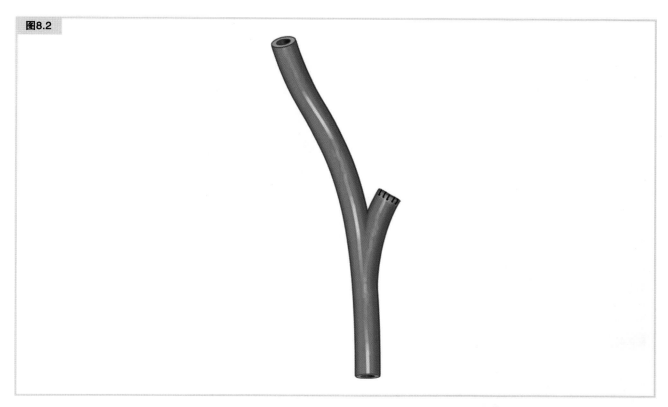

图 8.2　供者髂动脉是最常用的动脉搭桥血管

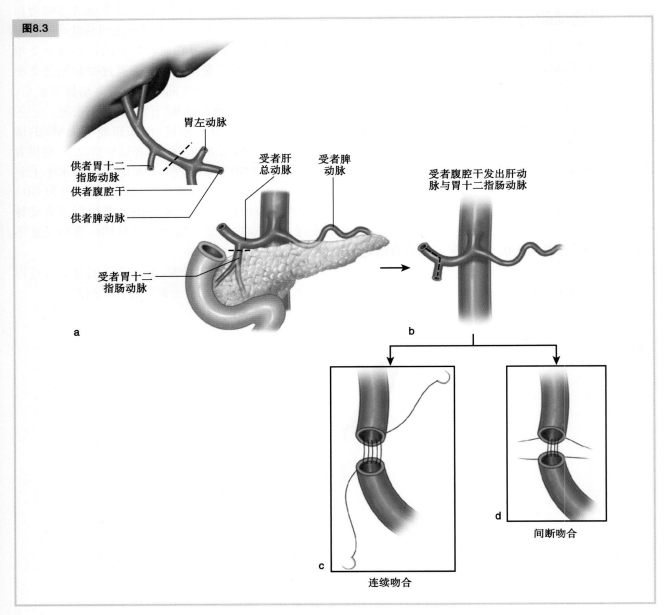

图 8.3　标准的动脉流入道重建

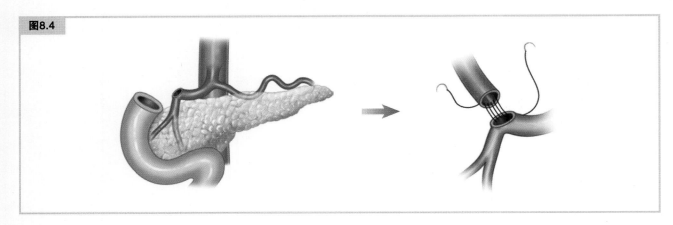

图 8.4　保留胃十二指肠动脉（GDA）

8.2　肝右动脉解剖变异时动脉流入道重建

变异的肝右动脉或副肝右动脉有多种重建方式（图 8.5）。重建的方式主要取决于供者和受者血管的长度和质量以及受者的动脉解剖结构。此重建过程通常在离体肝脏修整时进行。

最常见的重建方法是变异的肝右动脉与供者的

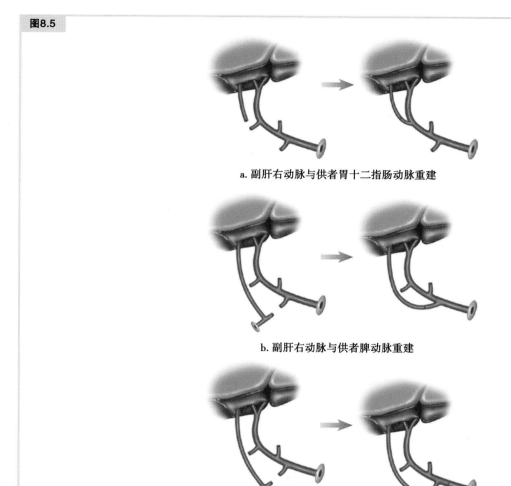

a. 副肝右动脉与供者胃十二指肠动脉重建

b. 副肝右动脉与供者脾动脉重建

c. 供者肠系膜上动脉与供者腹腔干重建
（以肠系膜上动脉植入受者体内）

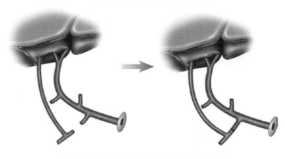

d. 供者肠系膜上动脉与供者脾动脉重建
（以腹腔干植入受者体内）

图 8.5　肝右动脉重建的方式。（a）副肝右动脉与供者 GDA 重建；（b）副肝右动脉与供者脾动脉重建；（c）供者肠系膜上动脉与供者腹腔干重建（以肠系膜上动脉植入受者体内）；（d）供者肠系膜上动脉与供者脾动脉重建（以腹腔干植入受者体内）

GDA 残端进行吻合(图 8.6)[13]。在离体肝脏修整时游离好肝动脉,并准备好 GDA 的残端。适当的裁剪拟吻合的供者肝动脉或副肝右动脉,以确保可以直接进行吻合操作并避免吻合后发生扭曲。作者倾向于使用6-0 或 7-0 Prolene 缝合线进行间断缝合。在两侧的两个角上缝 2 个缝线悬吊,以拉近两支血管。双狗头夹便于血管的对位,使吻合更容易。首先吻合血管前壁,然后旋转血管并完成后壁吻合。冲洗动脉并检查吻合口的完整性。

也可与供者的脾动脉进行吻合(图 8.7),由于肝右动脉与脾动脉吻合有恒定旋转角度最终的重建需要仔细定位,否则可能会影响动脉血流。另外,可采用供者的 SMA 和腹腔干的动脉"袖片"折叠吻合,然后将受者肝动脉与供者 SMA 的远端吻合(图8.5c)[9]。如果受者也同样存在解剖变异,供者的副肝右动脉和肝动脉可分别与受者的肝右、肝左动脉或受者的副肝右动脉和肝动脉进行吻合。常使用6-0 或 7-0 的 Prolene 缝合线行端-端吻合,可采用连续缝合、间断缝合或后壁连续缝合,前壁的吻合用间断方式缝合。

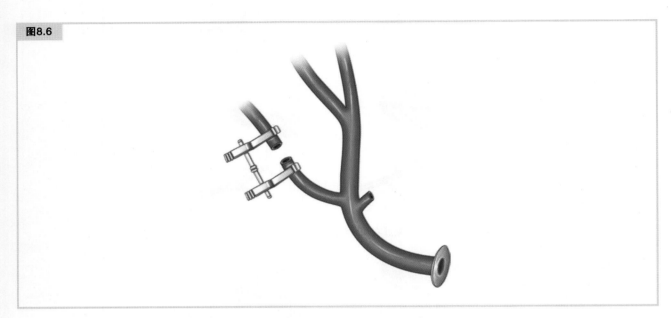

图 8.6　供者胃十二指肠动脉(GDA)与副肝右动脉的重建

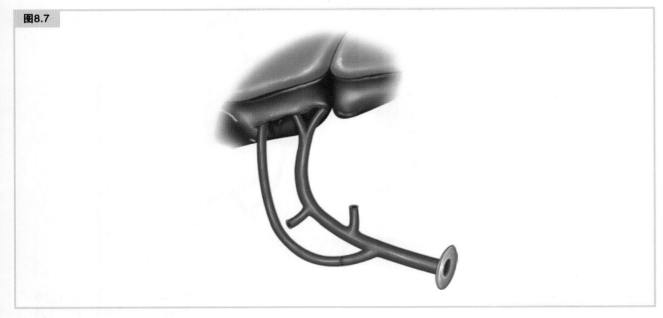

图 8.7　与供者脾动脉的重建

8.3　肝左动脉解剖异常时重建动脉血流

由胃左动脉发出的副肝左动脉或变异的肝左动脉通常保留在一个共同的血管主干上（图 8.8）。这样既避免了复杂的重建，也可以提供一个大口径的吻合口。但它的缺点是供者血管过长，增加了血管扭曲的风险。如果过长的血管造成严重的扭曲，可能需要再次手术。其他的吻合方式包括用受者的靠近 GDA 的肝总动脉（common hepatic artery, CHA）进行吻合，以缩减长度或在动脉后面放置一个网膜片，使血管拉直伸展避免扭曲。

在供肝切取的过程中意外横断副肝左动脉或变异的肝左动脉时，需要进行复杂的动脉重建。但如果该血管明确是副肝左动脉而不是变异的肝左动脉，且口径较小，有时可以结扎而不需要重建[13]。

图8.8

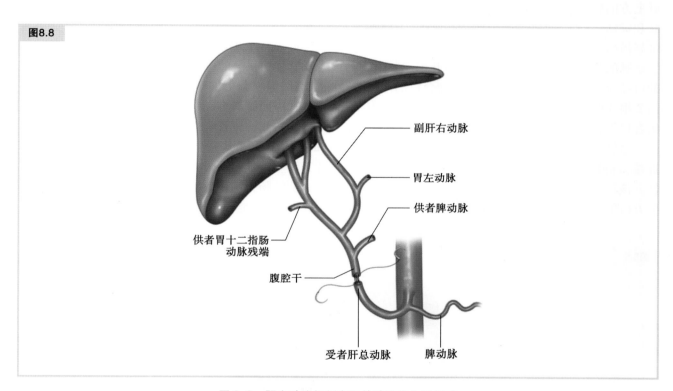

图 8.8　肝左动脉解剖变异的动脉流入道重建

8.4　使用额外的动脉搭桥行动脉流入道重建

8.4.1　与肾动脉水平下的腹主动脉进行重建

制备好的搭桥所用的髂动脉（包含有髂内动脉和髂外动脉的髂总动脉），并检查其完整性。如图8.2所示，将髂内动脉剪短并缝闭。在动脉的一侧标记以明确方向，以便在血管吻合时帮助定位，避免扭曲。

掀起十二指肠空肠曲显露肾下动脉。打开主动脉上方的腹膜，剔除主动脉旁的结缔组织，显露主动脉和肾动脉分叉处。充分游离出主动脉，用血管吊带悬吊（注意不要损伤腰椎动脉），用 Satinsky 钳将主动脉的侧壁夹闭。用 11 号刀片切开主动脉，切开的口径应与髂动脉直径相匹配。在吻合口的两侧悬吊 2 根 4-0 聚丙烯缝线，将供者的髂总动脉牵引至吻合口处（图 8.9）。

血管行连续缝合，然后用狗头夹夹闭搭桥动脉近端，再放开 Satinsky 钳。最后检查吻合口的完整性。该搭桥动脉通过横肠系膜向后穿通，位于胰腺前方（图 8.10）。固定搭桥动脉，确保动脉导管位置不会出现扭转。

8.4.2　与高位腹主动脉建立搭桥动脉

与高位腹主动脉搭桥重建是一种更困难的方法，最好在无肝期进行，此时的手术操作明显优于肝脏植入后。确定主动脉的解剖位置后，游离右侧膈肌脚，显露出腹主动脉。用前文介绍过的方法，主动脉用悬吊带悬吊，并从侧面将其夹闭，将搭桥动脉与受者的腹主动脉吻合，然后将搭桥动脉裁剪到合适的长度，再与供者肝动脉吻合（图 8.11）。如果条件允许，也可以不用搭桥动脉，直接将肝动脉缝合到腹主动脉上。

8.4.3　搭桥动脉与髂总动脉进行重建

如果肾下主动脉严重钙化，则可以将受者的髂总动脉作为供肝的供血血管。该方法需要更长的搭桥动脉，但吻合更加简单，血流动力学影响也最小。此术式需要游离升结肠和盲肠，因此术中要注意避免损伤右侧输尿管。悬吊髂总动脉并使用 2 个 De-Bakey 动脉夹将其完全夹闭（图 8.12）。吻合方法和肾下腹主动脉的吻合方法相同。吻合后的动脉走行于右侧结肠旁沟中，位于肝十二指肠韧带中的十二指肠前方，也是肝动脉吻合口的位置。

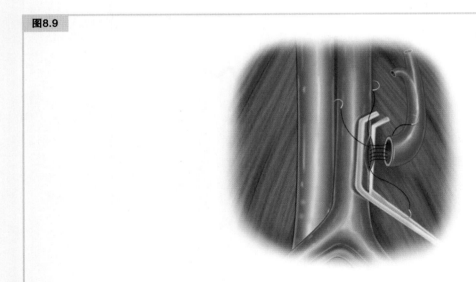

图 8.9　肾下主动脉搭桥血管的准备

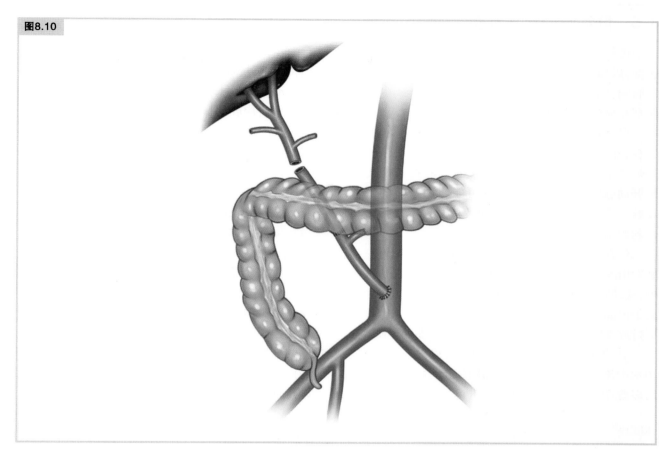

图 8. 10　将动脉导管裁剪至适当的长度与供者腹腔干吻合

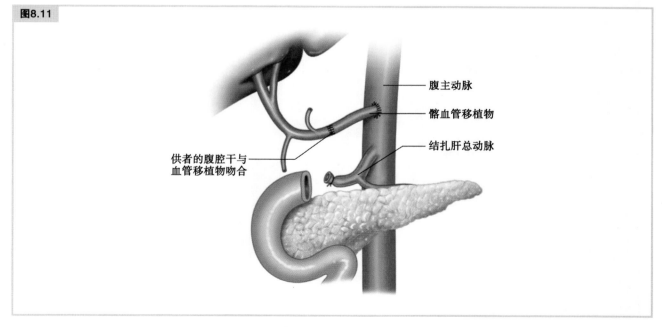

图 8. 11　高位腹主动脉与搭桥动脉吻合

8.5 肝动脉重建并发症的预防与管理

进行动脉吻合时,必须注意血管的质量、直径和长度,以确保位置和方向适当。精细的手术操作和动脉吻合后打结之前的血管再扩张,对于减少动脉狭窄和血栓形成是必不可少的。

尽管在动脉吻合的过程中没有出现并发症,但是在关闭腹腔时,当腹壁的牵拉被缓解,肝脏恢复到其最终正常位置,以及过长的供者动脉都可能会导致肝动脉的扭曲。因此,应尽可能使用较短的供者动脉。将供者的肝总动脉与受者位于胃十二指肠动脉起始部的肝总动脉进行吻合。

但在有些情况下,供者动脉不能过短,如胃左动脉发出副肝左动脉,肝右动脉和肝左动脉分叉位置较低,或动脉血管口径小(<3mm),这就要求保留供者腹腔干根部以确保足够的吻合口径。如血管过长,可以通过放置网膜垫矫正血管的方向降低扭曲的风险。

肝动脉血栓形成(HAT)往往难以发现,需要使用术中流量探头或多普勒超声测定动脉血流,用连续多普勒超声或 CT 血管造影进行仔细监测,尤其是进行了复杂动脉重建时,置入式多普勒监护仪可能是有价值的辅助手段,但它的敏感性和特异性仍有待进一步证明。

传统上,肝动脉并发症的治疗以手术治疗为主,包括肝动脉成形术或再次吻合。近年来,血管腔内介入技术治疗肝动脉狭窄是一种微创的治疗方法,具有成功率高、合并症少的优点[16]。动脉支架置入术似乎优于血管成形术,具有良好的短期疗效。然而,两者都需要长期的随访,而且再干预率高。

HAT 的发生率从成人的 2.5% 到儿童的 8% 不等。报道的危险因素包括手术技术、移植物质量和移植物保存技术、二次血管重建手术、动脉搭桥、手术时间、动脉解剖变异,以及移植中心的规模。如果在移植后早期发生 HAT,大多数情况下需要重新吻合,但仍可成功尝试取栓或动脉搭桥[2]。早期 HAT 的死亡率高达 33%,及早发现和早期干预对于避免受者死亡至关重要。迟发性 HAT 不一定会导致灾难性的结果,因为最早的侧支循环(主要来源于膈动脉)在移植后 2 周就会建立,可提供足够的动脉血流来维持移植肝和避免胆管并发症的发生[17]。

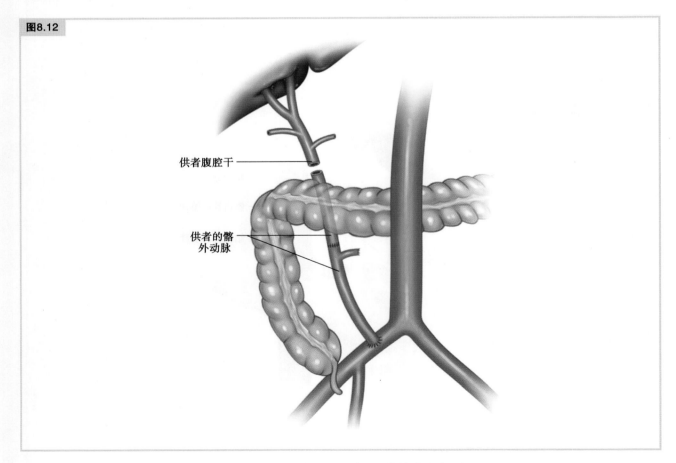

图8.12

供者腹腔干

供者的髂外动脉

图 8.12 使用受者右髂总动脉与搭桥动脉的吻合

一些研究发现，尽早使用阿司匹林可以显著降低 HAT 的发生率[18]。另一些研究指出，低血红蛋白（例如<10g/dL）会降低早期 HAT 的风险。术后开始抗凝治疗可能并不能很好地平衡抗凝和纤溶系统。如果术中或术后血栓弹力图（thromboelastography，TEG）提示受者的凝血状态正常或高凝状态，可以考虑开始连续静脉输注小剂量肝素。

8.6　结论

良好的动脉血供对于移植肝的功能维持至关重要。虽然常规的动脉重建仅需要在供者和受者肝动脉之间进行端-端吻合，但外科医生应做好应对术中意外情况的准备。以上的几种重建方法，应根据供者和受者具体情况进行选择，以确保达到良好的手术效果。

（邵英梅　译　陈栋　审）

参考文献

1. Marin-Gomez LM, Bernal-Bellido C, Alamo-Martinez JM, Porras-Lopez FM, Suarez-Artacho G, Serrano-Diaz-Canedo J, et al. Intraoperative hepatic artery blood flow predicts early hepatic artery thrombosis after liver transplantation. Transplant Proc. 2012;44:2078–81.
2. Bekker J, Ploem S, de Jong KP. Early hepatic artery thrombosis after liver transplantation: a systematic review of the incidence, outcome and risk factors. Am J Transplant. 2009;9:746–57.
3. Duffy JP, Hong JC, Farmer DG, Ghobrial RM, Yersiz H, Hiatt JR, Busuttil RW. Vascular complications of orthotopic liver transplantation: experience in more than 4,200 patients. J Am Coll Surg. 2009;208:896–903.. discussion 903–5
4. Cappadonna CR, Johnson LB, Lu AD, Kuo PC. Outcome of extra-anatomic vascular reconstruction in orthotopic liver transplanta-tion. Am J Surg. 2001;182:147–50.
5. Muiesan P, Rela M, Nodari F, Melendez HV, Smyrniotis V, Vougas V, Heaton N. Use of infrarenal conduits for arterial revascular-ization in orthotopic liver transplantation. Liver Transpl Surg. 1998;4:232–5.
6. Tisone G, Gunson BK, Buckels JA, McMaster P. Raised hemato-crit--a contributing factor to hepatic artery thrombosis following liver transplantation. Transplantation. 1988;46:162–3.
7. Nemes B, Gaman G, Gelley F, Doros A, Zadori G, Gorog D, et al. Technical risk factors for hepatic artery thrombosis after orthotopic liver transplantation: the Hungarian experience. Transplant Proc. 2013;45:3691–4.
8. Andraus W, Haddad LB, Ducatti L, Martino RB, Santos VR, D'Albuquerque LA. Artery reconstruction in liver transplantation: the best reconstruction of right hepatic artery variation. Arq Bras Cir Dig. 2013;26:62–5.
9. Melada E, Maggi U, Rossi G, Caccamo L, Gatti S, Paone G, et al. Back-table arterial reconstructions in liver transplantation: single-center experience. Transplant Proc. 2005;37:2587–8.
10. Hiatt JR, Gabbay J, Busuttil RW. Surgical anatomy of the hepatic arteries in 1000 cases. Ann Surg. 1994;220:50–2.
11. Gruttadauria S, Foglieni CS, Doria C, Luca A, Lauro A, Marino IR. The hepatic artery in liver transplantation and surgery: vascular anomalies in 701 cases. Clin Transpl. 2001;15:359–63.
12. El-Hinnawi A, Nishida S, Levi D, Selvaggi G, Tekin A, Fan J, et al. Use of the recipient celiac trunk for hepatic artery reconstruction in orthotopic liver transplantation. Transplant Proc. 2013;45:1928–30.
13. Soliman T, Bodingbauer M, Langer F, Berlakovich GA, Wamser P, Rockenschaub S, et al. The role of complex hepatic artery reconstruction in orthotopic liver transplantation. Liver Transpl. 2003;9:970–5.
14. Hevelke P, Grodzicki M, Nyckowski P, Zieniewicz K, Patkowski W, Alsharabi A, et al. Hepatic artery reconstruction prior to orthotopic liver transplantation. Transplant Proc. 2003;35:2253–5.
15. Liu T, Dilworth P, Sosef M, Wang C, Crawford M, Gallagher J, Verran D. Arterial vascular conduits in adult orthotopic liver trans-plant recipients. ANZ J Surg. 2006;76:64–7.
16. Hamby BA, Ramirez DE, Loss GE, Bazan HA, Smith TA, Bluth E, Sternbergh WC III. Endovascular treatment of hepatic artery steno-sis after liver transplantation. J Vasc Surg. 2013;57:1067–72.
17. Segel MC, Zajko AB, Bowen A, Bron KM, Skolnick ML, Penkrot RJ, Starzl TE. Hepatic artery thrombosis after liver transplantation: radiologic evaluation. AJR Am J Roentgenol. 1986;146:137–41.
18. Shay R, Taber D, Pilch N, Meadows H, Tischer S, McGillicuddy J, et al. Early aspirin therapy may reduce hepatic artery thrombosis in liver transplantation. Transplant Proc. 2013;45:330–4.

第9章 尸体供肝移植门静脉流入道技术

Roberto I. Troisi，Vincenzo Scuderi

9.1 引言

　　肝脏独有的特征是拥有两套流入系统：其一是低阻力-高流量系统使血液通过门静脉（portal vein，PV），约占肝脏总血流量的 70%~80%；另一是高阻低流高氧含量系统，血液通过肝动脉（hepatic artery，HA），它携带大约 20%~30% 的肝血流量。在正常情况下，门静脉以较低阻力引流内脏区域排出的血液，门静脉和下腔静脉的梯度压力差小于 5mmHg，其血流速度是每 100g 肝脏组织 100mL/min[1-3]。肝实质在调节肝血液流入方面并无积极作用，而是被动地接受来自腹腔内脏器循环的各支不同血流。对于肝硬化患者，由于较高的肝内阻力，增大的内脏血容量导致门脉的压力的持续升高。随着侧支循环的形成，各脏器血液直接转流到体循环。最初全身血管舒张后中心循环血容量的减小，会引起相对低血容量，这又导致水、钠潴留和血浆容积扩增，从而导致心输出量增加[4]。心输出量升高、外周血管阻力降低和动脉压降低是这种高动量循环的特征，这加剧了最初的血管内皮应激。门静脉流量减少同时伴有异常凝血状态，可能导致门静脉血栓（portal vein thrombosis，PVT）的形成，影响原位肝移植（liver transplantation，OLT）的预后。用正常肝脏替换肝硬化肝脏可解除门脉高压的机械成因，但内脏循环并不能立即恢复到正常状况[5]。移植物再灌注后，由于正常血管张力的丧失和内脏血流动力学异常[6]的持续存在，门静脉血流量（portal vein flow，PVF）几乎增加到健康受试者的两倍。一项关于不同类型肝移植肝血流动力学的前瞻性研究表明，与正常情况相

比，再灌注发生后门静脉血流（PVF）明显增加，而肝动脉血流（hepatic artery flow，HAF）[7]则明显减少。当手术使用部分移植物时，血流动力学方面的压力升高更加明显（图 9.1）。肝内肝动脉缓冲反应（hepatic arterial buffer response，HABR）对门静脉血流的变化进行补偿：PVF 的升高通过 HABR 降低了肝动脉血流（HAF）。再灌注后 PVF/HAF 比值升高，在超过半数的患者中，PVF 占总肝血流的 93%[8-10]。通常情况下门静脉血流在活体供者肝移植（living donor liver transplantation，LDLT）后极度升高和 HABR 是导致肝动脉血流（HAF）减少的主要原因[11]。然而在肝硬化和移植后的肝脏，门静脉血流则完全不同，肝硬化伴门脉高压受者的 PVF 血流较低，而移植后会出现相对较高的再灌注血流（图9.2）。从 Starzl 等人最初的经验[12]看来，腔静脉吻合后 HA、PV 得以重建，但肝脏首先通过 HA 进行再灌注，这与当前的门静脉再灌注的模式恰恰相反。在心脏死亡后捐献（donation after cardiac death，DCD）肝脏的特殊情况下，肝动脉血流可先于门静脉血流恢复，以降低缺血性胆道病变的发生率[13,14]。随着腔静脉保护技术的发展，有一种临时的门腔静脉分流术（portocaval shunt，PCS）被认为可减少无肝期的内脏充血（图 9.3），因此就避免了静脉转流的需要[15]。该技术（PCS）已成功地降低术中失血和术后肾衰竭的发生[16]。PCS 也被认为可以减少部分移植物的门静脉流入，从而避免了小体积肝移植物的过度灌注，这样就解决了可能导致移植物失功的诸多特殊问题，如长时间的胆汁淤积、腹水、升高的血管血栓发生率等[17-19]。

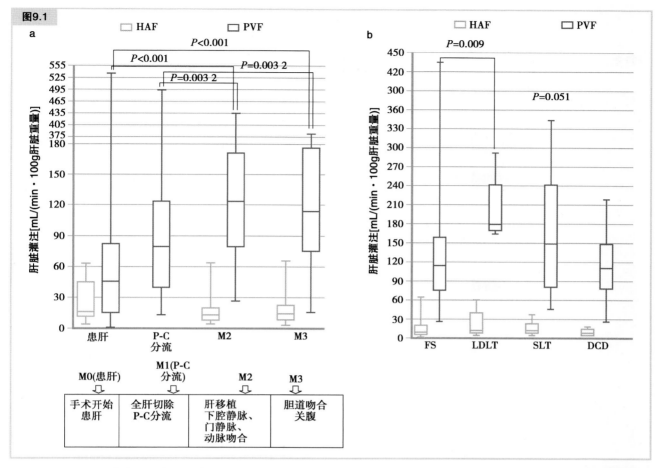

图 9.1 (a)肝移植不同阶段肝动脉血流(HAF)和门静脉血流(PVF)的演变。(b)灌注后 PVF 随移植物大小的差异[7]。DCD,心脏死亡后捐献;FS,全肝移植;LDLT,活体供者肝移植;SLT,劈离式肝移植

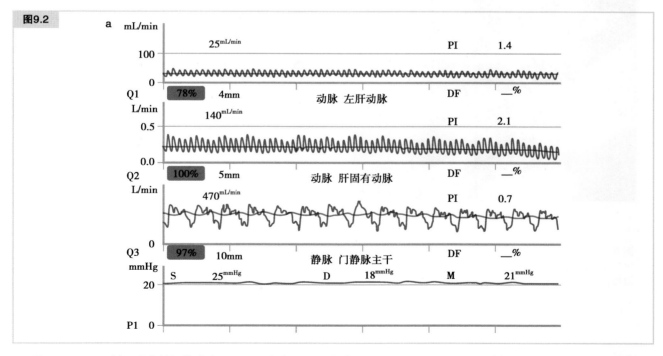

图 9.2 (a)一例肝硬化伴门静脉高压(PHT)患者肝切除术前 PVF 为 470 mL/min(血流减慢)。(b)再灌注后流速增加至 1 154mL/min。平均门静脉压力从肝切除术前的 21mmHg,降至再灌注后的 11mmHg。这些指标通过渡越时间超声方法测得(VeriQ System,Medistim AS,Oslo,Norway)

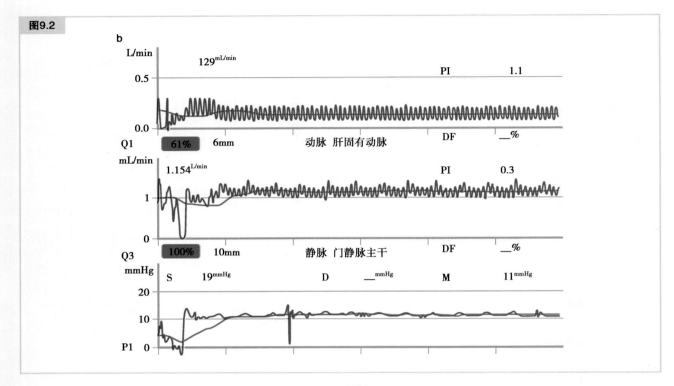

图 9.2(续)

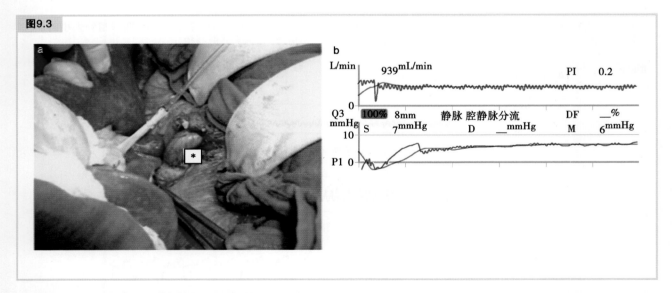

图 9.3　(a) 移植过程中门腔静脉分流的术中视图。供肝已经连接好(腔-腔静脉吻合完成)，在供肝和腔静之间有一个门静脉分流(星号)。此外，将灌注套管插入供肝门静脉进行再灌注前冲洗。(b) 在断开连接进行肝脏再灌注之前，测得门腔静脉分流的血流动力学指标(平均流速 939mL/min) 和压力(平均 6mmHg)

9.2　肝硬化及等待肝移植患者门静脉血栓

门静脉栓塞（PVT）是肝硬化的一种并发症,可能会影响肝移植的成功。因为门-体静脉侧支循环的逐渐形成,即使是高度进展的 PVT 也可以保持无症状,仅可通过影像学诊断。与 PVT 相关的病理生理因素包括男性、门静脉高压症治疗史和门静脉高压手术史［硬化疗法、经颈静脉肝内门体静脉分流术（transjugular intrahepatic portosystemic shunt,TIPSS）、分流术、脾切除、胃断流术］,Child C 分级和肝硬化类型。虽然它的病因尚不清楚,但潜在的血栓形成倾向可能与肝脏解剖改变导致的肝内门静脉阻力增加、门脉高压伴凝血功能异常导致的血管内皮受损相关[20,21]。

根据现有的诊断方法、患者选择标准和 PVT 的定义（部分或全部,有无海绵状变性）,肝硬化中 PVT 的患病率在 5% 到 26% 之间（表 9.1）。PVT 通常在移植前的检查中被诊断出来（部分多于完全）,然而,有时仅在手术时发现 PVT[41,42]。对于等待肝移植患者,建议每 3 个月进行 1 次多普勒超声检查,因为多普勒超声在检测涉及门静脉主干和肝内分支的血栓形成方面具有较高的准确性[20]。

当诊断 PVT 后,多相动脉和门静脉 CT 扫描有助于更好地评估内脏循环的整体通畅性、自发性门体静脉分流的存在及其与肾静脉和下腔静脉的关系[43]。对于肾功能受损的患者,可用 MRI 替代 CT,但其清晰度较差,特别是对于大量腹水患者[20,44]。血管造影并不是肝移植手术的常规检查,但是可用于肝细胞癌（hepatocellular carcinoma,HCC）患者的移植前治疗。腹腔干和肠系膜上动脉造影与门静脉造影可以准确地反映门静脉血栓的严重程度及分布范围,而且可以反映可用于提供门静脉回流的区域性侧支循环的通畅性[45]。

既往检查中 PVT 阴性患者在肝移植术中意外发现门静脉栓塞,其很大程度上可归咎于等待肝移植期间 PVT 的进展,或者影像学上将较大的门静脉侧支错认成门静脉[41,46]。PVT 最初被认为是原位肝移植的绝对禁忌证[47,48],但血栓切除术在近期血栓形成、门静脉置换术在完全性门静脉栓塞中的进展取得了良好的效果[27,30,33,38-40,49-51]。PVT 的程度现在只被认为是原位肝移植预后的一个因素。目前 PVT 患者和非 PVT 患者原位肝移植（OLT）术后的生存受益率已经被研究,并且比较了移植术后受者和与等待移植患者 PVT 状态下的死亡风险[52-54]。根据移植受者科学注册系统（Scientific Registry of Transplant Recipients）的数据,在 46 530 名等待移植的患者中,PVT 患病率为 2.1%;而在 22 291 名 OLT 受者中,PVT 患病率 4.02%。与无 PVT 的患者相比,PVT 患者的移植率相似,移植前生存率相似,但移植术后生存率显著较差。

门静脉血栓有时很难与 HCC 中肿瘤大血管侵犯相鉴别。甲胎蛋白水平高、肝细胞癌结节附近血管内腔梗阻、血管内物质导致静脉扩张,以及血管内梗阻物在 CT 扫描动脉期的增强,提示是癌栓[4,55]。对比增强超声造影技术六氟化硫（SonoVue）可能会提高诊断准确率[56]。良性血栓形成的 HCC 并不排除肝移植术,但肿瘤血管浸润仍然是移植的绝对禁忌证[57]。以 Starzl 为首的匹兹堡研究小组首次报道了肝移植术后血管相关并发症的发生率和治疗[58]。在连续的 313 例受者中,16.3% 的受者出现门静脉异常,笔者建议将血栓切除术或逆行剥离至脾肠系膜汇合处作为手术解决方案。Stieber 等人报道 PVT 发生率为 2.1%,并考虑将肝脏血流量至少达到 1.5L/min[60] 作为血栓切除术成功的标准[59]。

血栓形成按其扩展范围、严重程度有着不同的分类,这些分类又依据其解剖学标准和可能采取的手术策略,变化较大。在 Starzl 首次尝试系统地研究 PVT 之后[58],Birmingham 结合了诊断和预防,提供了准确的 PVT 分类（表 9.2）[23]。最近,罗切斯特大学的一个研究小组在观察 78 例 PVT 受者的手术方法和结果以后,以更精确的方式更新了 PVT 的形态学分类（表 9.3）[38]。由于在肠系膜上静脉（superior mesenteric vein,SMV）和脾静脉（splenic vein,SV）汇合处游离困难,以及丰富静脉网导致的出血风险,血栓切除术在很大程度上被肠系膜上静脉-门静脉置换术所取代。该方法可提高受者和移植物的存活率,同时降低肝移植术后胰腺炎的发生率[61]。

表 9.1　单一中心的原位肝移植受者门静脉血栓形成报告

研究者	原位肝移植（n）	门静脉栓塞（%）	门静脉血栓形成程度					
			I	II	III	IV	部分	完全
Gayowski et al.[22]	88	26						
Yerdel et al.[23]	779	8	28	7(II/III)		5		
Manzanet et al.[24]	391	16					48	14
Dumortier et al.[25]	468	8						
Molmenti et al.[26]	1 546	5						
Loinaz et al.[27]	704	10.7						
Robles et al.[28]	455	7						
Shi et al.[29]	433	4.4						
Orlando et al.[30]	237	11.4						
Lladó et al.[31]	355	12						
Lendoire et al.[32]	323	8.7	13	5	5	3		
Pan et al.[33]	2 508	10.9	104	114	29	6		
Tao et al.[34]	465	9						
Nikitin et al.[35]	2 370	1.5						
Englesbe et al.[36]	574	5a						
Ramos et al.[37]	419	6.4	24	2	1	0		
Sharma et al.[38]	1 171	7.1					54	24
Suarez Artacho et al.[39]	670	7.7					28	20
Ravaioli et al.[40]	889	10					50	41

a完全门静脉血栓。

表 9.2　门静脉血栓分类

类别	定义
1	小于 50% 管腔的不完全性门静脉血栓，同时伴或不伴有小范围肠系膜上静脉累及
2	门静脉阻塞大于 50%，包括全部阻塞，伴或不伴有肠系膜上静脉累及
3	门静脉完全性血栓，近端肠系膜上静脉完全阻塞，远端肠系膜上静脉通畅
4	门静脉、近端和远端肠系膜上静脉的完全性血栓

（来源：Yerdel et al.[23]）

表 9.3　门静脉血栓解剖分类

类别	定义
1	门静脉左支或右支的不完全性血栓
2	不完全性血栓，仅累及门静脉主干
3a	不完全性血栓，累及门静脉主干，左支或右支或两者都有血栓
3b	不完全性血栓，累及门静脉主干，肠系膜上静脉或脾静脉或两者都有血栓
4a	完全性血栓，仅累及门静脉主干
4b	完全性血栓，累及门静脉主干，并向分支扩展
4c	完全性血栓，累及门静脉主干，并向肠系膜上静脉或脾静脉或两者扩展

（来源：Sharma et al.[38]）

9.3　伴有门静脉血栓形成肝移植受者手术技巧及结果

门静脉吻合通常是在下腔静脉（inferior vena cava，IVC）吻合之后、移植物再灌注之前进行。在后台（修肝）手术中，先将门静脉从肝门周边的组织中游离出来，再用灌注溶液以一定的压力注入门静脉检查有无泄漏[62]。

根据受者大小调整门静脉残端长度后，用2根可吸收或不可吸收的（通常为5-0或6-0）单丝半缝合线在适度张力下进行连续缝合吻合，以免缝线卷曲。缝线打结时留有适当生长因子，以便当再灌注时血管钳松开后静脉得以扩张（图9.4）。为了获得更好的内膜贴合效果，通常建议在缝合时将供者和受者的门静脉边缘外翻["袖套翻转"技术（"rollover sleeve" technique）]。根据这种技术，吻合时2根静脉的边缘外置。如果在缝线闭合之前并没有进行端-侧门腔分流术（PCS），那么可以松开受者门静脉处的血管钳，排出200～300mL血液。避免门静脉夹闭时淤积在内脏循环的血液进行移植物再灌注。既往无异常症状的门静脉血栓的总体风险在成人肝移植中占3%[63-65]，在儿科肝移植中占12%[65]。

门静脉血流重建的技术取决于血栓的类型、程度及外科医生的经验水平。尽管目前确保足够的移植物灌注所需的最小门静脉流量尚不清楚，但该手术旨在通过供者的门静脉获得足够的静脉血流，以保证足够的移植物的再灌注和血运支持。目前手术技术可以分为4类：

- 外翻式静脉血栓切除术（eversion thromboendovenectomy，TEV）
- 门静脉间置导管（portal vein conduits，PVC）
- 内脏静脉侧支应用
- 挽救性手术[肾静脉-门静脉吻合术、腔静脉-门静脉半转位术（cavo-portal hemitransposition，CVHT）和门静脉动脉化]

9.3.1　外翻式血栓静脉切除术

外翻式静脉血栓切除术（thrombendovenectomy，TEV）是表9.2中1、2和3类门静脉血栓（PVT）的首选治疗方式[66]。该手术要求先用钝头的刮勺轻轻分离血栓以免损伤静脉的内膜层[25,26]。然后用剪刀解剖联合使用环形钳及Fogarty和/或Foley导尿管完成血栓切除（图9.5）。这种解剖应尽可能地向远端、肠系膜上静脉的方向推进。在门静脉血栓时，因为侧支循环及静脉海绵样变性使得肝门的解剖更为复杂。但这些变化在脾静脉与肠系膜上静脉（SV-SMV）汇合的水平不明显，因此可以在血栓的下方放置一个血管夹。向肠系膜上静脉与脾静脉汇合处的扩大游离必须非常小心，因为这会有导致大量出血及发生原位肝移植术后胰腺炎的巨大风险[61]。在外翻式静脉血栓切除术后进行血管吻合

图9.4

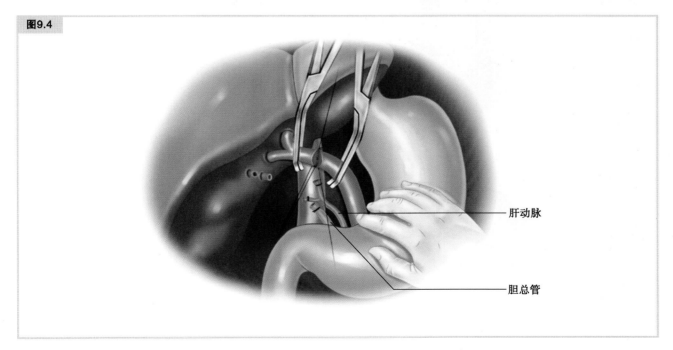

肝动脉

胆总管

图9.4　脑死亡供者全肝移植时门静脉标准端-端内膜外翻吻合

时,因为血管的内皮组织十分脆弱,要特别注意血管内膜的良好对位(环周内膜缝合术)。原位肝移植术后如果行外翻式静脉血栓切除术,其门静脉血栓形成的比例约为 4%~5.3%[28,51]。

9.3.2   门静脉间置导管

如果固定的血栓蔓延到肠系膜上静脉与脾静脉汇合处以下,便无法行外翻式静脉血栓切除术,需要在供肝的门静脉和受者的肠系膜上静脉之间间置一根静脉移植导管[67]。在绝大多数情况下,门静脉间置导管选用供者的髂静脉,其是在取肝过程中一并获得并放置于保存液体中储存。这种间置的移植导管是"解剖结构之外"添加的(图 9.6)。这种解剖结构之外的间置导管移植技术很简单,只需要在胰腺下方,横结肠系膜的底部进行少许的解剖操作以暴露肠系膜上静脉即可。在邻近肝门解剖前应充分暴露以便进行端-侧吻合。如果没有可用的新鲜的或是低温保存的供者血管,也可以使用受者的颈内静脉,

股静脉(图 9.7)或是假体血管[68]。导管不宜过长,以免扭曲打结、狭窄而导致血液形成淤流。另一方面,过度牵拉会造成受者术后活动时肠系膜上静脉吻合口的张力增加[35]。Nikitin 等人报告 2 370 例成人原位肝移植手术的数据中,141 例伴有门静脉血栓形成,其中 35 例有肠系膜上静脉与门静脉之间的导管,8 例门静脉导管直接与主要侧支静脉吻合。98 例受者接受外翻式静脉血栓切除术治疗[35]。尽管原位肝移植受者术后前 3 个月的门静脉血栓形成复发率较高(8.6%对比 1.4%),但经过 20 年长期的随访获得了很好的结果,移植时使用导管的移植物存活率为 48%,而不使用导管的移植物存活率仅为 28%。

9.3.3   内脏静脉侧支

当门静脉和肠系膜上静脉都因为血栓延伸而不可用时,则可以采用较宽的内脏静脉侧支(>4mm)来恢复门静脉血流。 胃左静脉(图 9.8),胆总管旁

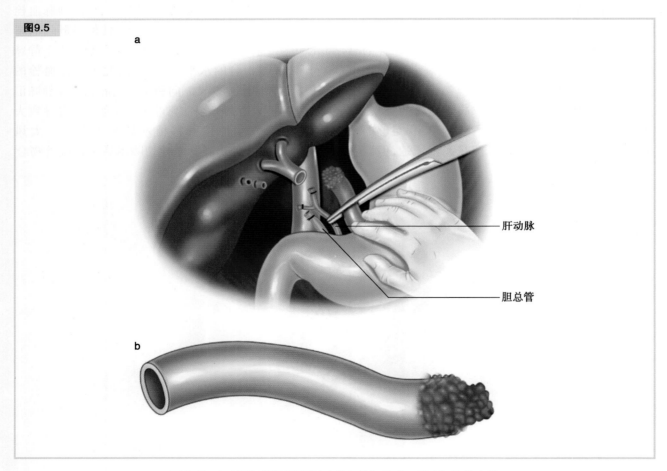

图9.5

肝动脉

胆总管

a

b

图 9.5   (a)肝门部外科解剖时的血栓切除术。(b)切除的血栓

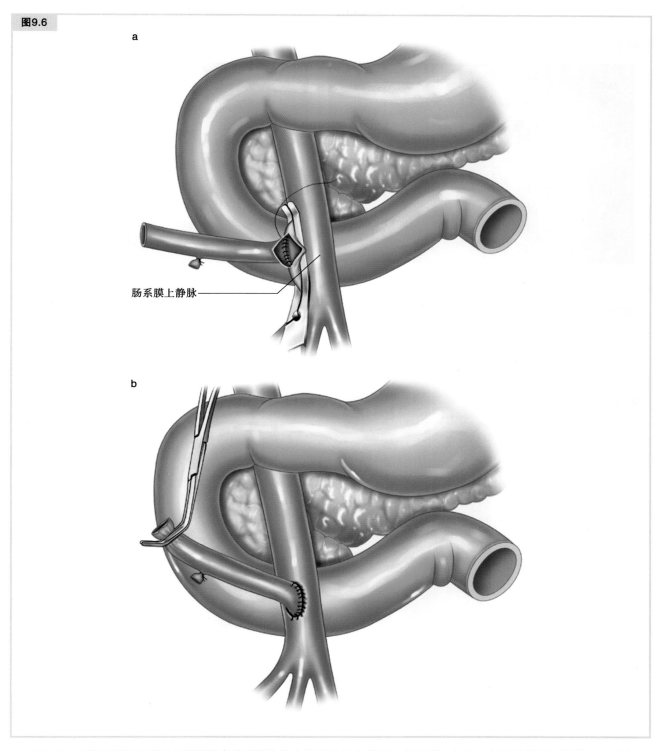

图 9.6　门静脉间置导管采用新鲜供者的髂静脉作为解剖结构之外添加的导管。(a) 吻合于肠系膜上静脉。(b) 胰头和幽门之间的导管,已准备好用于吻合

图9.7

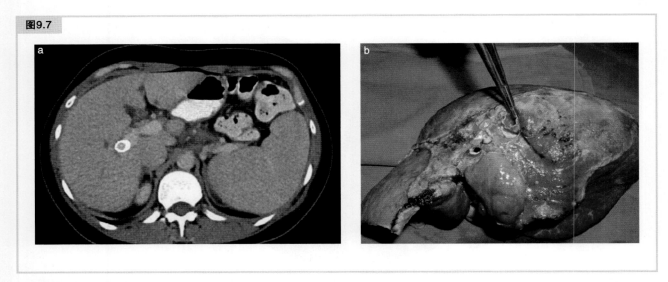

图 9.7　门静脉间置导管:替换因经颈静脉肝内门体静脉分流术(TIPSS)不适合吻合的受者门静脉(a),可选用自体的血管如股深静脉(b)

图9.8

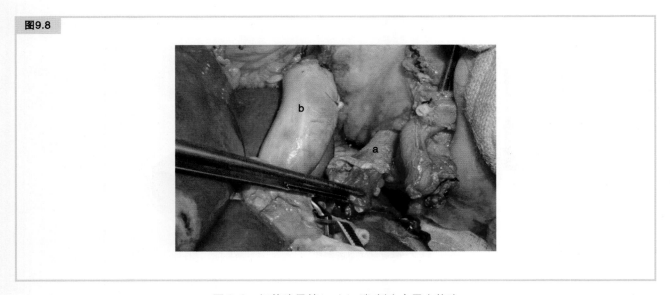

图 9.8　门静脉导管(a,b):端-侧吻合胃左静脉

和结肠旁大的静脉,或是腹膜后分流血管(图9.9)都可以成功使用[69,70]。间置导管移植受到的限制主要是缺乏足够长的肠系膜上静脉段或者没有能够建立起静脉流入道的大的侧支静脉。在这种情况下,有报道表明可以使用2根肠系膜根部分支(直径≤1cm)作为"裤状"跨越式移植物[71]。较多侧支会使离肝血流增加,从而危及门静脉的再灌注。在这种情况下,必须识别并结扎侧支静脉以增加门脉血流[72,73]。肝移植中,流量测量是评估局部血流动力学很有价值的方法[74]。

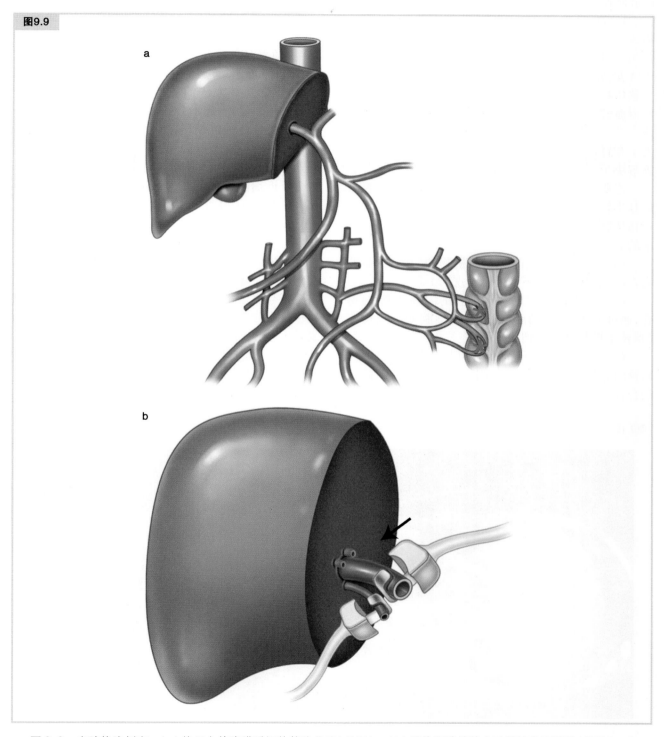

图9.9　内脏静脉侧支。(a)使用大的腹膜后门体静脉分流(星号)。(b)活体肝移植的右叶移植物再灌注(箭头)。2个探头测量门静脉和动脉流量

9.3.4　挽救措施

如果门静脉血栓蔓延明显超过肠系膜上静脉-脾静脉汇合处或者阻塞肠系膜静脉循环系统的外周部分,此时就需要复杂的血管重建来恢复移植物的门静脉血流。

1. 肾-门静脉吻合术（renoportal anastomosis, RPA）　当预先就存在自发的或者手术所致的脾肾分流术时,可选择肾-门静脉吻合术的方法[75]。RPA 最先由 Sheil 等人描述[76],后来改良为静脉间置移植物[77]。门静脉和肾静脉的同轴性和连贯性使得血管之间更匹配,同时保证了充足的门静脉血流[78-80]。RPA 保留了生理性下腔静脉肝后段,只丢失了左肾血流。有报道称 RPA 作为一种挽救性措施解决了原位肝移植后门静脉血栓复发的问题[81]。

当所有的内脏血管都形成血栓时可以选择腔门静脉半转位术（cavo-portal hemitransposition, CVHT）行移植肝再灌注（图 9.10）。几种腔门静脉半转位术的具体方法如下:

（1）受者的下腔静脉与移植物的门静脉端-端吻合（在替代受者的下腔静脉情况时）。

（2）受者的下腔静脉与供者的门静脉侧-端吻合,通过夹闭肝后静脉刻意造成静脉腔变窄或校准（保留下腔静脉的肝切除术）。

（3）受者肾静脉平面以上的下腔静脉和供者移植物门静脉的端-侧吻合,使用供者髂静脉在门静脉吻合远端进行植入移植[82]。

虽然 CVHT 和 RPA 有时可以互换,但 CVHT 用来解决门静脉每个主要支流形成血栓的情况,而 RPA 尤其用于有明显自发性的或者手术所致脾肾分流的患者。这些技术的主要缺点是无法解决门静脉高压的问题。所以主要的术后并发症有肾功能不全导致的顽固性腹水、静脉曲张破裂出血和脑病[83]。因此,一些人主张行脾切除术、脾动脉栓塞和胃血管离断[84]。据报道 RPA 和 CPT 早期术后风险大约 25%,1 年存活率 60%,5 年存活率 38%[82,85]。

2. 门静脉动脉化（portal vein arterialization, PVA）[86-89]　该方法的优势是操作相当简单,但是应当注意的是,该技术会导致肝"过度动脉化"导致肝脏同种异体移植损伤,压力过高的门静脉血流引致移植肝纤维化以及容量超负荷导致右心衰竭[90,91]。所以,PVA 应该用小动脉血管吻合,或在吻合口近端创建一个人为狭窄、以限制门静脉血流至大约 0.6~0.8L/min[92]。

3. 多脏器移植（multivisceral transplantation, MVT）　联合小肠和肝脏移植是在弥漫性血栓形成伴危及生命的上消化道出血情况时的一种极端挽救措施[93,94]。器官是整块获取的,血流是通过供者的腹腔干与受者的肾下腹主动脉吻合重建[95]。多脏器移植是弥漫性内脏静脉血栓形成最好的选择,恢复了生理的门静脉血流并且逆转了门静脉高压。MVT 是一个复杂性手术,伴有严重并发症,主要是免疫排斥反应、感染和因免疫抑制继发的移植后淋巴增生性疾病。这个专题见第 25 章。

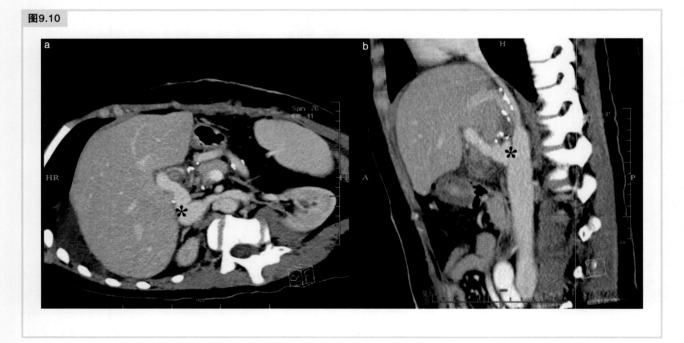

图9.10　腔-门静脉半转位术（星号）（侧-端吻合）。（a）矢状位。（b）冠状位（感谢 M. Wojcicki 供图）

9.4　门静脉异常与儿童肝移植

　　由于受者门静脉的狭窄和硬化发生率很高,以及在减体积移植物情况下供者和受者门静脉残端大小不匹配的问题,门静脉异常在儿童肝脏移植中尤其具有挑战性。门静脉发育不全多见于胆道闭锁,是儿童肝移植最常见的适应证。由以下几个因素相互影响所致。

- 快速进展的硬化和纤维化影响肝脏和胆道,也可能损害门静脉;
- 在肝门空肠吻合术(Kasai 术)中解剖肝蒂可能导致门静脉硬化;
- 反复发作的胆管炎可能导致门静脉的炎症改变;
- 门静脉壁的硬化重排可使血管直径变小。

　　门静脉重建方案需要根据受者门静脉的管壁状态、直径、长度以及移植物门静脉直径和长度选择。门静脉吻合术中所见和采用的技术可分为 3 个亚组(表 9.4)。根据 197 例合并门静脉异常的儿童原位肝移植的布鲁塞尔经验,侧-侧门静脉成形术似乎获得了最好的结果[96]。利用该技术,在将门静脉解剖至肠系膜上静脉和脾静脉汇合处后,纵向打开受者门静脉前壁,并在缺损处缝合静脉补片以扩大静脉直径,随后行经典的端-端门静脉吻合术。并发症的发生率因技术类型而异:无导管端端吻合术的发生率为 8.9%,间置导管的发生率为 35.7%,而门静脉成形术的发生率为 8.7%[97]。

9.5　门静脉血栓复发及血栓栓塞预防

　　原位肝移植术后门静脉血栓复发可能无症状,或临床表现为腹水、精神萎靡、右上腹疼痛、消化道出血、肝酶改变。原来的门静脉血栓程度被认为是复发最重要的危险因素[24,26]。

　　对于有病理性的门静脉壁病变,TEV 被认为具有高复发风险,往往提示需要全身抗凝治疗[28,51]。

　　Nikitin 等人的研究表明,具有解剖外旁路的门静脉导管术血栓发生率最高,因此需要全身抗凝[35]。当出现血供较差、流速较慢和湍流等情况时,类似的方法也可利用侧支静脉进行门静脉重建[20]。连续多普勒超声检查可防止延误诊断,建议在肝移植术后的前 2 周内每 1~3 天复查 1 次[24,35]。细致的外科技术、积极的监测和早期的再干预在预防和治疗这一并发症中至关重要。如果能及早发现,血栓可以通过血栓切除术有效地治疗;而一旦延迟诊断,则可能导致移植物损失而需要再次进行肝移植。可建议这些受者持续输注肝素,使国际标准化比值(international normalized ratio,INR)高于 1.5,红细胞比容低于 30%。抗血小板药物阿司匹林和双嘧达莫(当血小板计数为>100×10^9/L 时)、肝素和右旋糖酐均已被提倡过使用,但支持的证据很少。一般情况下,抗血小板药物应维持 3 个月[24]。还有人建议受者离开手术室前即开始使用右旋糖酐和阿司匹林,术后继续使用右旋糖酐 3 天,服用阿司匹林至少 6 周[35]。虽然一些学者提倡预防性抗凝(主要是短期使用肝素,然后长期使用低分子量肝素),但尚没有随机对照试验证明这种方法的有效性。

　　全身溶栓治疗对原位肝移植术后门静脉血栓复发并非十分有效,但通过经颈静脉肝内门体支架分流术(transjugular interhepatic portosystemicstent-shunt,TJPSS)方法进行局部溶栓已成功应用于治疗早期门静脉血栓[98]。针对腔-门静脉半转位受者的下腔静脉和门静脉血栓,通过股静脉途径经皮脉冲式喷洒尿激酶已经被成功报道[99,100]。在这种复杂的流入重建后使用抗血栓药物的方式是可取的,但其作用尚未明确。

9.6　结论

　　足够的门静脉流量对成功进行肝移植物血管重建至关重要。门静脉血流常常是通过供受者门静脉端端吻合所重新建立的。在过去,门静脉血栓形成因其导致移植失败的风险更高,而被认为是原位肝

表 9.4　小儿原位肝移植时门静脉吻合术中所见和采用技术

术中所见	采用技术
受者门静脉无狭窄和硬化,受者门静脉和移植物门静脉之间有足够的静脉长度	端-端吻合术
	受者门静脉左右支分叉处的主干吻合术或分支补片吻合术,或受者肠系膜上静脉与脾静脉汇合处的吻合术
移植物门静脉和受者门静脉之间长度不足或大小不匹配	移植物门静脉及受者门静脉之间插入静脉移植物
	门静脉硬化或狭窄的扩大成形术(直径≤4mm)

移植的禁忌证[101]。自从第一次描述一位门静脉血栓的患者、从肠系膜上静脉通过搭桥导管连通到供者的门静脉而成功行原位肝移植之后,我们在处理这种情况方面获得了丰富的经验。绝大多数病例通过术前多普勒超声、CT 扫描或血管 MRI 而获得术前门静脉血栓的诊断。但是,必须预料到,技术上的难度可能增加门静脉血栓的发病率。

在门静脉血栓时,重建门静脉血流的技术取决于血栓形成的程度以及移植团队的经验。移植外科医生准备的医疗设备中,必须包括处理各种手术特别是在肝移植术中意外发现门静脉血栓时所需要的器械。

（孔连宝　译　吴德全　审）

参考文献

1. Paulsen AW, Klintmalm GB. Direct measurement of hepatic blood flow in native and transplanted organs, with accompanying systemic hemodynamics. Hepatology. 1992;16:100–11.
2. Henderson JM, Gilmore GT, Mackay GJ, Galloway JR, Dodson TF, Kutner MH. Hemodynamics during liver transplantation: The interactions between cardiac output and portal venous and hepatic arterial flows. Hepatology. 1992;16:715–8.
3. Hashimoto K, Miller CM, Quintini C, Aucejo FN, Hirose K, Uso TD, et al. Is impaired hepatic arterial buffer response a risk factor for biliary anastomotic stricture in liver transplant recipients? Surgery. 2010;148:582–8.
4. Ming Z, Smyth DD, Lautt WW. Decreases in portal flow trigger a hepatorenal reflex to inhibit renal sodium and water excretion in rats: Role of adenosine. Hepatology. 2002;35:167–75.
5. Navasa M, Feu F, García-Pagán JC, Jiménez W, Llach J, Rimola A, et al. Hemodynamic and humoral changes after liver transplantation in patients with cirrhosis. Hepatology. 1993;17:355–60.
6. Jakab F, Ráth Z, Schmal F, Nagy P, Faller J. A new method to measure portal venous and hepatic arterial blood flow in patients intraoperatively. HPB Surg. 1996;9:239–43.
7. Sainz-Barriga M, Reyntjens K, Costa MG, Scudeller L, Rogiers X, Wouters P, et al. Prospective evaluation of intraoperative hemodynamics in liver transplantation with whole, partial and DCD grafts. Am J Transplant. 2010;10:1850–60.
8. Ezzat WR, Lautt WW. Hepatic arterial pressure-flow autoregulation is adenosine mediated. Am J Physiol. 1987;252:H836–45.
9. Lautt WW, Legare DJ, Ezzat WR. Quantitation of the hepatic arterial buffer response to graded changes in portal blood flow. Gastroenterology. 1990;98:1024–8.
10. Lautt WW. Regulatory processes interacting to maintain hepatic blood flow constancy: Vascular compliance, hepatic arterial buffer response, hepatorenal reflex, liver regeneration, escape from vasoconstriction. Hepatol Res. 2007;37:891–903.
11. Aoki T, Imamura H, Kaneko J, Sakamoto Y, Matsuyama Y, Kokudo N, et al. Intraoperative direct measurement of hepatic arterial buffer response in patients with or without cirrhosis. Liver Transpl. 2005;11:684–91.
12. Starzl TE, Marchioro TL, Vonkaulla KN, Hermann G, Brittain RS, Waddell WR. Homotransplantation of the liver in humans. Surg Gynecol Obstet. 1963;117:659–76.
13. Abt P, Crawford M, Desai N, Markmann J, Olthoff K, Shaked A. Liver transplantation from controlled non-heart-beating donors: an increased incidence of biliary complications. Transplantation. 2003;75:1659–63.
14. Kaczmarek B, Manas MD, Jaques BC, Talbot D. Ischemic cholangiopathy after liver transplantation from controlled non-heart-beating donors-a single-center experience. Transplant Proc. 2007;39:2793–5.
15. Davila D, Bartlett A, Heaton N. Temporary portacaval shunt in orthotopic liver transplantation: need for a standardized approach? Liver Transpl. 2008;14:1414–9.
16. Paugam-Burtz C, Kavafyan J, Merckx P, Dahmani S, Sommacale D, Ramsay M, et al. Postreperfusion syndrome during liver transplantation for cirrhosis: outcome and predictors. Liver Transpl. 2009;15:522–9.
17. Troisi R, Ricciardi S, Smeets P, Petrovic M, Van Maele G, Colle I, et al. Effects of hemi-portocaval shunts for inflow modulation on the outcome of small-for-size grafts in living donor liver transplantation. Am J Transplant. 2005;5:1397–404.
18. Troisi R, Sainz-Barriga M, Bontinck J, Decoster EL, Ricciardi S, de Hemptinne B. Postreperfusion portal inflow correlates with early graft loss following liver transplantation with whole organs. A hemodynamic evaluation of 338 consecutive transplants [abstract]. Am J Transplant. 2007;7(Suppl 2):298–9.
19. Yamada T, Tanaka K, Uryuhara K, Ito K, Takada Y, Uemoto S. Selective hemi-portocaval shunt based on portal vein pressure for small-for-size graft in adult living donor liver transplantation. Am J Transplant. 2008;8:847–53.
20. Francoz C, Valla D, Durand F. Portal vein thrombosis, cirrhosis, and liver transplantation. J Hepatol. 2012;57:203–12.
21. Garcia-Pagan JC, Valla DC. Portal vein thrombosis: a predictable milestone in cirrhosis? J Hepatol. 2009;51:632–4.
22. Gayowski TJ, Marino IR, Doyle HR, Echeverri L, Mieles L, Todo S, et al. A high incidence of native portal vein thrombosis in veterans undergoing liver transplantation. J Surg Res. 1996;60:333–8.
23. Yerdel MA, Gunson B, Mirza D, Karayalçin K, Olliff S, Buckels J, et al. Portal vein thrombosis in adults undergoing liver transplantation: risk factors, screening, management, and outcome. Transplantation. 2000;69:1873–81.
24. Manzanet G, Sanjuán F, Orbis P, López R, Moya A, Juan M, et al. Liver transplantation in patients with portal vein thrombosis. Liver Transpl. 2001;7:125–31.
25. Dumortier J, Czyglik O, Poncet G, Blanchet MC, Boucaud C, Henry L, Boillot O. Eversion thrombectomy for portal vein thrombosis during liver transplantation. Am J Transplant. 2002;2:934–8.
26. Molmenti EP, Roodhouse TW, Molmenti H, Jaiswal K, Jung G, Marubashi S, et al. Thrombendvenectomy for organized portal vein thrombosis at the time of liver transplantation. Ann Surg. 2002;235:292–6.
27. Loinaz C, Gómez R, Jiménez C, González-Pinto I, García I, Gimeno A, et al. Liver transplantation in patients with portal thrombosis: results in 76 patients. Transplant Proc. 2002;34:248–9.
28. Robles R, Fernández JA, Hernández Q, Marin C, Ramirez P, Sánchez Bueno F, et al. Eversion thromboendovenectomy for organized portal vein thrombosis encountered during liver transplantation. Transplant Proc. 2003;35:1915–7.
29. Shi LW, Verran D, Chang D, Drenckhahn C, Fisher J, Stewart G, McCaughan G. Primary liver transplantation with preexisting portal vein thrombosis. Transplant Proc. 2003;35:354–5.
30. Orlando G, De Luca L, Toti L, Zazza S, Angelico M, Casciani CU, Tisone G. Liver transplantation in the presence of portal vein thrombosis: report from a single center. Transplant Proc. 2004;36:199–202.
31. Lladó L, Fabregat J, Castellote J, Ramos E, Torras J, Jorba R, et al. Management of portal vein thrombosis in liver transplantation: influence on morbidity and mortality. Clin Transplant. 2007;21:716–21.
32. Lendoire J, Raffin G, Cejas N, Duek F, Barros Schelotto P, Trigo P, et al. Liver transplantation in adult patients with portal vein thrombosis: risk factors, management and outcome. HPB (Oxford). 2007;9:352–6.
33. Pan C, Shi Y, Zhang JJ, Deng YL, Zheng H, Zhu ZJ, Shen ZY. Single-center experience of 253 portal vein thrombosis patients undergoing liver transplantation in China. Transplant Proc. 2009;41:3761–5.

34. Tao YF, Teng F, Wang ZX, Guo WY, Shi XM, Wang GH, et al. Liver transplant recipients with portal vein thrombosis: a single center retrospective study. Hepatobiliary Pancreat Dis Int. 2009;8:34–9.
35. Nikitin D, Jennings LW, Khan T, Vasani S, Ruiz R, Sanchez EQ, et al. Twenty years' follow-up of portal vein conduits in liver transplantation. Liver Transpl. 2009;15:400–6.
36. Englesbe MJ, Kubus J, Muhammad W, Sonnenday CJ, Welling T, Punch JD, et al. Portal vein thrombosis and survival in patients with cirrhosis. Liver Transpl. 2010;16:83–90.
37. Ramos AP, Reigada CP, Ataíde EC, Almeida JR, Cardoso AR, Caruy CA, et al. Portal vein thrombosis and liver transplantation: long term. Transplant Proc. 2010;42:498–501.
38. Sharma R, Kashyap R, Jain A, Safadjou S, Graham M, Dwivedi AK, Orloff M. Surgical complications following liver transplantation in patients with portal vein thrombosis--a single-center perspective. J Gastrointest Surg. 2010;14:520–7.
39. Suarez Artacho G, Barrera Pulido L, Alamo Martinez JM, Serrano Diez-Canedo J, Bernal Bellido C, Marín Gomez LM, et al. Outcomes of liver transplantation in candidates with portal vein thrombosis. Transplant Proc. 2010;42:3156–8.
40. Ravaioli M, Zanello M, Grazi GL, Ercolani G, Cescon M, Del Gaudio M, et al. Portal vein thrombosis and liver transplantation: evolution during 10 years of experience at the University of Bologna. Ann Surg. 2011;253:378–84.
41. Francoz C, Belghiti J, Vilgrain V, Sommacale D, Paradis V, Condat B, et al. Splanchnic vein thrombosis in candidates for liver transplantation: usefulness of screening and anticoagulation. Gut. 2005;54:691–7.
42. Okuda K, Ohnishi K, Kimura K, Matsutani S, Sumida M, Goto N, et al. Incidence of portal vein thrombosis in liver cirrhosis. An angiographic study in 708 patients. Gastroenterology. 1985;89:279–86.
43. Brancatelli G, Federle MP, Pealer K, Geller DA. Portal venous thrombosis or sclerosis in liver transplantation candidates: preoperative CT findings and correlation with surgical procedure. Radiology. 2001;220:321–8.
44. Kreft B, Strunk H, Flacke S, Wolff M, Conrad R, Gieseke J, et al. Detection of thrombosis in the portal venous system: comparison of contrast-enhanced MR angiography with intraarterial digital subtraction angiography. Radiology. 2000;216:86–92.
45. Zajko AB, Bron KM, Starzl TE, Van Thiel DH, Gartner JC, Iwatsuki S, et al. Angiography of liver transplantation patients. Radiology. 1985;157:305–11.
46. Seu P, Shackleton CR, Shaked A, Imagawa DK, Olthoff KM, Rudich SR, et al. Improved results of liver transplantation in patients with portal vein thrombosis. Arch Surg. 1996;131:840–4.. discussion 844–5
47. Van Thiel DH, Schade RR, Starzl TE, Iwatsuki S, Shaw BW Jr, Gavaler JS, Dugas M. Liver transplantation in adults. Hepatology. 1982;2:637–40.
48. Czerniak A, Badger I, Sherlock D, Buckels J. Orthotopic liver transplantation in a patient with thrombosis of the hepatic portal and superior mesenteric veins. Transplantation. 1990;50:334–6.
49. Karatzas T, Lykaki-Karatzas E, Demirbas A, Tsaroucha A, Phipps J, Nery J, et al. Management of portal vein thrombosis in liver transplantation. Transplant Proc. 1997;29:2866–7.
50. Robles R, Parrilla P, Hernández Q, Bueno FS, Ramírez P, López J, et al. Liver transplantation in cirrhotic patients with thrombosis of the portal vein. Transplant Proc. 1999;31:2415.
51. Bertelli R, Nardo B, Montalti R, Beltempo P, Puviani L, Cavallari A. Liver transplantation in recipients with portal vein thrombosis: experience of a single transplant center. Transplant Proc. 2005;37:1119–21.
52. Germanova D, Lucidi V, Buggenhout A, Boon N, Bourgeois N, Degré D, et al. Liver transplantation in cases of portal vein thrombosis in the recipient: a case report and review of the various options. Transplant Proc. 2011;43:3490–2.
53. Englesbe MJ, Schaubel DE, Cai S, Guidinger MK, Merion RM. Portal vein thrombosis and liver transplant survival benefit. Liver Transpl. 2010;16:999–1005.
54. Piscaglia F, Gianstefani A, Ravaioli M, Golfieri R, Cappelli A, Giampalma E. et al; Bologna Liver Transplant Group. Criteria for diagnosing benign portal vein thrombosis in the assessment of patients with cirrhosis and hepatocellular carcinoma for liver transplantation. Liver Transpl. 2010;16:658–67.
55. Tublin ME, Dodd GD, Baron RL. Benign and malignant portal vein thrombosis: differentiation by CT characteristics. AJR Am J Roentgenol. 1997;168:719–23.
56. Rossi S, Ghittoni G, Ravetta V, Torello Viera F, Rosa L, Serassi M, et al. Contrast-enhanced ultrasonography and spiral computed tomography in the detection and characterization of portal vein thrombosis complicating hepatocellular carcinoma. Eur Radiol. 2008;18:1749–56.
57. Clavien PA, Lesurtel M, Bossuyt PM, Gores GJ, Langer B. Perrier A. OLT for HCC Consensus Group. Recommendations for liver transplantation for hepatocellular carcinoma: an international consensus conference report. Lancet Oncol. 2012;13:e11–22.
58. Lerut J, Tzakis AG, Bron K, Gordon RD, Iwatsuki S, Esquivel CO, et al. Complications of venous reconstruction in human orthotopic liver transplantation. Ann Surg. 1987;205:404–14.
59. Stieber AC, Zetti G, Todo S, Tzakis AG, Fung JJ, Marino I, et al. The spectrum of portal vein thrombosis in liver transplantation. Ann Surg. 1991;213:199–206.
60. Kirsch JP, Howard TK, Klintmalm GB, Husberg BS, Goldstein RM. Problematic vascular reconstruction in liver transplantation. Part II. Portovenous conduits. Surgery. 1990;107:544–8.
61. Mizuno S, Murata Y, Kuriyama N, Ohsawa I, Kishiwada M, Hamada T, et al. Living donor liver transplantation for the patients with portal vein thrombosis: use of an interpositional venous graft passed posteriorly to the pancreatic parenchyma without using jump graft. Transplant Proc. 2012;44:356–9.
62. Starzl TE, Miller C, Broznick B, Makowka L. An improved technique for multiple organ harvesting. Surg Gynecol Obstet. 1987;165:343–8.
63. Settmacher U, Nüssler NC, Glanemann M, Haase R, Heise M, Bechstein WO, Neuhaus P. Venous complications after orthotopic liver transplantation. Clin Transplant. 2000;14:235–41.
64. Woo DH, Laberge JM, Gordon RL, Wilson MW, Kerlan RK Jr. Management of portal venous complications after liver transplantation. Tech Vasc Interv Radiol. 2007;10:233–9.
65. Jensen MK, Campbell KM, Alonso MH, Nathan JD, Ryckman FC, Tiao GM. Management and long-term consequences of portal vein thrombosis after liver transplantation in children. Liver Transpl. 2013;19:315–21.
66. Robles R, Fernandez JA, Hernández Q, Marín C, Ramírez P, Sánchez-Bueno F, et al. Eversion thromboendovenectomy in organized portal vein thrombosis during liver transplantation. Clin Transplant. 2004;18:79–84.
67. Shaw BW Jr, Iwatsuki S, Bron K, Starzl TE. Portal vein grafts in hepatic transplantation. Surg Gynecol Obstet. 1985;161:66–8.
68. Sugawara Y, Makuuchi M, Tamura S, Matsui Y, Kaneko J, Hasegawa K, et al. Portal vein reconstruction in adult living donor liver transplantation using cryopreserved vein grafts. Liver Transpl. 2006;12:1233–6.
69. Shimizu S, Onoe T, Ide K, Oshita A, Amano H, Kobayashi T, et al. Complex vascular reconstruction using donor's vessel grafts in orthotopic liver transplantation. Transplant Proc. 2012;44:574–8.
70. Spira R, Widrich WC, Keusch KD, Jackson BT, Katzman HE, Coello AA. Bile duct varices. Arch Surg. 1985;120:1194–6.
71. Pinna AD, Lim JW, Sugitani AD, Starzl TE, Fung JJ. "Pants" vein jump graft for portal vein and superior mesenteric vein thrombosis in transplantation of the liver. J Am Coll Surg. 1996;183:527–8.
72. De Carlis L, Del Favero E, Rondinara G, Belli LS, Sansalone CV, Zani B, et al. The role of spontaneous portosystemic shunts in the course of orthotopic liver transplantation. Transpl Int. 1992;5:9–14.
73. Figueras J, Torras J, Rafecas A, Fabregat J, Ramos E, Moreno G, et al. Extra-anatomic venous graft for portal vein thrombosis in liver transplantation. Transpl Int. 1997;10:407–8.
74. Sainz-Barriga M, Scudeller L, Costa MG, de Hemptinne B, Troisi RI. Lack of a correlation between portal vein flow and pressure:

toward a shared interpretation of hemodynamic stress governing inflow modulation in liver transplantation. Liver Transpl. 2011;17:836–48.

75. Miyamoto A, Kato T, Dono K, Umeshita K, Kawabata R, Hayashi S, et al. Living-related liver transplantation with renoportal anastomosis for a patient with large spontaneous splenorenal collateral. Transplantation. 2003;75:1596–8.

76. Sheil AG, Stephen MS, Chui AK, Ling J, Bookallil MJ. A liver transplantation technique in a patient with a thrombosed portal vein and a functioning renal-lieno shunt. Clin Transplant. 1997;11:71–3.

77. Kato T, Levi DM, DeFaria W, Nishida S, Tzakis AG. Liver transplantation with renoportal anastomosis after distal splenorenal shunt. Arch Surg. 2000;135:1401–4.

78. Azoulay D, Hargreaves GM, Castaing D, Bismuth H. Caval inflow to the graft: a successful way to overcome diffuse portal system thrombosis in liver transplantation. J Am Coll Surg. 2000;190:493–6.

79. Marubashi S, Dono K, Nagano H, Gotoh K, Takahashi H, Hashimoto K, et al. Living-donor liver transplantation with renoportal anastomosis for patients with large spontaneous splenorenal shunts. Transplantation. 2005;80:1671–5.

80. Perumalla R, Jamieson NV, Praseedom RK. Left renal vein as an option for portal inflow in liver transplant recipients with portal vein thrombosis. Transpl Int. 2008;21:701–3.

81. González-Pinto IM, Miyar A, García-Bernardo C, Vázquez L, Barneo L, Cortés E, et al. Renoportal anastomosis as a rescue technique in postoperative portal thrombosis in liver transplantation. Transplant Proc. 2009;41:1057–9.

82. Paskonis M, Jurgaitis J, Mehrabi A, Kashfi A, Fonouni H, Strupas K, et al. Surgical strategies for liver transplantation in the case of portal vein thrombosis--current role of cavoportal hemitransposition and renoportal anastomosis. Clin Transplant. 2006;20:551–62.

83. Ho MC, Hu RH, Lai HS, Yang PM, Lai MY, Lee PH. Liver transplantation in a patient with diffuse portal venous system thrombosis. Transplant Proc. 2000;32:2174–6.

84. Tzakis AG, Kirkegaard P, Pinna AD, Jovine E, Misiakos EP, Maziotti A, et al. Liver transplantation with cavoportal hemitransposition in the presence of diffuse portal vein thrombosis. Transplantation. 1998;65:619–24.

85. Selvaggi G, Weppler D, Nishida S, Moon J, Levi D, Kato T, Tzakis AG. Ten-year experience in porto-caval hemitransposition for liver transplantation in the presence of portal vein thrombosis. Am J Transplant. 2007;7:454–60.

86. Erhard J, Lange R, Giebler R, Rauen U, de Groot H, Eigler FW. Arterialization of the portal vein in orthotopic and auxiliary liver transplantation. A report of three cases. Transplantation. 1995;60:877–9.

87. Nivatvongs S, Sirijindakul B, Nontasoot B. Portal vein arterialization for liver transplantation with extensive portomesenteric thrombosis: a case report. Transplant Proc. 2004;36:2267–8.

88. Paloyo S, Nishida S, Fan J, Tekin A, Selvaggi G, Levi D, Tzakis A. Portal vein arterialization using an accessory right hepatic artery in liver transplantation. Liver Transpl. 2013;19:773–5.

89. Bonnet S, Sauvanet A, Bruno O, Sommacale D, Francoz C, Dondero F, et al. Long-term survival after portal vein arterialization for portal vein thrombosis in orthotopic liver transplantation. Gastroenterol Clin Biol. 2010;34:23–8.

90. Troisi R, Kerremans I, Mortier E, Defreyne L, Hesse UJ, de Hemptinne B. Arterialization of the portal vein in pediatric liver transplantation. A report of two cases. Transpl Int. 1998;11:147–51.

91. Settmacher U, Stange B, Schaser KD, Puhl G, Glanemann M, Steinmüller T, et al. Primary permanent arterialization of the portal vein in liver transplantation. Transpl Int. 2003;16:430–3.

92. Azoulay D, Castaing D, Adam R, Savier E, Smail A, Veilhan LA, et al. [Adult to adult living-related liver transplantation. The Paul-Brousse Hospital preliminary experience] [French]. Gastroenterol Clin Biol. 2001;25:773–80.

93. Vianna R, Giovanardi RO, Fridell JA, Tector AJ. Multivisceral transplantation for diffuse portomesenteric thrombosis in a patient with life-threatening esophagogastroduodenal bleeding. Transplantation. 2005;80:534–5.

94. Vianna RM, Mangus RS, Kubal C, Fridell JA, Beduschi T, Tector AJ. Multivisceral transplantation for diffuse portomesenteric thrombosis. Ann Surg. 2012;255:1144–50.

95. Tzakis AG, Kato T, Levi DM, Defaria W, Selvaggi G, Weppler D, et al. 100 multivisceral transplants at a single center. Ann Surg. 2005;242:480–90.. discussion 491–3

96. de Magnée C, Bourdeaux C, De Dobbeleer F, Janssen M, Menten R, Clapuyt P, Reding R. Impact of pre-transplant liver hemodynamics and portal reconstruction techniques on post-transplant portal vein complications in pediatric liver transplantation: a retrospective analysis in 197 recipients. Ann Surg. 2011;254:55–61.

97. Kok T, Slooff MJ, Thijn CJ, Peeters PM, Verwer R, Bijleveld CM, et al. Routine Doppler ultrasound for the detection of clinically unsuspected vascular complications in the early postoperative phase after orthotopic liver transplantation. Transpl Int. 1998;11:272–6.

98. Ciccarelli O, Goffette P, Laterre PF, Danse E, Wittebolle X, Lerut J. Transjugular intrahepatic portosystemic shunt approach and local thrombolysis for treatment of early posttransplant portal vein thrombosis. Transplantation. 2001;72:159–61.

99. Haider HH, Froud T, Moon J, Selvaggi G, Nishida S, Bejarano P, Tzakis AG. Successful percutaneous pulse spray thrombolysis of extensive acute portacaval hemitransposition thrombosis. Transpl Int. 2006;19:941–4.

100. Li FG, Yan LN, Wang WT. Extensive thrombosis of the portal vein and vena cava after orthotopic liver transplantation with cavoportal hemitransposition: a case report. Transplant Proc. 2008;40:1777–9.

101. Pinna AD, Nery J, Kato T, Levi D, Nishida S, Tzakis AG. Liver transplant with portocaval hemitransposition: experience at the University of Miami. Transplant Proc. 2001;33:1329–30.

第 10 章　胆道重建术

James J. Pomposelli

尸体供肝移植的胆道狭窄是致命要害,被喻为"阿喀琉斯之踵"(Achilles heel),为减少胆道狭窄的形成,胆道重建进行了许多改进[1,2]。胆道重建的方式可分为两种:一是胆总管端-端吻合,(导管对导管吻合);二是 Roux-en-Y 吻合,包括肝管空肠吻合(肝门板以上)和胆管空肠吻合(肝门板以下)[3]。倡导胆总管端-端吻合的外科医生认为,胆总管端-端吻合技术简单,并且可通过内镜进入术后出现并发症的胆管[4]。倡导 Roux-en-Y 吻合的外科医生认为,肠管为胆肠吻合口提供了独特的和持续的血供[5]。实际上,最好的胆道重建方式取决于术者的手术偏好和受者的疾病进程及解剖因素。例如,儿童受者或原发性硬化性胆管炎受者通常采用 Roux-en-Y 吻合,以减少胆道并发症或降低术后残余胆管癌的发生[6,7]。除重建方式外,胆管支架管也一直存在争议。胆道支架管的应用究竟是增加还是降低并发症的发生是争论的焦点[8,9]。虽然没有明确的证据显示胆道支架可以降低胆道并发症,但我的做法是常规使用,以便于术后通过影像检查评估是否有胆漏或狭窄,并监测移植物功能。

肝移植术后最常见的胆道并发症包括胆漏、狭窄和结石形成,发生率约 5%~20%[10,11]。这些并发症可以是轻微的例如可控制的胆漏,也有严重并发症例如肝内胆管狭窄以及因肝动脉栓塞或冷缺血和热缺血导致的胆管坏死。轻微并发症仅需要很少的干预甚至不干预,但是严重并发症需要急诊手术、内镜、介入干预或再移植。严重的肝内胆管狭窄可通过内镜或介入进行临时性扩张治疗,但是再次移植常作为挽救措施。内镜和介入治疗在肝移植术后胆道并发症的诊断和治疗中越来越发挥关键作用[4,12-14]。

10.1　胆道解剖

胆道解剖非常复杂。图 10.1 显示了胆道解剖变异的常见类型。需要注意在横切面上常见到 2 支或 3 支胆管,右前和右后胆管可以走行在门静脉的两侧,甚至偏后方。胆道解剖变异不仅与活体供肝移植相关并且影响受者的胆道重建。右半肝肝移植的胆道解剖通常反映门静脉的解剖。活体供肝门静脉的三维重建能间接反映胆管的解剖。活体供肝术前需行磁共振胆胰管成像(magnetic resonance cholangiopancreatogram,MRCP),术中需行胆管造影,以便准确判断胆管解剖。

图10.1

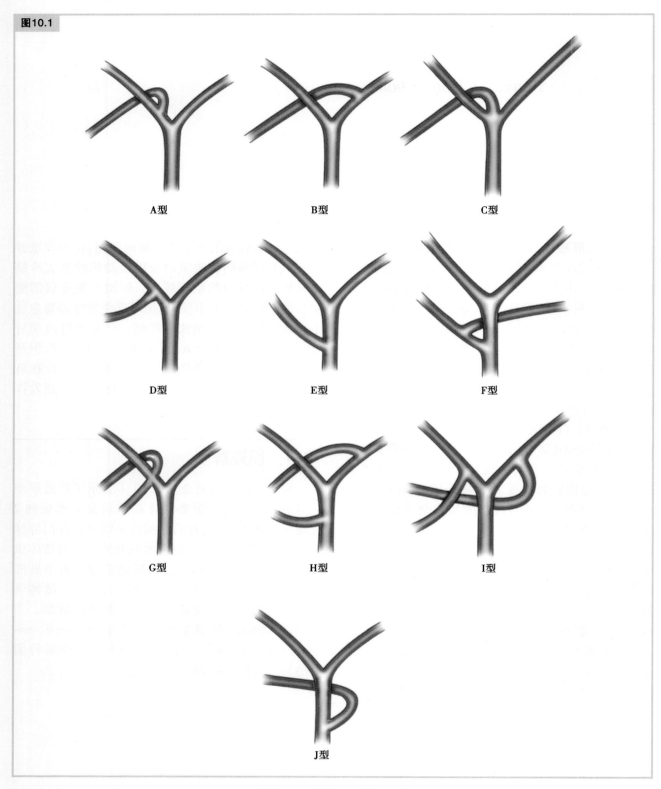

图 10.1　胆管解剖变异类型

10.2　胆管重建技术

移植肝血液再灌注和充分止血后,可以开始胆道重建。如果受者情况不稳定或因移植肝无功能导致术中出血不止,部分医生会选择后期阶段胆管重建。在这种情况下,先关闭腹腔随后再行胆道重建手术是合理的。

10.2.1　胆管与胆管重建(端-端重建)

胆管端-端重建和 Roux-en-Y 重建的过程是相似的。端-端吻合时不能有张力,供受者的胆管不能扭曲(图 10.2)。尽管连续缝合同样也是有效,笔者习惯采用 5-0 PDS 全程间断缝合。缝合从胆管 3 点或9 点方向的位置开始,后壁缝合完成后在内部打结。所有缝合完成后再打结,可以使吻合更容易。后壁缝合完成后,开始前壁缝合,线结打在外面。吻合口

不能有张力。吻合完成后需检查有无胆漏,一旦发现胆漏需立即处理。

胆道支架管的优点是术后可以进行胆道树成像、取胆汁细菌培养和监测移植肝功能(图 10.3)。以往,T 型管(图 10.3)不仅用于肝移植手术,也应用于胆管探查手术。T 型管潜在的问题是拔除后发生胆漏。因此,T 管需长期留置(6~8 周),以保证周围窦道形成。

笔者习惯用较小的 5F 小儿鼻饲管,放置于胆囊管残端,用套扎带固定并用 6-0 PDS 线行间断内翻缝合(Lembert suture)(图 10.4)。该胆管支架管可以越过吻合口,外部可以连接胆汁引流袋或 Jackson-Pratt 引流球。该管可以在固定线松弛后(3~4 周)拔除,比拔除 T 管时间要短。拔除支架管后,胆管套扎带可以起到活瓣作用从而关闭胆囊管残端,理论上能防止胆漏。根据笔者的经验,约 5% 的受者有小的胆漏,表现为腹痛,可通过抗生素和止痛药治愈。

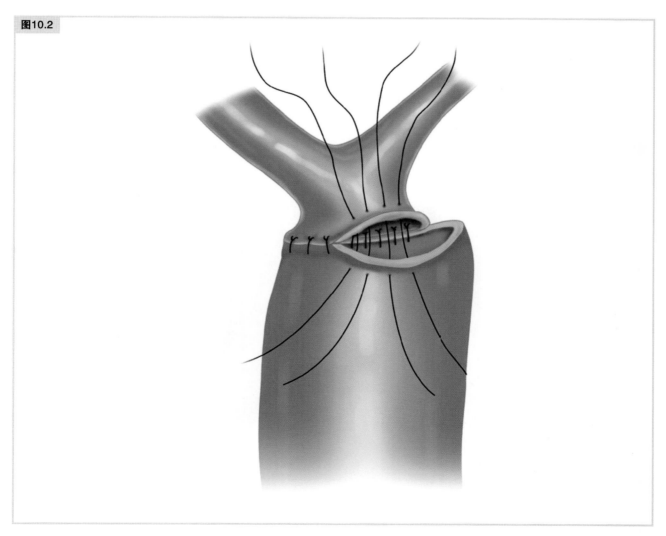

图 10.2

图 10.2　胆管端-端吻合方式

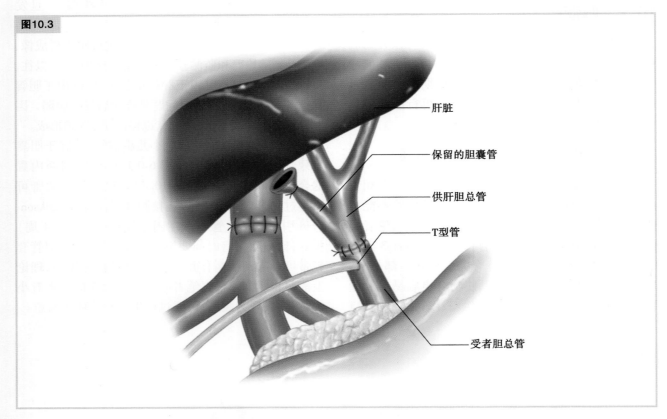

图 10.3　胆道 T 型支架管的应用

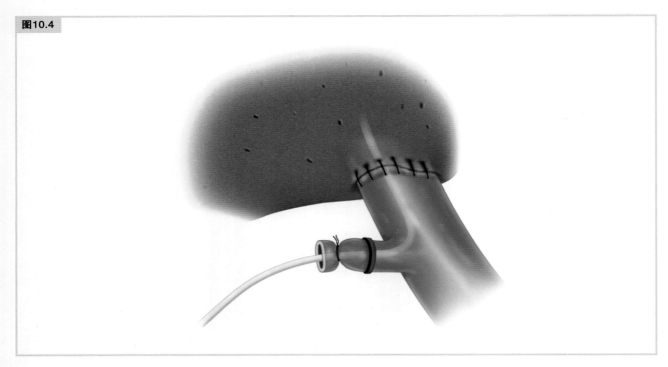

图 10.4　较小的胆管支架管应用

10.2.2　Roux-en-Y 重建

如果一开始就计划实行 Roux-en-Y 重建（图 10.5），最好在阻断门脉和切除肝脏之前准备 Roux 肠袢，以避免移植肝再灌注后肠管的水肿。如果因为门脉高压和出血，可以在移植肝再灌注后准备 Roux-en-Y 肠袢，这也是合理的。

准备 Roux-en-Y 肠袢时，因为 Treitz 韧带位置是固定的，为确保远端肠袢能到达肝门并且没有张力，这个肠袢通常距离 Treitz 韧带 30～40cm。手术灯照射小肠系膜，透过灯光可清楚地识别小肠系膜血管弓。游离小肠系膜一级血管弓后，用切割吻合器（GIA™）离断小肠，并确保 Roux-en-Y 肠袢很容易到达肝门。远端空肠上提 40cm 后，用吻合器或手工缝合行小肠侧-侧吻合或端-端吻合恢复肠管连续性。肠系膜需缝合关闭，避免内疝形成。

根据 Roux-en-Y 肠袢长短可选择越过横结肠前，或通过横结肠下方系膜开口经横结肠下到达结肠后方。结肠前的优点是，Roux-en-Y 肠袢在腹部肠管前方，一旦需要介入治疗，可经皮进行穿刺。为了便于后期放射科医师的诊断，我们在吻合口附近放置一个不透射线的标记物进行定位，以便日后了解有无吻合口狭窄形成。然而，结肠后技术在肥胖受者中具有优势，因为它显著缩短了肠袢到达肝门的距离。

肠管与胆管的吻合与胆管的端-端吻合相似。吻合可以采用可吸收或不可吸收缝线，有的外科医生习惯连续缝合，也有的医生习惯间断缝合（图 10.6）。

Roux-en-Y 重建也可以选用胆道支架管（图 10.7）。我们习惯用 5F 小儿鼻饲管经 Roux-en-Y 肠袢盲端引出。缝合关闭支架管穿出肠管处并采用 Witzel 法隧道包埋。通常术后 4～6 周时，支架管可在门诊拔除。

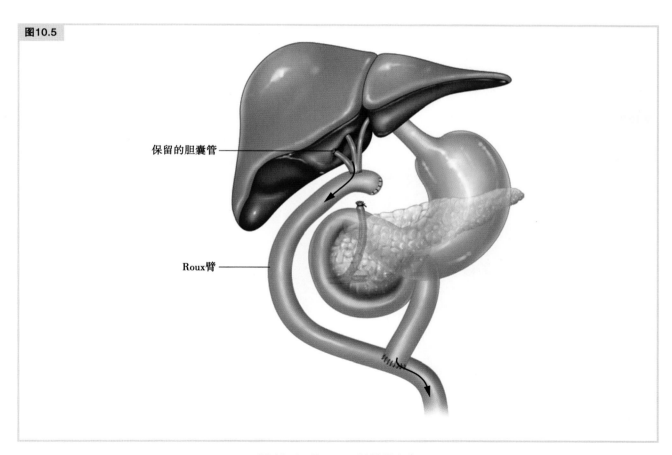

图10.5

保留的胆囊管

Roux臂

图 10.5　Roux-en-Y 胆肠吻合

图10.6

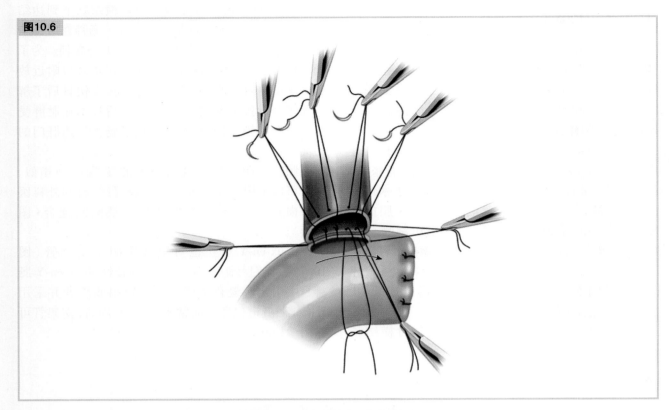

图 10. 6　胆管空肠的间断吻合

图10.7

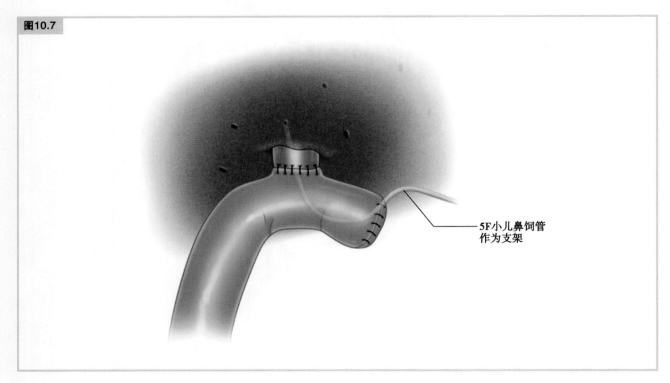

5F小儿鼻饲管
作为支架

图 10. 7　Roux 肠袢支架管

10.3　活体肝移植术胆道重建

　　活体肝移植胆道重建与尸体肝移植重建方式相似,不同的是活体肝移植胆管通常更细,处理需要更加认真仔细。幸运的是,活体供肝移植术后出现胆道并发症与肝动脉血栓形成(hepatic artery thrombosis, HAT)或早期移植物功能障碍[常被描述为"小肝综合征"(small for size syndrome,SFSS)]等严重并发症相比,总体上对受者和移植物存活的影响要小得多。

　　最常用的胆道重建方式包括胆管端-端吻合、Roux-en-Y肝管空肠吻合,或二者联合(图10.8)。当右前和右后胆管间隔较远时,我们采用胆管端-端吻合联合 Roux-en-Y 吻合的方法。这种情况下,在门静脉的内侧和后方行右后叶胆管的端端吻合,而右前叶胆管需要胆肠 Roux-en-Y 吻合,肠袢需要通过结肠后和胃后壁,以避免压迫肝门。或者,右前和右后胆管均采用 Roux-en-Y 重建,但是必须避免压迫肝动脉。

　　如果在近端发现有 2 支或多支胆管时,可将胆管成型构成一个胆管进行吻合(图10.9)。每支胆管修整后,采用可吸收线行侧-侧缝合成型,构成一个胆管开口。

　　受者合并原发性硬化性胆管炎(primary sclerosing cholangitis,PSC)、胆管呈不典型增生或胆管癌时,在肝移植的同时可联合进行保留幽门的胰十二指肠切除术(图10.10)。

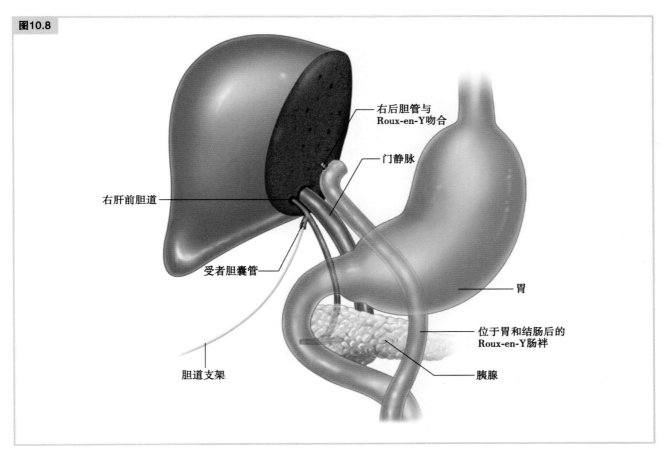

图 10.8　活体肝移植胆道重建方式

图10.9

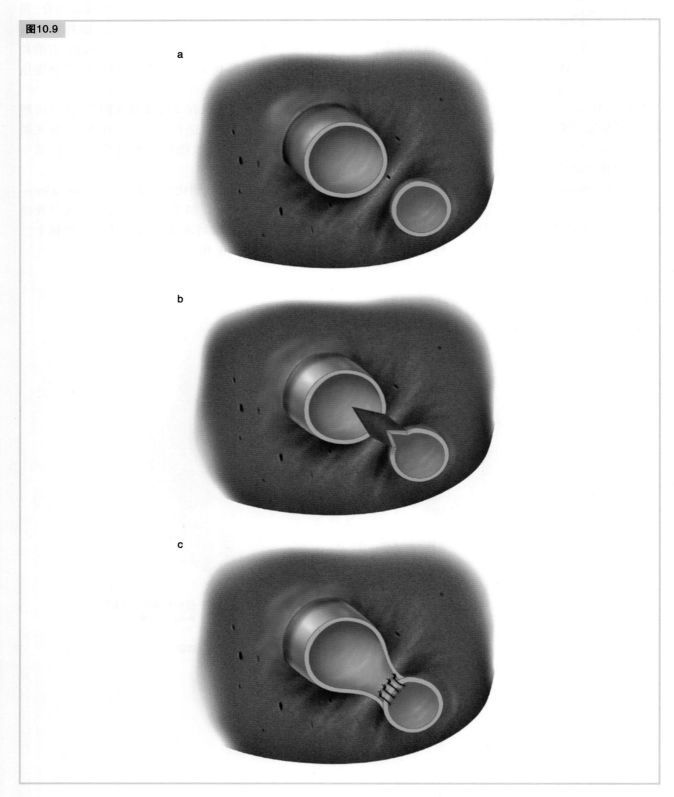

a

b

c

图 10. 9　（a）2 支相邻的胆管成型构成一个胆管开口。（b）修整每支胆管。（c）侧-侧吻合

10.4　结果

　　胆道并发症仍然是最常见的技术性并发症,占尸体肝移植 10%~20%。大多数的胆道并发症发生较早,在劈离式肝移植和活体肝移植更常见。

　　胆漏主要因吻合口张力过高导致撕裂或因外科技术不过关所致,通常在移植术后立刻出现。供者胆管的缺血再灌注损伤是早期胆漏的主要机制。

　　胆道狭窄通常发生较晚,但发生机制与胆漏相似。部分后期的胆道狭窄与先前曾发生的胆漏相关。

　　许多并发症需要耐心来处理。更多的并发症可由经验丰富的内镜医师和介入科医师采用非手术的方式来处理。由于可采用内镜逆行胆胰管成像(endoscopic retrograde cholangiopancreatography,ERCP)和经皮穿刺肝胆管成像(percutaneous transhepatic cholangiography,PTC)进入胆道,胆管端-端吻合在胆道并发症处理上显得有更大的优势。

　　一些中心——包括笔者所在单位——采用术中留置胆管支架管以便术后进行常规造影,但是即使在活体肝移植中,也并没有证据表明支架管能减少胆道并发症的发生率[15]。胆管支架管的应用取决于外科医生的判断。笔者所在中心发现术后早期的胆管造影影像对胆道狭窄的计划性干预是有帮助的。

10.5　结论

　　不管采用哪种胆道重建方式,按照合理的外科原则、应用精准的外科技术以及注意手术细节才能取得最好的结果。这些因素对于目前逐渐增多的扩大标准的肝移植、劈离式肝移植、活体肝移植同样重要。

图10.10

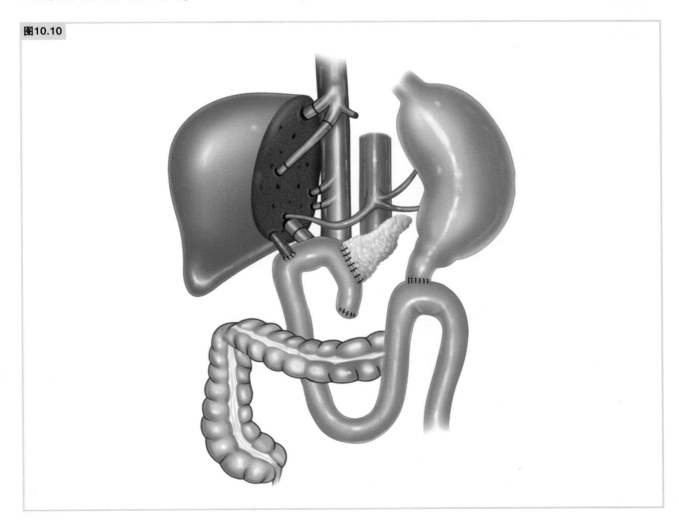

图 10.10　肝移植联合保留幽门的胰十二指肠切除术

　　　　　　　　　　　　　　　　　　　　（尹注增　译　　邵英梅　审）

参考文献

1. Cantu P, Penagini R. Anastomotic biliary stricture after orthotopic liver transplantation: patients' or endoscopists' Achilles heel? Gastrointest Endosc. 2011;73:187–8.. author reply 188
2. Postoperative biliary stricture: falling frequency and improving results. Br Med J. 1977;1:1305–6.
3. Friend PJ. Overview: biliary reconstruction after liver transplantation. Liver Transpl Surg. 1995;1:153–5.
4. Cai XB, Zhu F, Wen JJ, Li L, Zhang RL, Zhou H, Wan XJ. Endoscopic treatment for biliary stricture after orthotopic liver transplantation: success, recurrence and their influencing factors. J Dig Dis. 2012;13:642–8.
5. Ando H, Kaneko K, Ono Y, Tainaka T, Kawai Y. Biliary reconstruction with wide-interval interrupted suture to prevent biliary complications in pediatric living-donor liver transplantation. J Hepatobiliary Pancreat Sci. 2011;18:26–31.
6. Welsh FK, Wigmore SJ. Roux-en-Y choledochojejunostomy is the method of choice for biliary reconstruction in liver transplantation for primary sclerosing cholangitis. Transplantation. 2004;77:602–4.
7. Tanaka H, Fukuda A, Shigeta T, Kuroda T, Kimura T, Sakamoto S, Kasahara M. Biliary reconstruction in pediatric live donor liver transplantation: duct-to-duct or Roux-en-Y hepaticojejunostomy. J Pediatr Surg. 2010;45:1668–75.
8. Bawa SM, Mathew A, Krishnan H, Minford E, Talbot D, Mirza DF, et al. Biliary reconstruction with or without an internal biliary stent in orthotopic liver transplantation: a prospective randomised trial. Transpl Int. 1998;11(Suppl 1):S245–7.
9. Gastaca M, Matarranz A, Muñoz F, Valdivieso A, Aguinaga A, Testillano M, et al. Biliary complications in orthotopic liver transplantation using choledochocholedochostomy with a T-tube. Transplant Proc. 2012;44:1554–6.
10. Abdullah K, Abdeldayem H, Hali WO, Hemsi B, Sarrag I, Abdulkareem A. Incidence and management of biliary complications after orthotopic liver transplantation: ten years' experience at King Fahad National Guard Hospital. Transplant Proc. 2005;37:3179–81.
11. Ayoub WS, Esquivel CO, Martin P. Biliary complications following liver transplantation. Dig Dis Sci. 2010;55:1540–6.
12. Cantù P, Tenca A, Donato MF, Rossi G, Forzenigo L, Piodi L, et al. ERCP and short-term stent-trial in patients with anastomotic biliary stricture following liver transplantation. Dig Liver Dis. 2009;41:516–22.
13. Aytekin C, Boyvat F, Harman A, Ozyer U, Sevmiş S, Haberal M. Percutaneous management of anastomotic bile leaks following liver transplantation. Diagn Interv Radiol. 2007;13:101–4.
14. Lee SH, Ryu JK, Woo SM, Park JK, Yoo JW, Kim YT, et al. Optimal interventional treatment and long-term outcomes for biliary stricture after liver transplantation. Clin Transpl. 2008;22:484–93.
15. Melcher ML, Pomposelli JJ, Verbesey JE, McTaggart RA, Freise CE, Ascher NL, et al. Comparison of biliary complications in adult living-donor liver transplants performed at two busy transplant centers. Clin Transpl. 2010;24:E137–44.

第四部分　活体供肝移植术

第 11 章　活体供右半肝移植术（含或不含肝中静脉）

Elizabeth A. Pomfret, Mohamed Akoad, James J. Pomposelli, Nancy Kwan Man, Cho-Lam Wong, Chung-Mau Lo

右半肝活体肝移植是一项外科技术创新。随着我们对移植物大小、门静脉和肝动脉血流、患者疾病严重程度对手术效果影响的进一步认识，这项技术也在不断发展。右半肝活体肝移植是最复杂且技术要求最高的外科手术之一，但是仍存在很多争议，例如活体供者安全性的伦理问题[1]。然而，随着技术的提高和实践经验的积累，右半肝或扩大右半肝的活体肝移植已应用于不能及时获得尸体供肝的成人受者，并取得了良好的结果[2-4]。这一手术创新在全世界极大地缓解了供肝短缺，成功挽救患者生命，其数量将持续增长。

11.1　不含肝中静脉的右半肝活体肝移植

11.1.1　供者手术

1. 在剑突和脐之间做 8cm 正中切口，放置手助腹腔镜装置（图 11.1）。通过 Gel Port 放置一根 10mm 的穿刺器（trocar），建立气腹，并插入腹腔镜镜头（图 11.2）。然后在直视下于腹部右侧置入一根 5mm 穿刺器（图 11.2）。助手的右手穿过手助腔镜装置将右叶向内侧牵拉。使用超声刀（Harmonic scalpel），从侧面和下方开始，分离右三角韧带，同时将右叶向供者左侧牵拉，直到分离出下腔静脉（inferior vena cava，IVC）的外侧缘（图 11.3）。

2. 移除腹腔镜设备，并将切口从剑突延伸至脐（图 11.4）。

3. 将右叶向左侧翻起，显露 IVC 的外侧缘（图 11.5）。离断肝短静脉，进一步将肝右叶从肝后下腔静脉游离（图 11.6）。

4. 在肝右静脉下方找到肝腔静脉韧带，结扎并离断（图 11.7）。

5. 分离肝右静脉和肝中静脉之间间隙（图 11.8），通过该间隙，穿过一小红色橡胶导管，作为切断肝实质的"标记线"（图 11.9）。

6. 如果存在粗大的右后下肝静脉（>5mm），则导管放置在该静脉内侧，使其得以保留，以便与受者的相关血管重建（图 11.9）。

7. 分离肝门右侧表面覆盖的腹膜。逆行切除胆囊（图 11.10）。分离胆囊管直至胆总管，然后在胆囊颈部离断。通过胆囊管残端将胆道探子穿入肝总管，识别左右肝管（图 11.11）。

8. 仔细分离肝右动脉直至右肝管附近（图 11.12）。肝Ⅳ段动脉支可能起源于肝右动脉，应当保留给供者残余肝脏（图 11.13）。通过术前影像检查，明确解剖结构，以避免意外损伤。

9. 将胆管和肝右动脉向上牵拉，在胆管的后方找到门静脉（portal vein，PV）右支（图 11.14）。仔细分离门静脉主要分支，血管吊带悬吊门静脉右支（图 11.15）。

10. 临时阻断肝右动脉和门静脉右支，显露右叶分界线，并用氩气刀电灼标记。术中超声检查明确肝中静脉（middle hepatic vein，MHV）走行，将肝中静脉留给供者剩余肝侧。在肝表面用电灼法标出汇入 MHV 的Ⅴ段、Ⅷ段静脉，沿标记线离断肝实质（图 11.16）。

11. 分离尾状叶，以便于肝实质的离断及更加容易地确定离断的后线，并有利于肝门板和右肝管的分离（图 11.17）。

12. 沿标记线，使用超声刀分离切开肝被膜（图 11.18）。

13. 联合使用电刀（electrocautery）、超声刀和爱尔博水刀（ERBE Hydro-Jet™ device），完成肝实质的离断（图 11.19）。

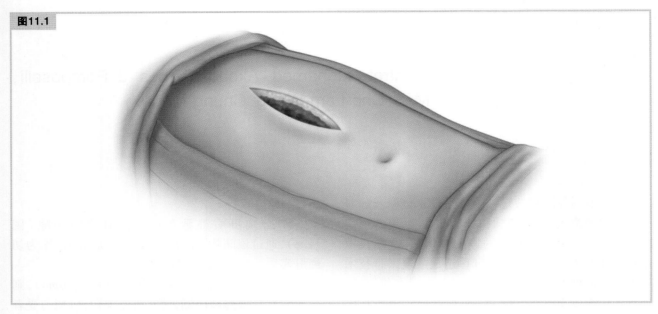

图 11.1　在剑突和脐之间做 8cm 的正中切口,放置手助腹腔镜装置

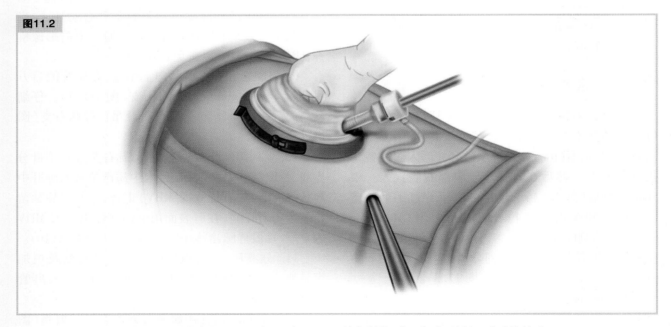

图 11.2　通过 Gel Port 放置一根 10mm 的穿刺器,建立气腹,并插入腹腔镜镜头

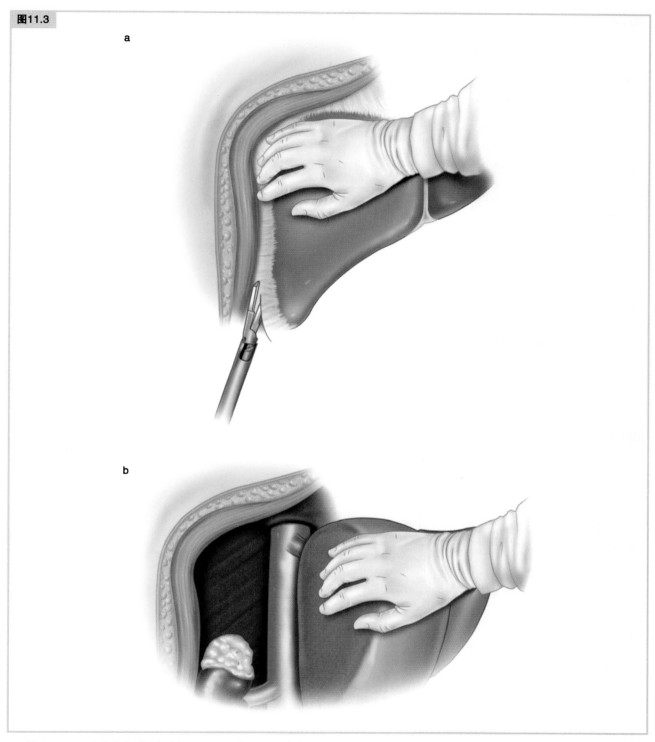

图 11.3　（a）在腹部右侧，直视下置入一根 5mm 的套管针。助手的右手穿过手助腔镜装置将右叶向内牵拉。（b）使用超声刀，从侧面和下方开始，分离右三角韧带，同时将右叶向供者左侧牵拉，直到分离出下腔静脉的外侧缘

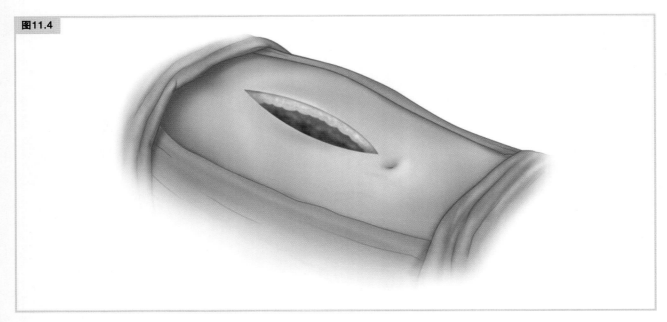

图 11.4　移除腹腔镜设备,并将切口从剑突延伸至脐

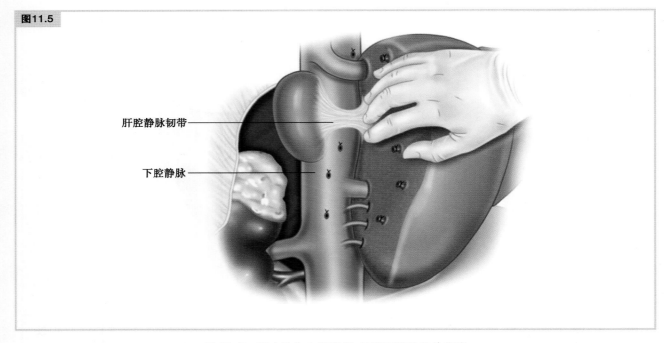

图 11.5　将右叶向左侧翻起,显露下腔静脉外侧缘

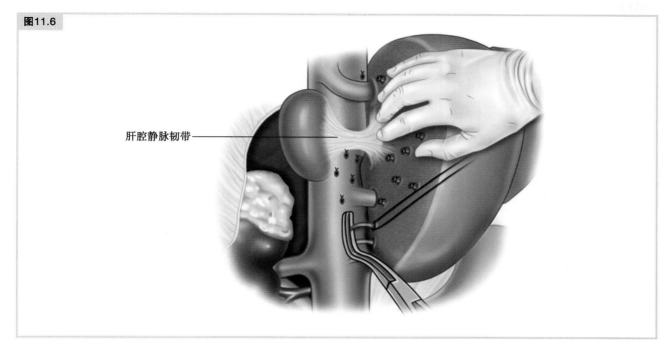

图 11.6　离断肝短静脉,进一步将肝右叶从肝后下腔静脉游离

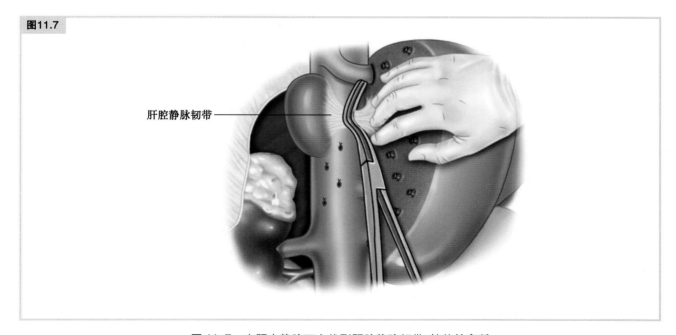

图 11.7　在肝右静脉下方找到肝腔静脉韧带,结扎并离断

图11.8

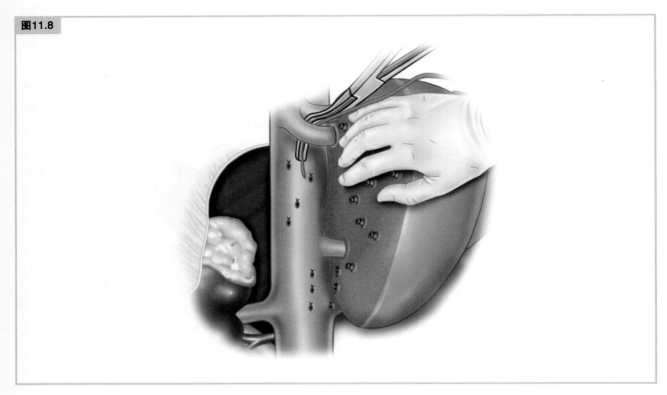

图 11.8　分离肝右静脉和肝中静脉之间间隙

图11.9

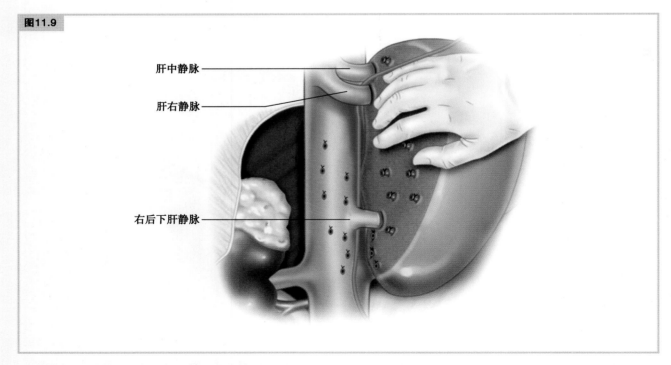

图 11.9　通过肝右静脉和肝中静脉间隙，穿过一小红色橡胶导管，作为切断肝实质的"标记线"。如果存在粗大的右后下肝静脉(>5mm)，则导管放置在该静脉内侧，使其得以保留，以便与受者的相关血管重建

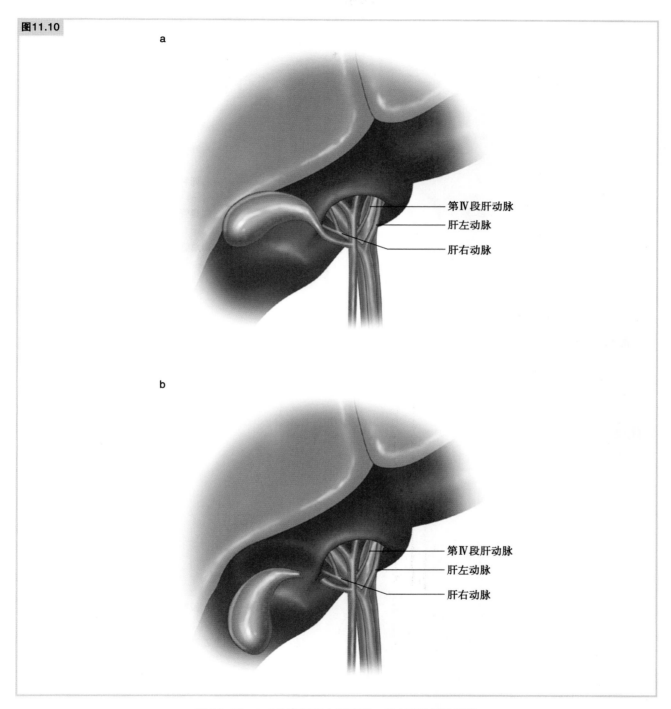

图 11. 10   (a)分离肝门右侧腹膜。(b)逆行切除胆囊

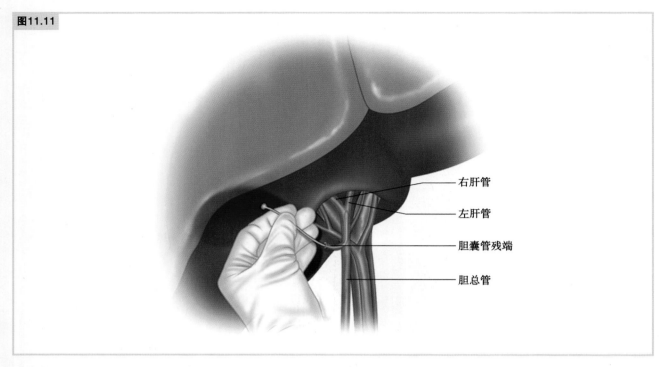

图 11.11　分离胆囊管直至肝总管,然后在胆囊颈部离断。通过胆囊管残端将胆道探子穿入肝总管,识别左右肝管

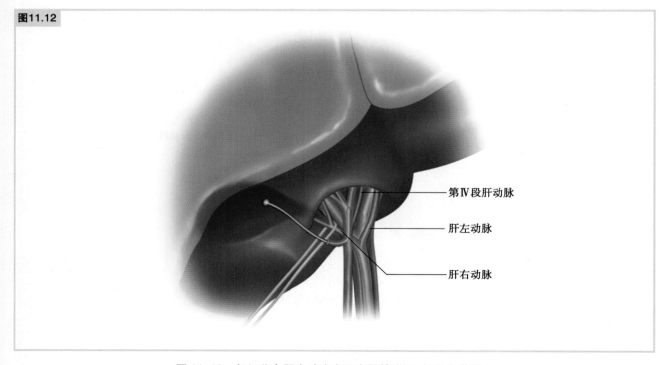

图 11.12　仔细分离肝右动脉直至右肝管附近,保留在供肝上

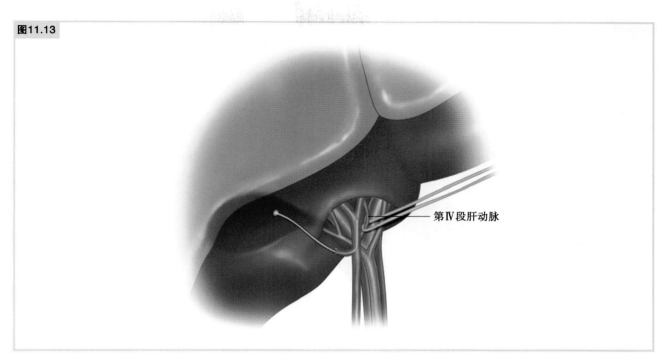

图 11.13 肝第Ⅳ段动脉支可能起源于肝右动脉,应当保留给供者剩余肝脏。通过术前影像检查,明确解剖结构,以避免意外损伤

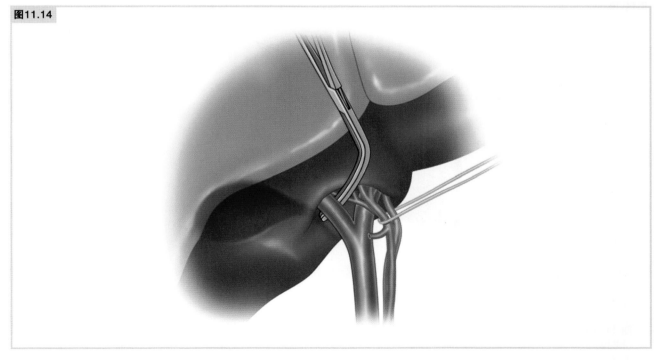

图 11.14 将胆管和肝右动脉向上牵拉,在胆管的后方找到门静脉右支

图11.15

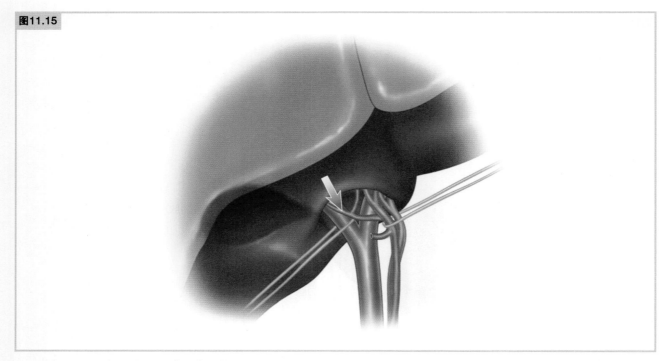

图 11.15 仔细分离门静脉主要分支,血管吊带悬吊门静脉右支

图11.16

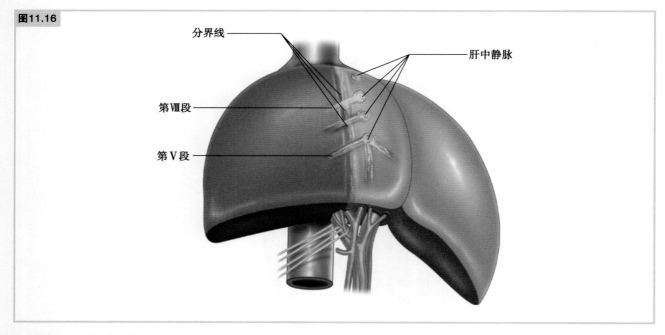

图 11.16 临时阻断肝右动脉和门静脉右支,显露右叶分界线,并用氩气刀电灼标记。术中超声检查明确肝中静脉 (MHV)走行,将肝中静脉留给供者剩余肝侧。在肝表面用电灼法标出汇入 MHV 的 V 段、Ⅷ段静脉,沿标记线离断肝实质

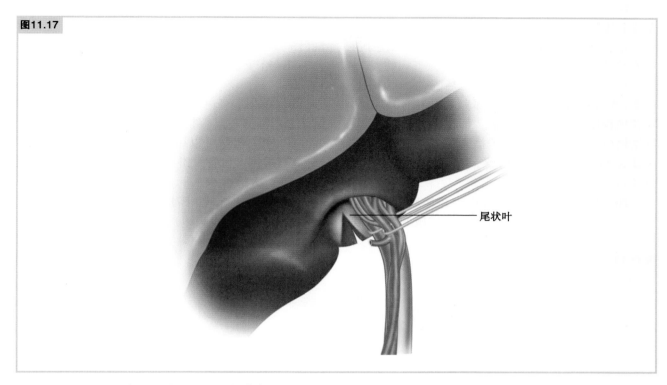

图 11.17　分离尾状叶，以便于肝实质的离断及更加容易地确定离断的后线，并有利于肝门板和右肝管的分离

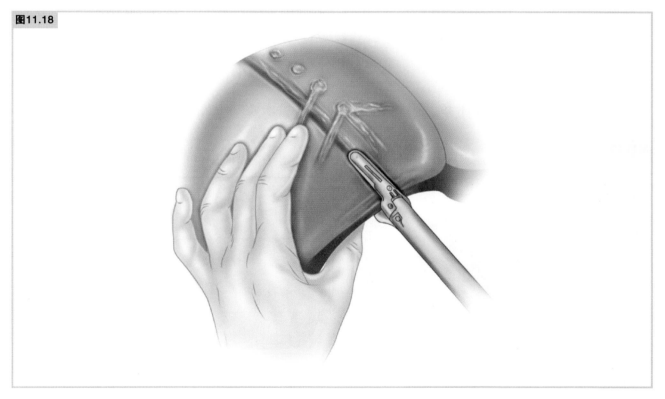

图 11.18　沿标记线，使用超声刀分离切开肝被膜

14. 游离、结扎并离断右叶的肝中静脉分支(第 V 段和Ⅷ段分支)(图 11.20)。如果要在受者移植肝中重建这些分支,应将线结留得长一些,以便于在移除移植物后识别。

15. 分离肝实质下三分之二后,将右肝管锐性切断,然后将肝门板的其余部分切开(图 11.21)。在移植物侧的右肝管断端插入胆道探子,以确认解剖结构(图 11.22)。将探子插入供者剩余侧胆管,确认左肝管远离胆管切缘,并且结构完整(图 11.23)。

16. 为保持离断线笔直,以红色橡胶导管充当"标记线",在其引导下,完成剩余肝实质的离断(图

11.24)。

17. 肝实质离断后,检查切面是否有出血和胆漏(图 11.25)。

18. 给予肝素后,结扎并离断肝右动脉(图 11.26)。

19. 使用 Endo GIA™ 切割闭合器(Covidien)切割闭合门静脉右支(图 11.27)。

20. 肝右静脉可以用 TA™ 切割闭合器(Covidien)离断或用大血管钳钳夹后离断,随后缝合血管残端(图 11.28)。

21. 移出供肝,置于冰上,在操作台上经门静脉灌注冷保存液(图 11.29)。

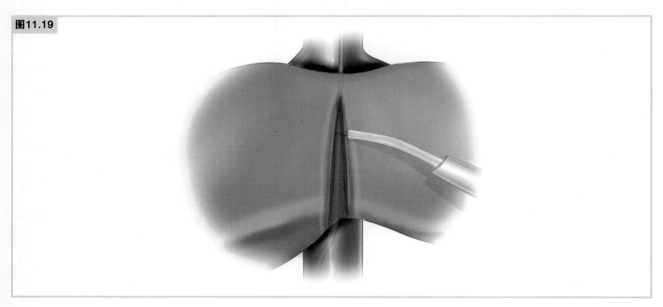

图 11.19　联合使用电刀、超声刀和水刀,完成肝实质的离断

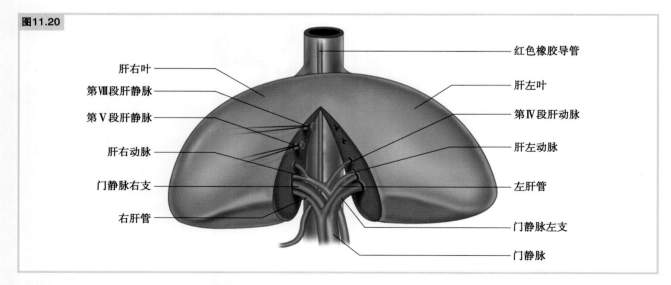

图 11.20　游离、结扎并离断右叶的肝中静脉分支(第 V 段和Ⅷ段分支)。如果要在受者供肝中重建这些分支,应将线结留得长一些,以便于在切取的供肝上识别

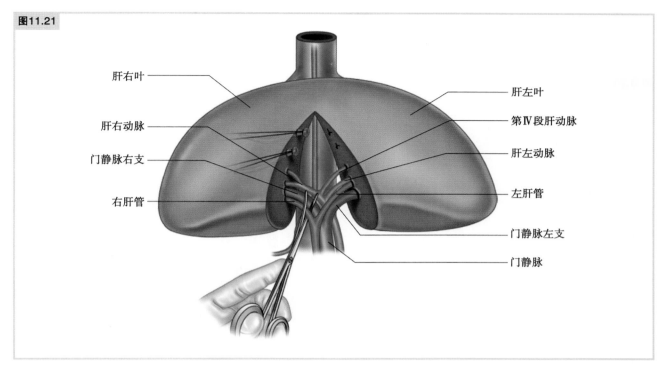

图 11.21　分离肝实质下半部分约 1/3 后，将右肝管锐性切断，然后将肝门板的其余部分切开

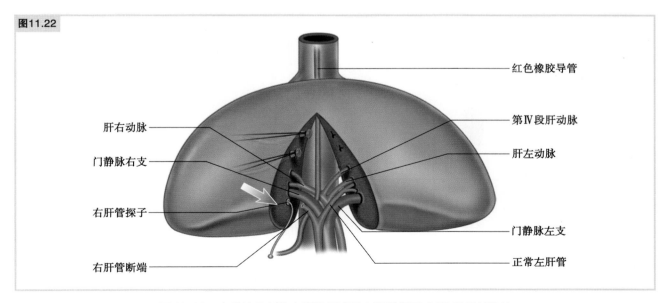

图 11.22　在移植物侧的右肝管断端插入胆道探子，以验证解剖结构

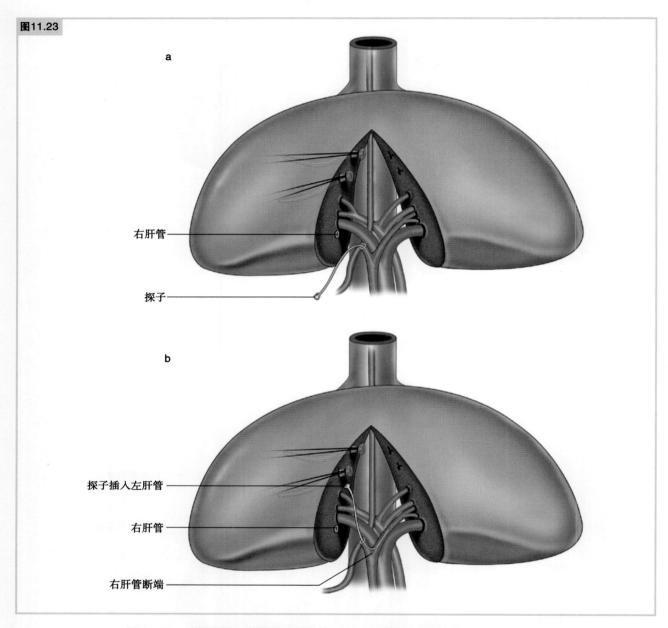

图 11.23 将探子插入供者断端侧胆管,确认左肝管远离胆管切缘,并且结构完整

图11.24

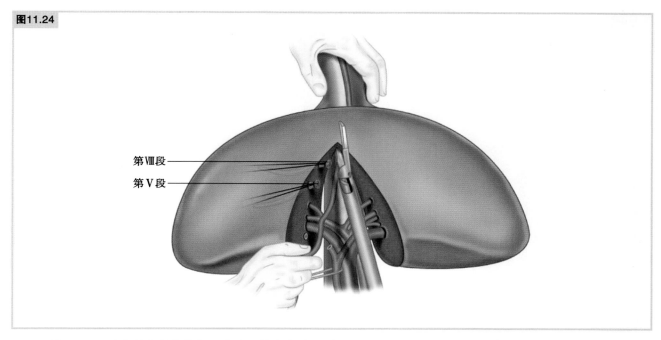

第Ⅷ段

第Ⅴ段

图 11. 24　为保持离断线笔直,以橡胶导管充当"标记线",在其引导下,完成剩余肝实质的离断(即"悬吊法")

图11.25

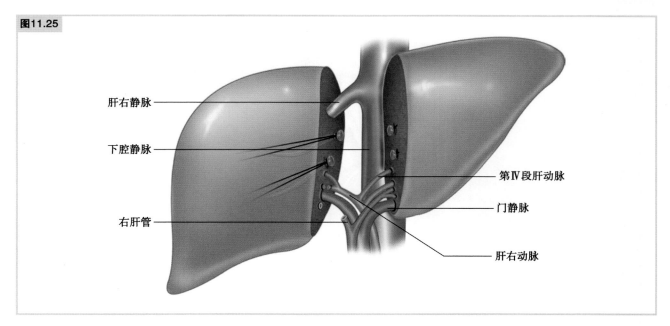

肝右静脉

下腔静脉

右肝管

第Ⅳ段肝动脉

门静脉

肝右动脉

图 11. 25　肝实质离断后,检查切面是否有出血和胆漏

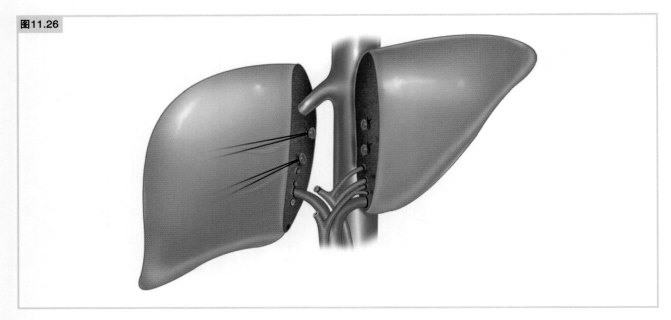

图 11.26　给予肝素后,结扎并离断肝右动脉

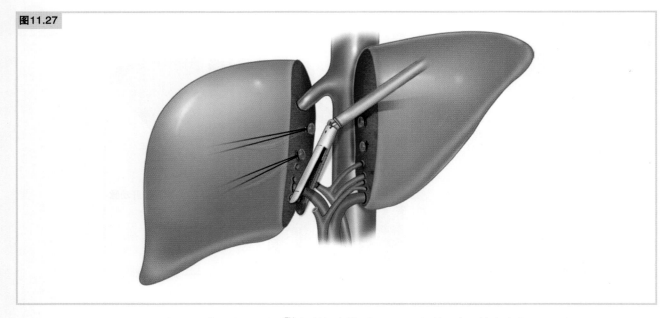

图 11.27　使用 Endo GIA™ 切割闭合器(Covidien)切割闭合门静脉右支

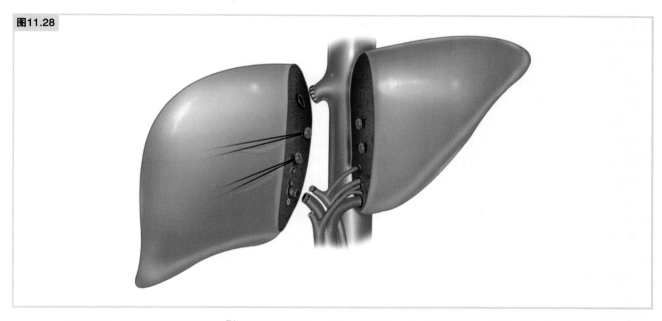

图 11. 28　肝右静脉可以用 TA™ 切割闭合器（Covidien）离断或用大血管钳钳夹后离断后缝合血管残端

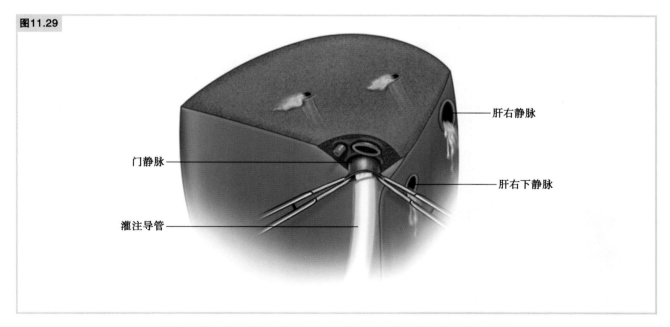

图 11. 29　移出供肝,置于冰上,在操作台上经门静脉灌注冷保存液

11.1.2　受者手术

由于右叶移植物没有自体的腔静脉,受者肝切除术必须使用背驮式肝移植技术保留腔静脉。手术切口(图11.30)包括双肋缘下 V 形["雪佛龙(Chevron)"形]或"奔驰(Mercedes)"形切口。笔者更推荐垂直中线延长的右肋缘下切口,或称为"曲棍球球棍(hockey stick)"形或"雷克萨斯(Lexus)"形切口。

移植肝恢复血流再灌注后需要尽早反复测量门静脉压力和血流量,以确定是否需要调节入肝血流(脾动脉结扎、门腔半转流、脾切除),有助于预防早期的移植肝功能不全或"小肝综合征"(small-for-size syndrome,SFSS)[5-7]。在笔者的实际操作中,临时门腔分流术(图11.31)通常用于减少失血量,维持肝切除术期间的血流动力学稳定性,并避免行静脉-静脉转流。如果存在门静脉压力和/或流量较高(特别是在移植物较小的情况下),需要预先调整流量。在这些情况下,可以在肝切除期间进行门腔静脉侧-侧分流(图11.32a),也可以使用受者门静脉右支(图11.32b)或 6mm 聚四氟乙烯(polytetrafluoroethylene,PTFE)人造血管(图11.32c)行门腔半转流。需要时可在后期移除该搭桥血管。

为了最大限度地提高供者的安全性,笔者提倡将肝中静脉留在供者剩余的肝脏中。如果移植物有粗大的右前叶肝静脉分支(第 V、Ⅷ段),可在操作台上行静脉重建。笔者不断改进右前叶静脉重建技术,例如使用自体肠系膜下静脉(inferior mesenteric vein,IMV)或冷藏保存的髂动脉(图11.33a)直接吻合到受者腔静脉或肝中静脉,使用冷藏血管或膨胀式聚四氟乙烯人造血管(图11.33b)依次行重建血管吻合(将第 V 段、第Ⅷ段、肝右静脉重建后,再与受者下腔静脉吻合)[8]。使用人造血管的优点是成本较低,并且可避免获取受者大隐静脉时的额外切口。为获得移植物最佳流出道,可切开人造血管的后壁和肝右静脉(right hepatic vein,RHV)的前壁,并在操作台上进行侧-侧吻合,"并指化"整形血管流出道(图11.34)。使用侧壁钳钳夹并切开腔静脉前壁,以便于吻合(图11.34)。

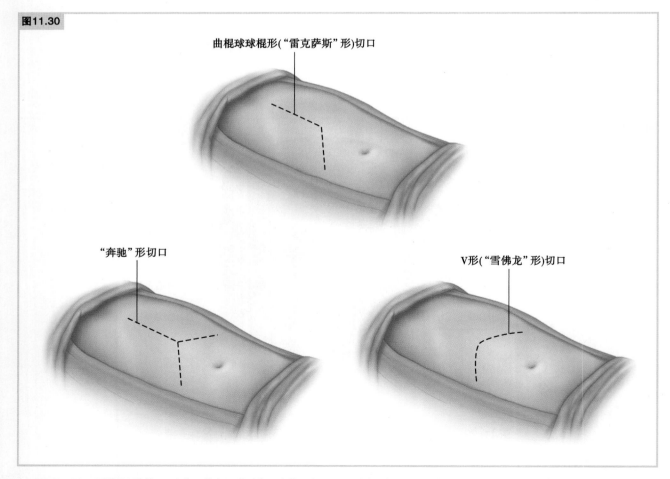

图11.30

曲棍球球棍形("雷克萨斯"形)切口

"奔驰"形切口

V形("雪佛龙"形)切口

图 11.30　活体肝移植可以采用的切口包括双肋缘下切口,V 形或"奔驰"形,或中线长切口。根据外科医生习惯选择切口。"曲棍球球棍"切口可保留左侧腹直肌,有利于术后活动。中线长切口适合于联合手术

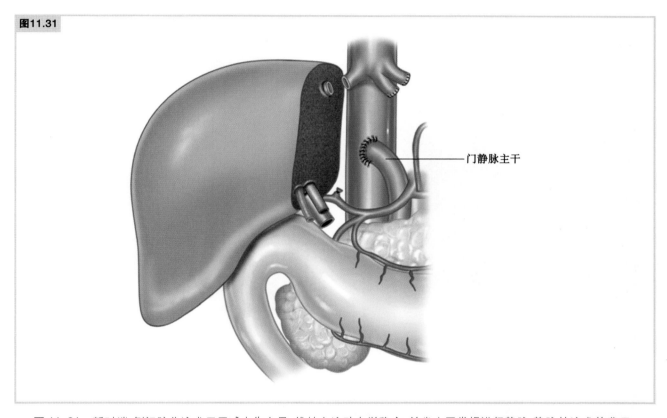

图11.31　暂时端-侧门腔分流术用于减少失血量,维持血流动力学稳定,并省去了常规进行静脉-静脉转流术的费用。为了在重建移植物流出道过程中,维持门腔静脉分流,使用侧壁钳,以避免门腔端侧分流吻合口上方的腔静脉完全阻断

图11.32

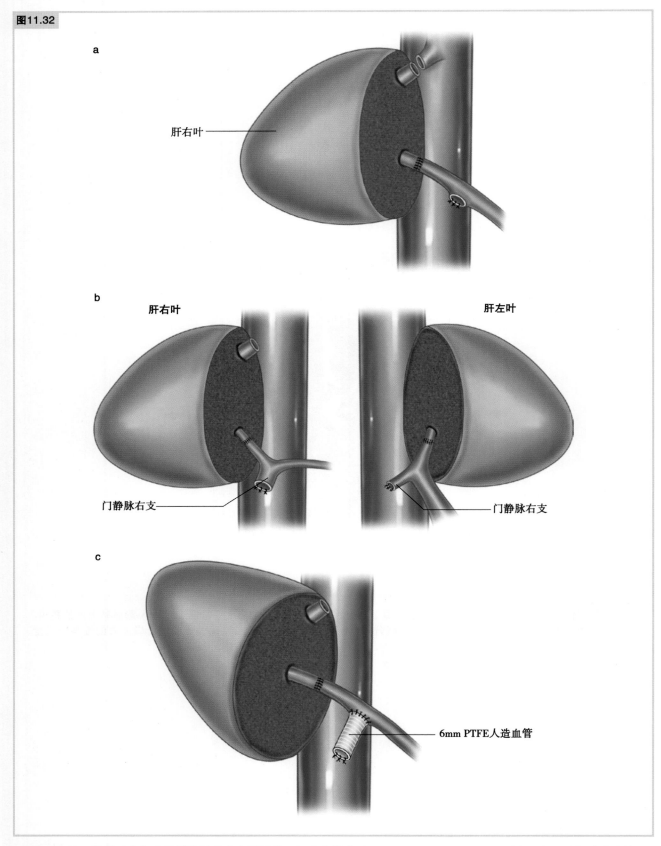

图 11.32　根据压力和流量测量情况决定是否使用门腔半转流(hemi-portocaval shunts, HPCS),也可以行脾动脉结扎或脾切除术。根据受者门静脉的长度、质量,以及与供者门静脉之间的距离,选择行门腔静脉侧-侧分流,也可以利用受者门静脉右支或 6mm 聚四氟乙烯(PTFE)人造血管行门腔半转流

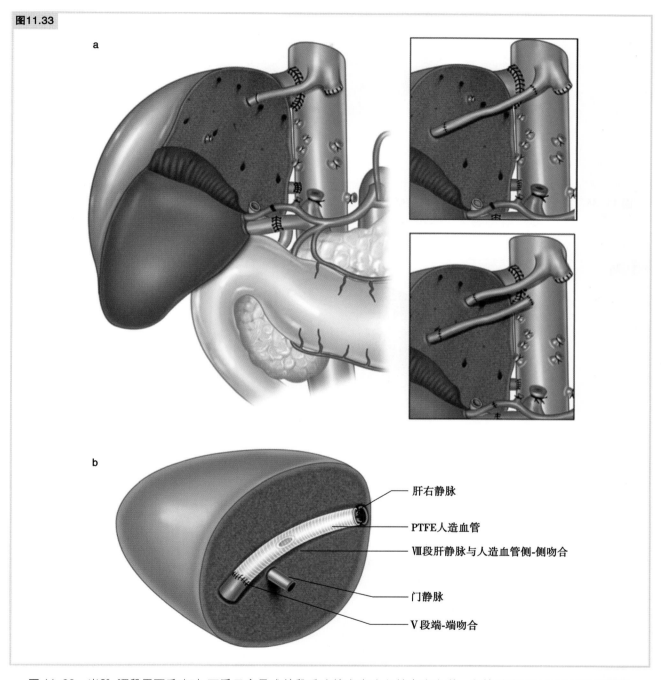

图 11. 33　当 V、Ⅷ段需要重建时,可采用序贯式前段重建技术来建立单个流出道。血管重建可以使用同种髂动脉
(a) 或 6mm 聚四氟乙烯 (PTFE) 人造血管 (b)。如果重建双支门静脉 (b),可通过受者切除的病肝上取一段门静脉分
支,在肝脏修整时的操作台上重建双支门静脉,注意从水平方向垂直旋转 90°,以避免植入时扭曲

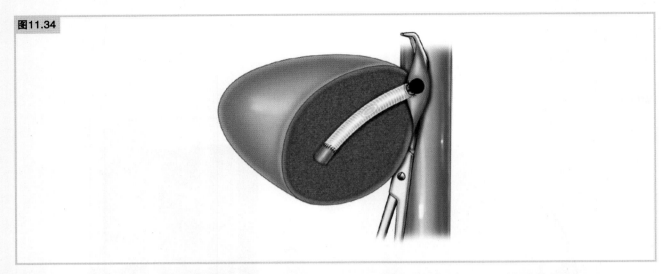

图 11.34   剪开人造血管后壁和肝右静脉前壁,侧-侧吻合达到"并指化"整形,形成单一的大直径流出道,以便与下腔静脉吻合

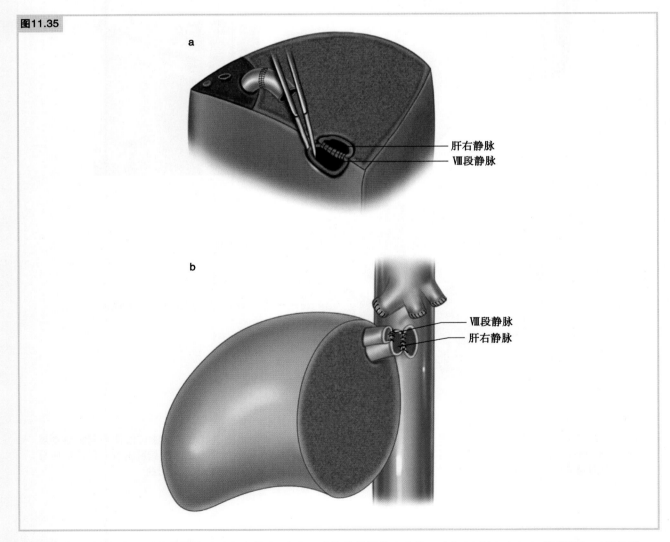

图 11.35   如果较大的Ⅷ段静脉靠近肝右静脉,先在肝脏修整的操作台上将两者行侧-侧吻合(a),然后切开下腔静脉前壁,将侧-侧吻合口与下腔静脉切口吻合(b)

如果较大的Ⅷ段静脉靠近肝右静脉，先在操作台上将两者行侧-侧吻合（图 11.35a）；然后切开下腔静脉前壁，将侧-侧吻合口与下腔静脉切口吻合（图 11.35b）。笔者的做法是：在肝静脉水平以下切开下腔静脉前壁，重建流出道。这样可使移植物在手术区域中处于较低位置，更靠近受者肝门血管，避免再行腔静脉成形术或其他补救措施。

门静脉重建技术（图 11.36）与尸体供肝的重建方法相似。如果供肝门静脉断端接近分叉处，应注意避免缝闭门静脉右后支。肝动脉重建（图 11.37a）最好在高倍放大镜下间断精细缝合，有些肝移植中心更喜欢使用显微镜进行缝合。如果因动脉夹层引起受者肝动脉血栓形成（hepatic artery thrombosis，HAT），可利用受者的其他动脉血管进行重建，例如足够长的脾动脉（图 11.37b）、胃十二指肠动脉、胃网膜动脉，或利用异体血管进行肝动脉重建。如果肝动脉夹层延伸至移植物内，一般无法进行血管重建，需要再次移植。胆道重建方法见第 10 章所述。

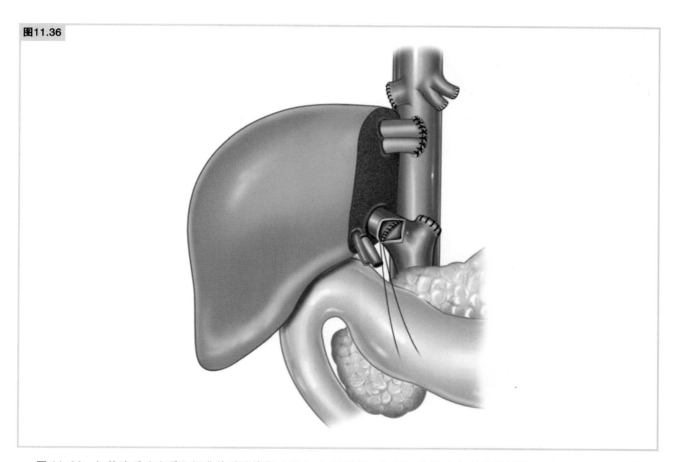

图11.36

图 11.36　门静脉重建应采取标准的后壁外翻式缝合，如图所示。如果门静脉右支断端接近前/后分叉，应避免意外缝闭后段分支

图11.37

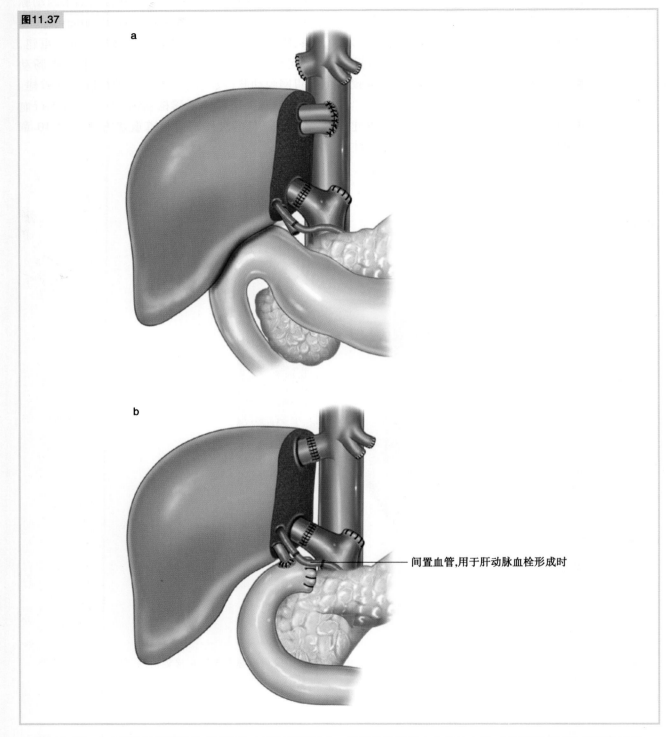

间置血管,用于肝动脉血栓形成时

图 11. 37　(a)肝动脉重建最好在高倍放大镜下间断缝合。笔者常规使用 4.5 倍放大镜,也有肝移植中心在显微镜下进行缝合。(b)如果由于受者动脉夹层引起肝动脉血栓形成,可以用受者动脉血管(如足够长的脾动脉)进行搭桥重建动脉吻合

11.2　包含肝中静脉的右半肝肝移植

在包含肝中静脉的成人-成人右叶活体肝移植中,前段的静脉引流主要依靠肝中静脉的分支[9]。为了确保有效的静脉引流和最佳的移植物功能[10-13],通常利用包含肝中静脉的肝右叶移植物进行移植。已经证明,在移植后早期,包含肝中静脉的移植肝可以促进肝脏再生并减轻短暂性高胆红素血症[14,15]的发生。这效果可能是得益于减轻了移植物的淤血,更好地维持了线粒体呼吸功能和氧合[16]。包含肝中静脉的右半肝肝移植,是安全且有益于受者存活的[10,17]。此外,长期随访提示,包括MHV 的供者右半肝切取术,可以保存较好的肝脏功能和促进肝脏再生[18,19]。

但是受者与供者肝中静脉端-端吻合会导致流出道阻塞。静脉成形术可以得到良好的静脉引流效果[20]。尽管受者的肝中静脉重建存在技术上的挑战,但近年来肝中静脉重建技术得到了改进和简化,它可以作为包含肝中静脉的肝右叶移植的标准技术[12,21,22]。

总之,只要认真注意手术技术、影像学检查和围手术期处理,使用包含肝中静脉的右叶活体供肝肝移植是安全的。在过去的 20 年中,这种挽救生命的手术取得了很好的疗效。

11.2.1　供者手术

图 11.38a 显示了供者扩大的右叶切取术(Ⅴ、Ⅵ、Ⅶ、Ⅷ段和Ⅳ段的边缘部分)手术过程。术中超声检查可用于识别肝脏的主要脉管系统,尤其是肝左、中静脉交界处的解剖结构以及是否存在肝右后下静脉。胆囊切除术并行术中胆管造影可以显示各种胆道变异,特别是右后段胆管引流的变异。将肝右动脉游离至胆总管的右侧,并游离门静脉右支,结扎、离断引流尾状叶的分支。游离肝右叶和肝右静脉的肝外部分。如存在肝右后下静脉,应予以分离和保留。应在肝中静脉的左侧离断肝实质,以避免离断面两侧肝脏淤血。靠近肝断面切断右肝管,避免影响 Glissonian 鞘。离断肝脏至肝中静脉与肝左静脉或下腔静脉的汇合处。如果肝中静脉汇入肝左静脉,应将其充分游离。应尽可能保留进入肝中静脉的主要Ⅳb 段肝静脉。移植物完全从肝左叶离断后,将门静脉右支、肝右动脉和肝静脉分别钳夹并离断。

11.2.2　移植物植入

用聚丙烯缝合线端-端缝合肝右静脉、肝中静脉,植入肝脏(图 11.38b)。在不中断门脉左支旁路的情况下,直接进行门静脉右支端-端吻合。恢复肝脏血流并止血后,用显微外科技术进行肝动脉吻合。胆道重建的首选方法是 6-0 PDS 缝线进行胆管端端吻合,无需留置支架或 T 型管。另一种方法是放置支架的胆管空肠端-侧 Roux-en-Y 吻合术。

11.2.3　肝静脉成形术

在肝脏修整操作台上,用两根 6-0 Prolene 缝线把肝中静脉(MHV)与肝右静脉(RHV)缝合成一个共同开口(图 11.39a)。将供肝肝中静脉和肝右静脉缝合后新形成的隔膜垂直剪开,横向缝合(图 11.39b)。缝闭受者肝中静脉和肝左静脉。横向夹闭下腔静脉。纵向测量受者肝右静脉开口,如果长度与移植物肝中静脉和肝右静脉共同开口大小不匹配,将受者肝右静脉开口向尾侧扩大。水平剪开下腔静脉,其开口大小应与移植物中肝中静脉和肝右静脉共同开口相匹配(图 11.39c)。修剪下腔静脉切口两侧的静脉壁,形成一个大的三角形开口,并与移植物的肝静脉开口相匹配(图 11.39d)。用 5-0 Prolene 线缝合(图 11.40)。

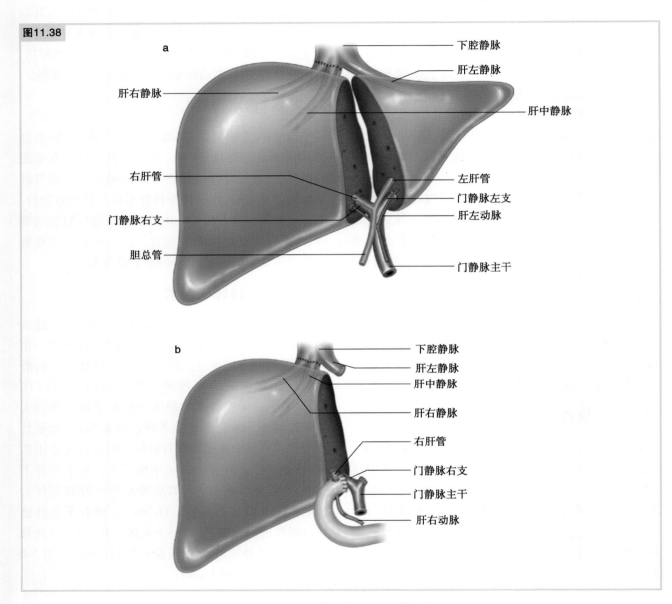

图11.38

a

下腔静脉

肝左静脉

肝右静脉

肝中静脉

右肝管

左肝管

门静脉左支

肝左动脉

门静脉右支

胆总管

门静脉主干

b

下腔静脉

肝左静脉

肝中静脉

肝右静脉

右肝管

门静脉右支

门静脉主干

肝右动脉

图 11. 38　（a）捐献者手术。（b）移植物植入

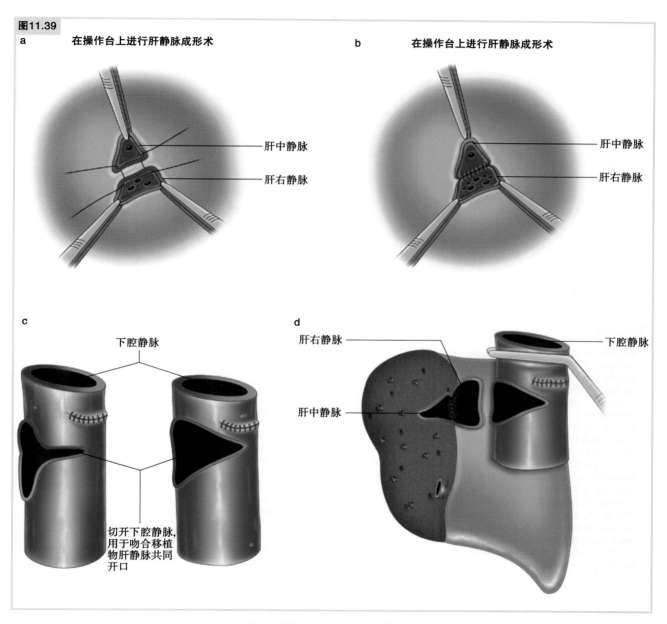

图 11.39　（a~d）肝静脉成形术

图11.40

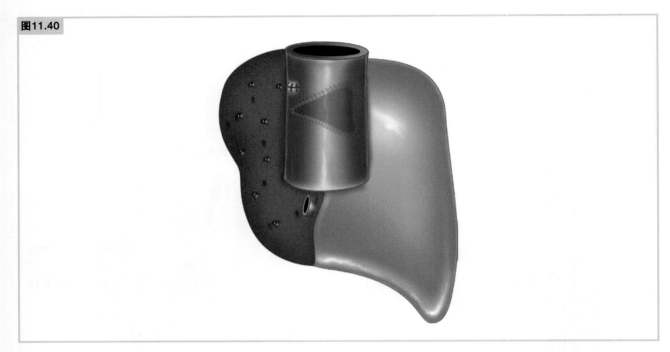

图 11. 40 用 5-0 Prolene 线缝合

（张水军 译 万赤丹 审）

参考文献

1. Surman OS. The ethics of partial-liver donation. N Engl J Med. 2002;346:1038.
2. Lo CM, Fan ST, Liu CL, Lo RJ, Lau GK, Wei WI, et al. Extending the limit on the size of adult recipient in living donor liver transplantation using extended right lobe graft. Transplantation. 1997;63:1524–8.
3. Fan ST, Lo CM, Liu CL. Technical refinement in adult-to-adult living donor liver transplantation using right lobe graft. Ann Surg. 2000;231:126–31.
4. Lo CM, Fan ST, Liu CL, Yong BH, Wong Y, Lau GK, et al. Lessons learned from one hundred right lobe living donor liver transplants. Ann Surg. 2004;240:151–8.
5. Yamada T, Tanaka K, Uryuhara K, Ito K, Takada Y, Uemoto S. Selective hemi-portocaval shunt based on portal vein pressure for small-for-size graft in adult living donor liver transplantation. Am J Transplant. 2008;8:847–53.
6. Lo CM. Splenic artery occlusion for small-for-size syndrome: better late than never but early is the best. Liver Transpl. 2009;15:124–5.
7. Sato Y, Yamamoto S, Oya H, Nakatsuka H, Tsukahara A, Kobayashi T, et al. Splenectomy for reduction of excessive portal hypertension after adult living-related donor liver transplantation. Hepato-Gastroenterology. 2002;49:1652–5.
8. Pomposelli JJ, Akoad M, Khwaja K, Lewis WD, Cheah YL, Verbesey J, et al. Evolution of anterior segment reconstruction after live donor adult liver transplantation: a single-center experience. Clin Transpl. 2012;26:470–5.
9. Fan ST, De Villa VH, Kiuchi T, Lee SG, Makuuchi M. Right anterior sector drainage in right-lobe live-donor liver transplantation. Transplantation. 2003;75(3 Suppl):S25–7.
10. Fan ST, Lo CM, Liu CL, Wang WX, Wong J. Safety and necessity of including the middle hepatic vein in the right lobe graft in adult-to-adult live donor liver transplantation. Ann Surg. 2003;238:137–48.
11. de Villa VH, Chen CL, Chen YS, Wang CC, Lin CC, Cheng YF, et al. Right lobe living donor liver transplantation--addressing the middle hepatic vein controversy. Ann Surg. 2003;238:275–82.
12. Sugawara Y, Makuuchi M, Sano K, Imamura H, Kaneko J, Ohkubo T, et al. Vein reconstruction in modified right liver graft for living donor liver transplantation. Ann Surg. 2003;237:180–5.
13. Kasahara M, Takada Y, Fujimoto Y, Ogura Y, Ogawa K, Uryuhara K, et al. Impact of right lobe with middle hepatic vein graft in living-donor liver transplantation. Am J Transplant. 2005;5:1339–46.
14. Chen HL, Tsang LL, Concejero AM, Huang TL, Chen TY, Ou HY, et al. Segmental regeneration in right-lobe liver grafts in adult living donor liver transplant. Clin Transpl. 2012;26:694–8.
15. Mizuno S, Iida T, Yagi S, Usui M, Sakurai H, Isaji S, Uemoto S. Impact of venous drainage on regeneration of the anterior segment of right living-related liver grafts. Clin Transpl. 2006;20:509–16.
16. Mitsuta H, Ohdan H, Fudaba Y, Irei T, Tashiro H, Itamoto T, Asahara T. Near-infrared spectroscopic analysis of hemodynamics and mitochondrial redox in right lobe grafts in living-donor liver transplantation. Am J Transplant. 2006;6:797–805.
17. Cattral MS, Molinari M, Vollmer CM Jr, McGilvray I, Wei A, Walsh M, et al. Living-donor right hepatectomy with or without inclusion of middle hepatic vein: comparison of morbidity and outcome in 56 patients. Am J Transplant. 2004;4:751–7.
18. Chan SC, Lo CM, Wong Y, Liu CL, Fan ST. Long-term biological consequences of donor right hepatectomy including the middle hepatic vein in adult-to-adult live donor liver transplantation. Liver Transpl. 2006;12:259–63.
19. Shah SA, Grant DR, Greig PD, McGilvray ID, Adcock LD, Girgrah N, et al. Analysis and outcomes of right lobe hepatectomy in 101 consecutive living donors. Am J Transplant. 2005;5:2764–9.
20. Liu CL, Zhao Y, Lo CM, Fan ST. Hepatic venoplasty in right lobe live donor liver transplantation. Liver Transpl. 2003;9:1265–72.
21. Lo CM, Fan ST, Liu CL, Wong J. Hepatic venoplasty in living-donor liver transplantation using right lobe graft with middle hepatic vein. Transplantation. 2003;75:358–60.
22. Concejero A, Chen CL, Wang CC, Wang SH, Lin CC, Liu YW, et al. Donor graft outflow venoplasty in living donor liver transplantation. Liver Transpl. 2006;12:264–8.

第 12 章　改良式右半肝移植术

Sung-Gyu Lee

移植肝体积不足是制约成人活体供肝移植（living-donor liver transplantation，LDLT）的主要因素。肝右叶活体供肝移植技术的发展使这一问题得到了解决，增加了很多患者对肝移植的选择。但是，即使移植较大的肝右叶，如果包含肝中静脉（middle hepatic vein，MHV）回流，"小肝综合征"（small-for-size graft syndrome）仍有可能会发生。虽然移植肝体积大小是成功进行成人 LDLT 的基础，但在右肝移植中确保良好的右前叶静脉回流可以最大限度地保证移植肝组织的功能。良好的静脉回流对于移植肝功能及组织再生至关重要。

12.1　肝中静脉解剖

肝中静脉位于左、右半肝之间，大部分肝中叶（Ⅳ段）及右前叶（Ⅴ、Ⅷ段）的静脉经此回流（图 12.1）。肝中静脉沿途接收右肝Ⅴ段约 15 支、Ⅷ段约 18 支、左肝Ⅳ段大约相同数目的静脉属支汇入。从解剖学角度，85% 的右半肝供者的肝中静脉是其主要的回流静脉。供者术前三维 CT 扫描结果显示，约 43% 的供者肝中静脉粗细与肝右静脉相仿，另有 14% 大于肝右静脉。在成人 LDLT 中，由于常见的移植肝体积不足以及手术并发症发生率较高，导致受者的安全界限较窄。为了既确保供者的安全，又要解决移植肝体积的不足问题，必须保证良好的肝中静脉回流以避免移

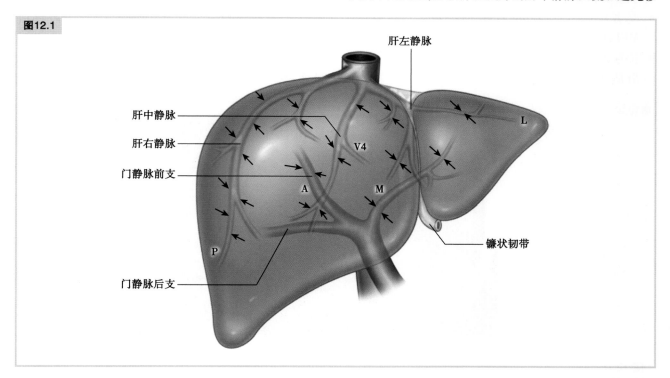

图 12.1　肝中静脉（MHV）解剖

植后的右前叶淤血损伤,并使移植物功能最大化。我们在实践中发现,肝中静脉回流不畅是影响右叶 LDLT 受者术后并发症及院内死亡的独立危险因素之一。

12.2　保留肝中静脉回流方式

在供肝切取时右叶供肝的肝中静脉回流可以通过如下 2 种方法保留:

- 扩大的右叶供肝,肝中静脉主干即可包括在供肝中。
- 改良式右叶供肝,保留来源于右前叶肝中静脉的属支,在修整时利用间置的血管予以重建。

扩大的右叶供肝由于剩余的左肝组织没有肝中静脉,增加了供者的风险,几乎所有的供者都会发生不同程度的肝中叶淤血损伤。扩大的右叶供肝虽然保证了右前叶静脉回流,但却牺牲了左侧剩余肝的回流。改良式右叶供肝基于供者术前 CT 三维重建和术中超声引导,切取时通过对 V 段、Ⅷ 段静脉精细的解剖和细心操作,保留足够大的肝中静脉属支,可以达到与扩大右叶供肝同样的肝功能,同时确保剩余肝良好的静脉回流,降低供者手术风险。

12.3　改良式右肝移植适应证

通过属支重建保留肝中静脉回流的右叶供肝必须考虑如下情况:

- 受者病情严重(Child 肝功能分级大于 B 级,或 MELD 评分>15);
- 拟移植供肝体积相对较小(移植肝体积小于受者肝估计标准体积 60%);

- 移植供肝来源为高龄供者(年龄>50 岁);
- CT 三维重建或 MR 扫描提示供者肝中静脉是主要回流途径;
- CT 体积测定提示肝右前叶体积大于肝右后叶。

术前及术中均可对肝淤血体积进行评估。术前,如果 CT 三维重建显示肝 V 段及Ⅷ段静脉回流到肝中静脉的属支大于 5mm,或肝右静脉相对较细(或多支),需要考虑重建肝中静脉属支。术中,右前叶(anterior sector,AS)淤血体积可在供肝切取时,肝实质横断之后精确评估。首先,夹闭肝右动脉 5 分钟之后肝右前叶颜色变浅(肝动脉夹闭实验)。然后,解除肝动脉夹闭后术中多普勒超声,如果流向右前叶的门静脉血流变为逆流趋势,则该区域即被确认为淤血区。如果淤血区面积较大,并且估计拟移植肝体积小于受者标准肝体积的 50%时,肝中静脉属支也应重建。

12.4　肝中静脉解剖的重要性

肝中静脉位于肝中叶(medial sector,MS,Ⅳ 段)与肝右前叶(V、Ⅷ段)之间,从解剖学上并不从属于任何肝叶。超过 60%潜在供者的大部分肝右前叶及肝中叶通过肝中静脉回流(图 12.1)。在供者肝右叶或扩大肝右叶切取时,供者残余肝中叶或移植肝肝右前叶因受损的 MHV 流出道所导致的肝淤血容量,应通过术前容积或功能 CT 进行评估,以确保供者安全和受者的顺利恢复。

无论行供肝左叶或右叶切取术,剩余肝或移植肝均面临着缺血或淤血的风险。术前对供者 CT 三维重建可以清楚地显示肝中静脉粗细和属支的数目,以及了解肝右叶的回流是以肝右静脉还是肝中

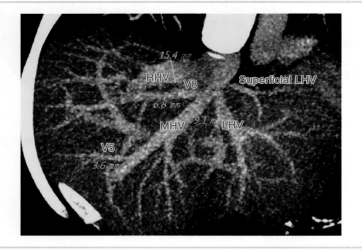

图12.2

图 12.2　影像学提示供肝静脉回流以肝右静脉为主,但是,可见一条足够的Ⅷ段肝静脉将肝右前叶血液回流入肝中静脉。RHV,肝右静脉;MHV,肝中静脉;LHV,肝左静脉;Superficial LHV,浅表肝中静脉;V5,V 段肝静脉;V8,Ⅷ段肝静脉

静脉为主。图 12.2 显示供肝回流以肝右静脉为主（肝右静脉口径 15.4mm，肝中静脉 9.1mm），但是，可见一支足够大小的Ⅷ段肝静脉（6.8mm）引流肝右前叶入肝中静脉。足够大小的定义是 V 段或Ⅷ段的肝静脉口径至少大于 5mm，在笔者中心，所有这样的属支均常规重建。我们在该病例中因估计供者剩余

左肝叶体积为其肝总体积的 31%，并且受者移植肝/剩余肝左叶比值为 48%，切取改良右叶供肝（而非扩大的右叶供肝）。尽管该病例 V 段肝静脉口径较小，仅为 3.6mm，但是，因受者病情严重，MELD 评分高（>20），所以，我们采用了将较细的静脉切开扩大成型重建的方式，以最大限度的保证移植肝的功能。

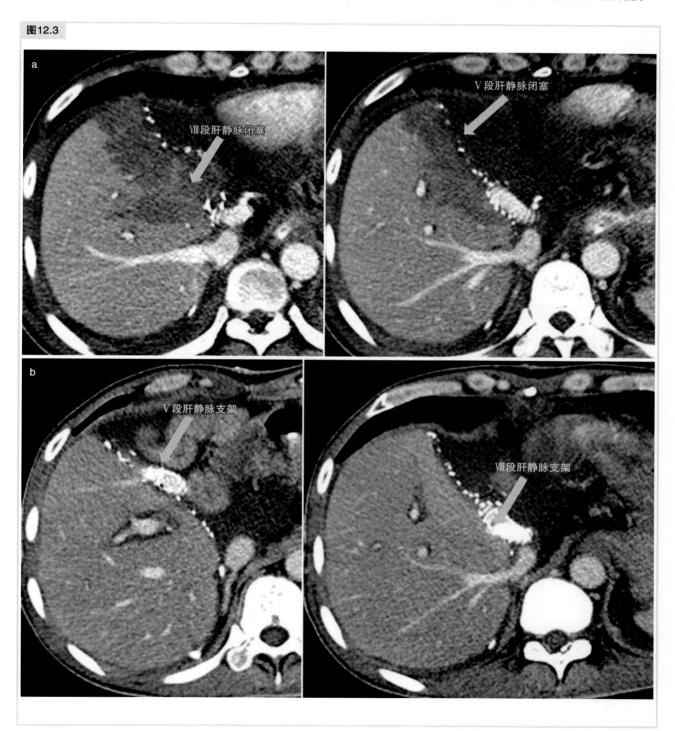

图 12.3　（a）术后第 1 天，因术中 V 段、Ⅷ段肝静脉重建时间置的人造血管闭塞导致肝右前叶淤血。（b）经颈静脉肝静脉支架术后 1 周，CT 扫描显示右前叶淤血完全解除

在这个特殊的病例中显示了右前叶移植物回流不佳的风险。即术后第 1 天,术中供肝 V 段、Ⅷ段肝静脉重建时间置聚四氟乙烯(polytetrafluoroethylene,PTFE,Gore-Tex)人造血管发生闭塞导致右前叶移植物出现淤血(图 12.3a)。立即施行经颈静脉肝静脉支架,解除 V 段/Ⅷ段肝静脉与人造血管 PTFE 吻合处的闭塞。支架术后 1 周随访 CT 扫描显示右前叶淤血完全消除(图 12.3b)。

图 12.4 显示了右叶供肝、扩大的右叶供肝以及改良式右叶供肝的区别。间置的血管可取自受者自身,如大隐静脉、门静脉、肝中静脉、副脐静脉(来自移植肝)。另外,也可以使用低温保存的尸体髂静脉或髂动脉,或者无自身髂静脉可用时,也可使用聚四氟乙烯(PTFE)人造血管。

12.5　供肝切取术

本部分介绍供者改良式右半肝切取的详细步骤。取右肋弓下弧形切口剖腹探查,常规切除胆囊。术中经胆囊管行胆道造影(intraoperative cholangiography,IOC)明确胆道解剖。游离右肝、放置悬吊带协助横断肝实质。于第一肝门处游离右肝动脉及门静脉,用电刀在肝表面标记缺血线(Cantlie line,坎特利线)。沿标记线离断肝实质,显露肝中静脉、V 段及Ⅷ段肝静脉属支。离断 V 段及Ⅷ段肝静脉属支,继续离断肝实质直至近于完成。此时,将右肝管用橡皮筋悬吊标记后,再次行胆道造影判定胆管离断的合适位置。离断胆管,劈开尾状叶。经胆囊管再次对剩余左半肝行胆道造影,行胆漏试验。离断肝右静脉、动脉及门静脉后,移出右叶供肝转送到后台修整。

手术中应仔细显露肝中静脉主干,以辨认 V 段肝中静脉属支和减少术中出血(图 12.5a)。显露 V 段肝静脉与肝中静脉汇合处的前提是肝中静脉要能充分显露出来。右肝切取的最佳平面为中线沿着主裂即 Cantlie 线(康德黎线)。如图 12.5 所示,两支发自肝中静脉主干(蓝色标记)的 V 段肝静脉(黄色

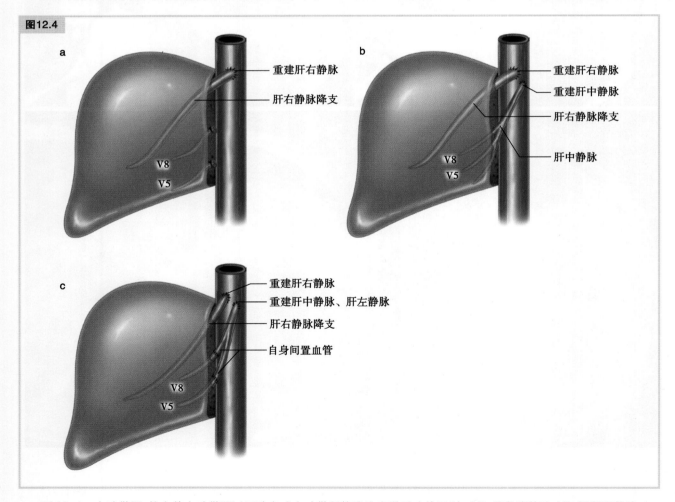

图 12.4　右叶供肝、扩大的右叶供肝以及改良式右叶供肝静脉流出道重建的区别。V5,V 段肝静脉;V8,Ⅷ段肝静脉

标记)在肝实质离断早期即被分离显露。Ⅴ段肝静脉在供肝侧用 Hemolock 阻断,肝中静脉在保留肝侧,利用血管夹夹闭(图 12.6a)。离断肝静脉,根部用 6-0 Prolene 线连续缝合。向深部离断肝实质至Ⅷ段,收紧悬吊带帮助显露Ⅷ段与肝中静脉连接部,并用血管吊带悬吊(图 12.6b)。

当肝实质离断接近完成时,利用橡皮筋标签(rubber-band tagging,RBT)确定右肝管具体离断位置,并予以横断。为了决定胆管离断位置和尽量保证胆管离断后仅有一个或尽可能少的开口,用长度为 10~15mm 的不透射线橡皮筋(取自于商家生产的外科纱布上的一段蓝色不透射线标记物)横向标记右肝管预切除处,并提拉缝线以防止在切肝操作时移位(图 12.7a,b)。通过胆囊管行胆道造影判断橡皮筋标记处与胆管预切处的关系(图 12.7c)。如果橡皮筋标记处位置合适,即可在两处标记之间小心地锐性离断胆管(图 12.7d)。

图 12.8 显示离断后供肝侧断面可见有 Hemoock 的 Ⅴ 段、Ⅷ段静脉和保留侧肝左叶显露的肝中静脉。

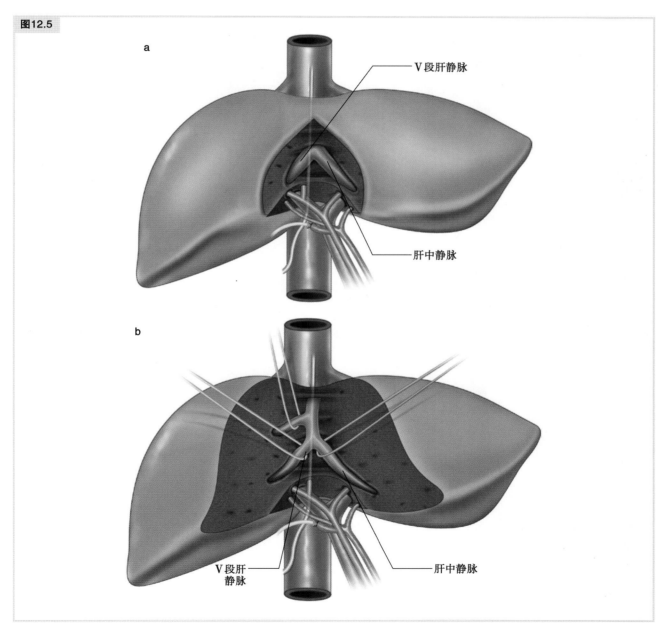

图12.5

图 12.5　改良式供者右半肝切取术。(a)2 支发自肝中静脉主干(蓝色标记)的Ⅴ段肝静脉(黄色标记)在肝切除早期即被分离显露。(b)分别于供肝侧夹闭Ⅴ段肝静脉,剩余肝侧夹闭肝中静脉

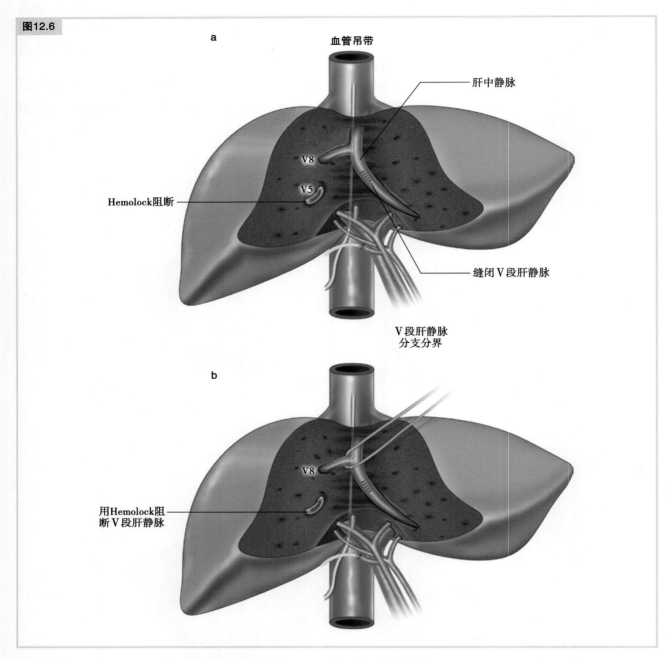

图 12.6 （a）离断结扎肝中静脉。（b）显露并标记Ⅴ段、Ⅷ段肝静脉及肝中静脉汇合部。V5，Ⅴ段肝静脉；V8，Ⅷ段肝静脉

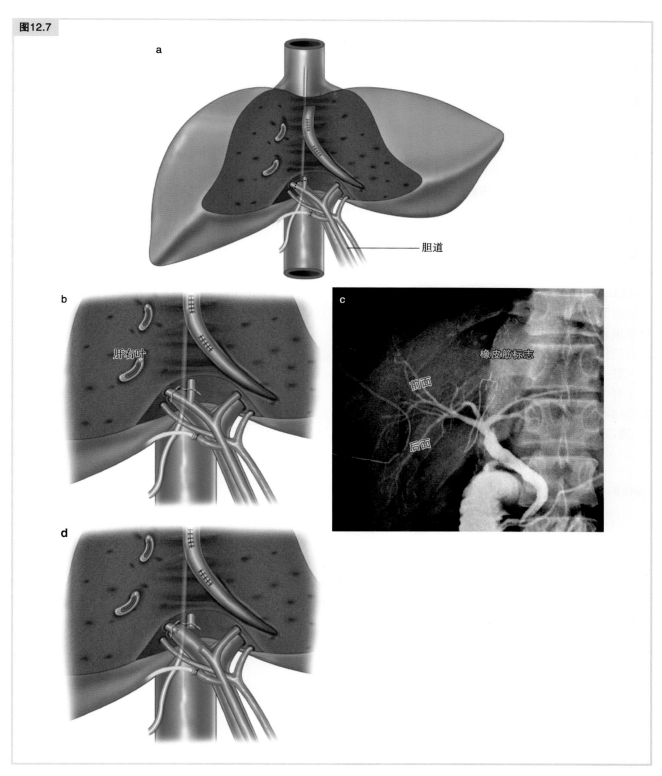

图 12.7 （a,b）利用不透射线的标记物标记右肝管预切处并牵拉固定。（c）经胆囊管行胆道造影判断橡皮筋标记与胆管预切处的关系。（d）于标记之间锐性离断胆管

完成供肝切取后,右前叶移植到受者,其淤血体积可以通过夹闭右肝动脉5分钟(肝动脉夹闭试验),观察肝脏表面变色范围予以精确的估计(图12.9)。

12.6　供肝修剪步骤

切取的肝离体后去除Ⅴ段、Ⅷ段肝静脉的hemo-lock夹,用4℃的HTK溶液2L通过门静脉进行灌注。为避免右前叶淤血,如图12.10所示的右叶供肝,只有一条主要的Ⅴ段和Ⅷ段肝静脉(≥10mm)需要重建。在我们的实际工作中,即使移植肝体积与受者肝标准体积比(GV/SLV)大于50%,对较大的Ⅴ段、Ⅷ段肝静脉(≥5mm)都常规重建。另外,当GV/SLV小于50%时或者受者移植前状态较差(MELD>15)时,为使肝细胞功能最大化,我们仍会尝试对肝中静脉所有小的属支(3~5mm)予以重建。对于供者残余左肝体积大于其全肝体积的30%且无淤血的情况下,我们选择扩大的右叶供肝。

肝中静脉属支主动而细致的重建是实施改良式右半肝LDLT成功的基础。Ⅴ段、Ⅷ段静脉与间置血管吻合口的早期狭窄或技术性梗阻常常发生在Ⅴ段、Ⅷ段肝静脉开口较细及人造血管直径较细时。

为了避免这种情况,可以对Ⅴ段、Ⅷ段肝静脉的开口末端进行切开扩大成型。这一简单的操作,可以扩大并延长Ⅴ段及Ⅷ段肝静脉开口约1.5倍(图12.11)。

应用间置血管重建静脉流出道。一般来说,冷藏保存的尸体髂静脉是最好的,其口径足够(>10mm)、使用方便、可长期维持通畅。但是,也可应用自体大隐静脉(great saphenous vein,GSV)、Y形分叉的门静脉、扩张的副脐静脉,或者供肝多余的肝静脉。将移植物在拟吻合处做与Ⅴ段、Ⅷ段肝静脉口径匹配的椭圆形切开,用6-0 Prolene线连续缝合,完成Ⅴ段、Ⅷ段肝静脉与间置血管的吻合(图12.12)。缝合时,助手提拉连续缝合线不要太紧,以防出现荷包效应造成吻合口狭窄。

如没有可用的同种血管,可选用人造血管,如直径大于12mm的环状PTFE移植物,其管腔能保持通畅性,是一种可接受替代方法(图12.13)。如图12.13所示,将Ⅴ段、Ⅷ段肝静脉的两个属支用大隐静脉或冷藏的动脉补片成型为一个开口。在PTFE移植物上做与成型的Ⅴ段、Ⅷ段肝静脉补片口径相匹配的卵圆或椭圆形开口,仔细完成吻合,防止荷包效应。为了实现安全可靠的吻合,要去除PTFE移植物吻合口处包括多个环的半周。

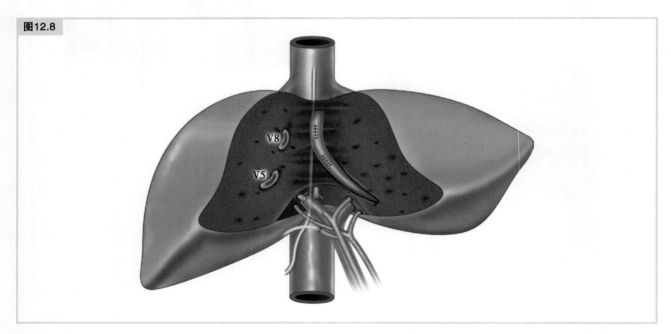

图12.8

图12.8　离断后供肝侧断面带有Hemolock的Ⅴ段、Ⅷ段静脉和显露在保留侧肝左叶的肝中静脉。V5,Ⅴ段肝静脉;V8,Ⅷ段肝静脉

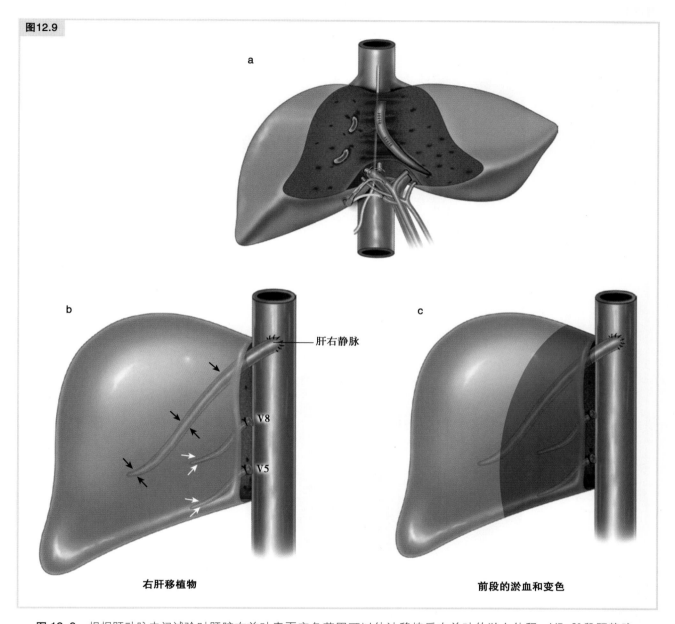

图12.9

右肝移植物　　　　　　　　　　　　　　　　　　　　　**前段的淤血和变色**

肝右静脉

V8

V5

图 12.9　根据肝动脉夹闭试验时肝脏右前叶表面变色范围可以估计移植后右前叶的淤血体积。V5，Ⅴ段肝静脉；V8，Ⅷ段肝静脉

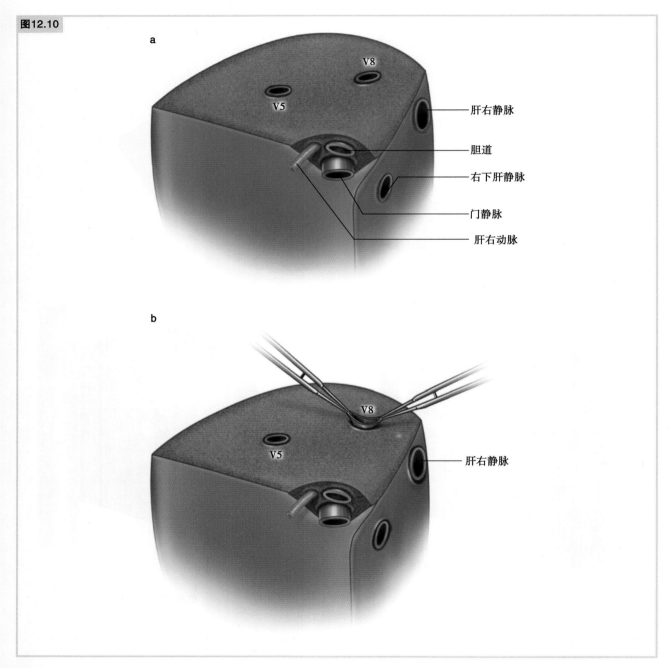

图 12.10　（a，b）本例右叶供肝，为避免肝右前叶淤血，仅有 1 根主要 V 段和Ⅷ段的肝静脉需要重建。V5，Ⅴ段肝静脉；V8，Ⅷ段肝静脉

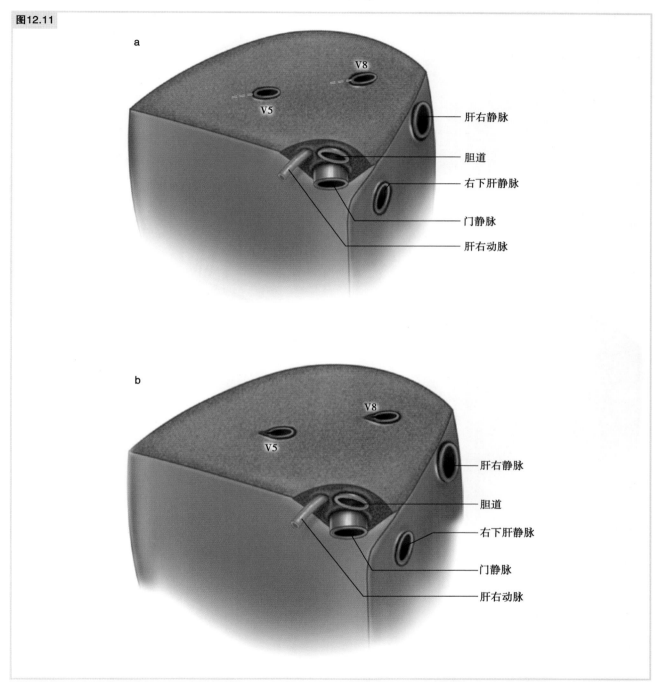

图 12.11　（a，b）本例右叶供肝，为避免肝右前叶淤血，仅有一根主要 V 段和Ⅷ段的肝静脉需要重建。V5，V 段肝静脉；V8，Ⅷ段肝静脉

图12.11

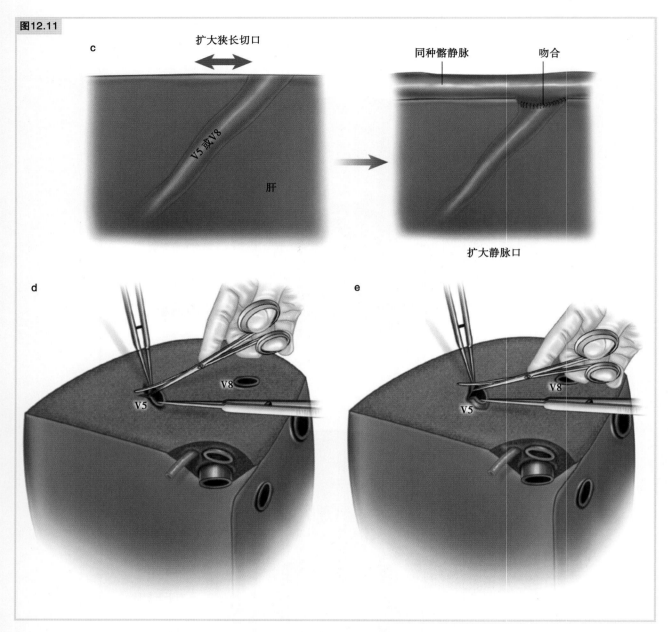

图 12. 11(续)

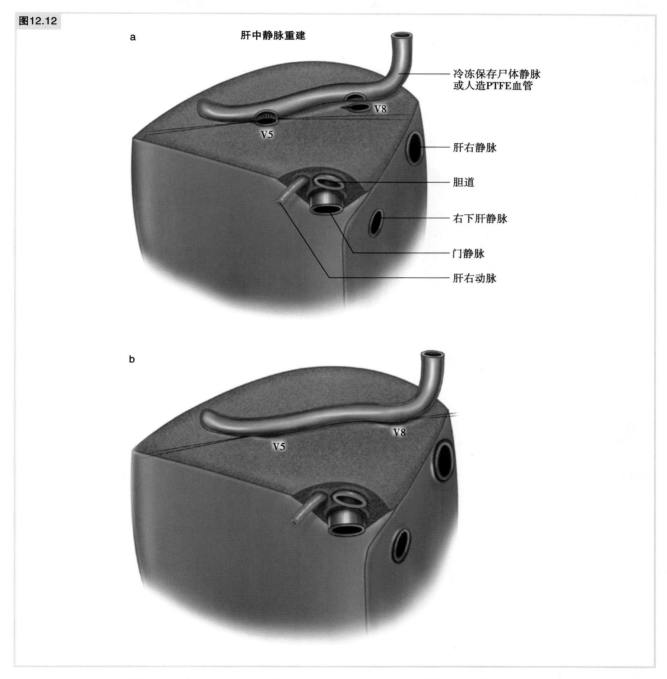

图12.12

a　　　　　　　肝中静脉重建

冷冻保存尸体静脉
或人造PTFE血管

V8

V5

肝右静脉

胆道

右下肝静脉

门静脉

肝右动脉

b

V5　　　V8

图 12. 12　（a）将移植血管在拟吻合处做与 V 段、Ⅷ段肝静脉口径相匹配的椭圆切开。（b）将移植血管与 V 段、Ⅷ段肝静脉开口吻合。V5，V 段肝静脉；V8，Ⅷ段肝静脉

12.7　受者肝中静脉重建

先行肝右静脉和/或次级肝右静脉吻合,再行门静脉吻合,之后恢复移植肝再灌注。用无创血管钳夹闭Ⅴ段、Ⅷ段间置的血管,与受者扩大成型的肝中及肝左静脉共同开口相吻合(图 12.14)。Ⅴ段、Ⅷ段肝静脉重建后,改良右叶供肝的表面无颜色改变及肿胀(图 12.15)。所有静脉吻合完毕后,在显微镜下行肝动脉吻合,最后吻合胆管,常采用端-端吻合。如果移植肝胆管断端存在 3 个或更多开口,可考虑行胆肠吻合。如图 12.16 所示,术后 10 天 CT 扫描显示Ⅷ段 1 支和Ⅴ段 2 支静脉通畅良好,改良右叶供肝的右前叶无淤血。

图12.13

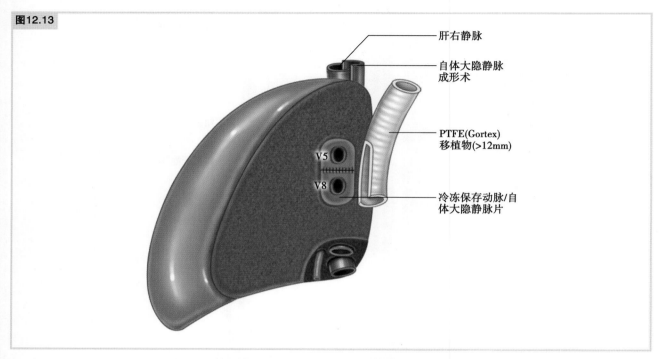

图 12.13　人造 PTFE 血管可用于替代同种血管。2 个静脉属支可利用间置补片形成一个开口,在 PTFE 上做卵圆形或椭圆形开口,其大小与连接Ⅴ段、Ⅷ段肝静脉补片相匹配。V5,Ⅴ段肝静脉;V8,Ⅷ段肝静脉

图12.14

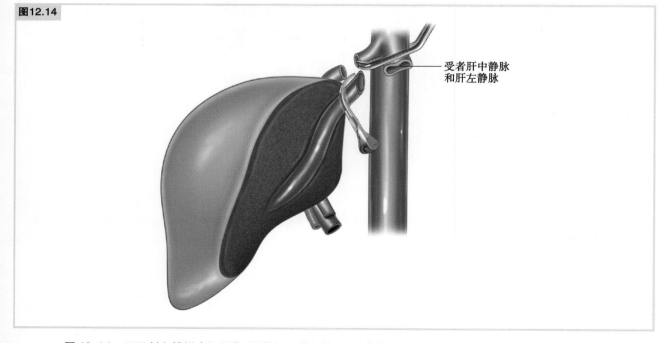

图 12.14　用无创血管钳夹闭Ⅴ段、Ⅷ段间置的血管,与受者扩大成型的肝中及肝左静脉共同开口相吻合

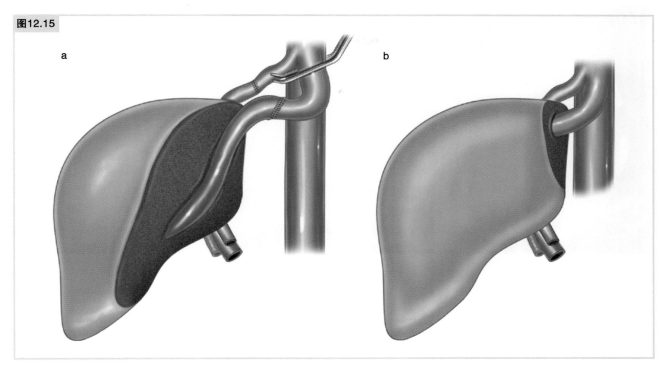

图 12. 15　经Ⅴ段、Ⅷ段肝静脉重建后，改良右叶供肝表面无颜色改变及肿胀

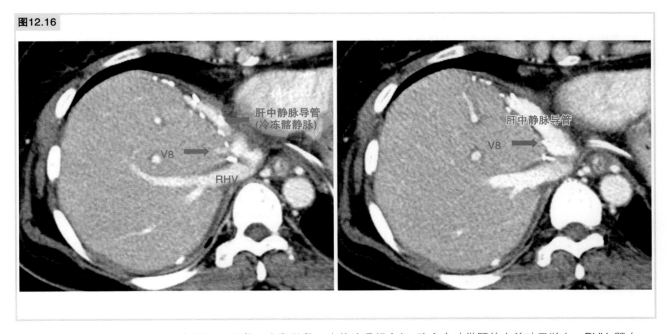

图 12. 16　术后第 10 天 CT 扫描显示Ⅷ段 1 支和Ⅴ段 2 支静脉通畅良好，改良右叶供肝的右前叶无淤血。RHV，肝右静脉；V5，Ⅴ段肝静脉；V8，Ⅷ段肝静脉

图12.16

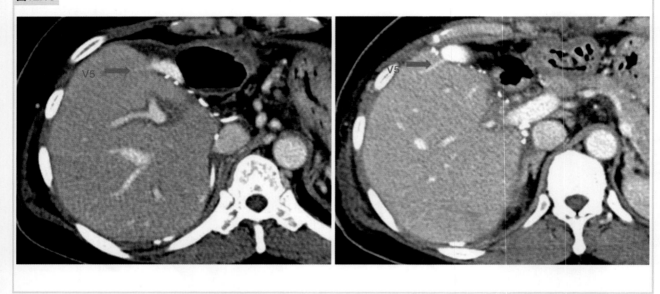

图 12. 16 (续)

12. 8 结论

良好的静脉回流是成功开展右叶活体供者肝移植的基础。深入了解肝中静脉解剖对提高外科手术技能、改良式右肝移植的发展、减少供者及受者的并发症具有重要的意义。改良式右肝移植手术需要细心的供肝切取术、修剪台上复杂的重建，以保证全部右叶移植物良好的静脉回流，避免技术性并发症。如果受者病情严重、移植肝相对较小，或供者年纪较大时，应考虑选择带有肝中静脉的右半肝供肝用于移植。

致谢：衷心感谢我的同事 Dr. DB Moon、Dr. S Hwang、Dr. KH Kim、Dr. CS Ahn、Dr. GW Song、Dr. TY Ha、Dr. DH Jung、Dr. GC Park、Dr. HY Park，以及 Dr. YH Park，感谢他们在完善改良式肝右叶活体供肝移植、使其能够成为肝右叶部分移植的标准术式中所做出的巨大努力和奉献。特别感谢 Dr. JM Namgoong 和 Dr. BH Chung 为本章节提供的插图及照片。

（吴德全 译 张水军 审）

拓展阅读

Hwang S, Ha TY, Ahn CS, Moon DB, Song GW, Kim KH, et al. Hemodynamics-compliant reconstruction of the right hepatic vein for adult living donor liver transplantation with a right liver graft. Liver Transpl. 2012;18:858–66.

Hwang S, Jung DH, Ha TY, Ahn CS, Moon DB, Kim KH, et al. Usability of ringed polytetrafluoroethylene grafts for middle hepatic vein reconstruction during living donor liver transplantation. Liver Transpl. 2012;18:955–65.

Hwang S, Lee SG, Song GW, Lee HJ, Park JI, Ryu JH. Use of end-arterectomized atherosclerotic artery allograft for hepatic vein reconstruction of living donor right lobe graft. Liver Transpl. 2007;13:306–8.

Lee SG, Lee YJ, Park KM, Hwang S, Choi DR, Kim KH, et al. Anterior segment congestion of right liver lobe graft in living donor liver transplantation and its strategy to prevent congestion [in Korean with English abstract]. J Korean Soc Transplant. 1999;13:213–9.

Lee SG, Park KM, Hwang S, Kim KH, Choi DN, Joo SH, et al. Modified right liver graft from a living donor to prevent congestion. Transplantation. 2002;74:54–9.

Lee SG, Park KM, Hwang S, Lee YJ, Choi DN, Kim KH, et al. Congestion of right lobe graft in living donor liver transplantation. Transplantation. 2001;71:812–4.

Lee SG, Park KM, Hwang S, Lee YJ, Kim KH, Ahn CS, et al. Adult-to-adult living donor liver transplantation at the Asan Medical Center, Korea. Asian J Surg. 2002;25:277–84.

Lo CM, Fan ST, Liu CL, Wei WI, Lo RJ, Lai CL, et al. Adult-to-adult living donor liver transplantation using extended right lobe grafts. Ann Surg. 1997;226:261–9.

Radtke A, Nadalin S, Sotiropoulos GC, Molmenti EP, Schroeder T, Valentin-Gamazo C, et al. Computer-assisted operative planning in adult living donor liver transplantation: a new way to resolve the dilemma of the middle hepatic vein. World J Surg. 2007;31:175–85.

Sano K, Makuuchi M, Miki K, Maema A, Sugawara Y, Imamura H, et al. Evaluation of hepatic venous congestion: proposed indication criteria for hepatic vein reconstruction. Ann Surg. 2002;236:241–7.

第 13 章　活体供左半肝移植术

Yasuhiko Sugawara

13.1　供者手术

上腹部做倒 T 形切口,打开腹腔。腹腔探查后,切除胆囊,进行术中胆道造影。胆管造影将在后续的手术操作中起指引胆管走向的作用。

用悬吊带环绕肝十二指肠韧带一圈以便控制入肝血流。游离肝左三角韧带,显露肝左、肝中静脉与肝上腔静脉的汇合处。从肝脏的左侧开始游离,从腔静脉处解剖出尾状叶并结扎肝短静脉(图 13.1)。如果遇到较大的回流静脉支,应将其保留、解剖清晰并留置悬吊带。

然后从肝十二指肠韧带左侧进行肝门结构解剖。解剖游离肝左动脉并留置血管悬吊带环绕一圈。通过轻柔的提拉肝左动脉,识别并保留肝中动脉,解剖并用悬吊带环绕门静脉左支(图 13.2)。在此阶段不解剖胆道,以避免损害血供。

通过暂时阻断入肝血流确定肝实质切面(图 13.3)。然后在距离 Rex-Cantlie 线(肝正中裂)右侧 5mm 处横断肝实质。可辅以肝悬吊法进行较深部分的肝实质横断。在尾状叶后,下腔静脉前,用一条悬吊带穿过肝中、肝左静脉与肝右静脉之间。在第一肝门处,悬吊带绕到门静脉左支和肝动脉的前方。轻轻地牵拉吊带,可采用如超声吸引器(Cavitron ultrasonic surgical aspirator,CUSA)、螺旋水刀或超声刀等离断肝实质。

一旦完成肝实质的离断,通过术中胆管造影的指引离断左侧胆管。用可吸收缝线缝合残端(图 13.4)。然后就剩下悬吊带捆绑下的肝门结构与肝悬吊带环绕的肝静脉。

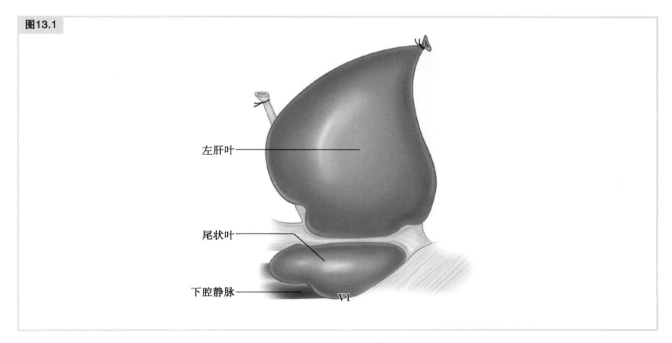

图13.1

左肝叶

尾状叶

下腔静脉

V1

图 13.1　解剖肝短静脉

图13.2

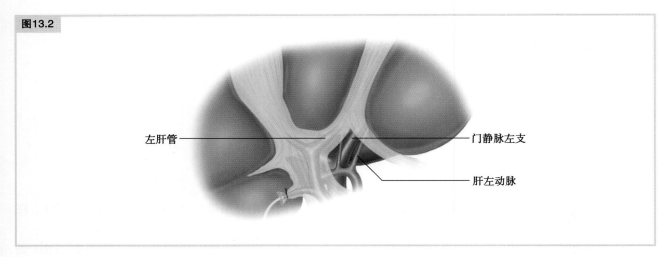

左肝管 ——— ——— 门静脉左支

——— 肝左动脉

图 13.2 解剖肝动脉与门静脉

图13.3

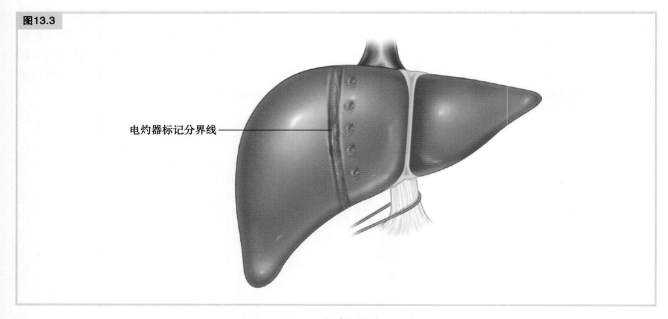

电灼器标记分界线 ———

图 13.3 肝实质离断的分界线

一旦入肝血管被阻断,肝脏热缺血期就开始了,所以这一步要迅速并且谨慎操作以免造成血管损伤。尽可能靠近近端结扎肝左动脉(伴随或不伴随肝中动脉)并离断。然后离断肝门静脉左支,注意不要损伤供者的门静脉主干(图 13.5)。最后,钳夹并离断肝左静脉、肝中静脉以及保留下的肝短静脉。用单股缝合线连续缝合肝静脉残端。

切取供肝并移交给外科团队进行体外修肝和重建术。安全有效地止血,并在肝脏切面处留置引流管。

13.2　后台修整肝

在切取供肝之前,另一组外科团队准备摆放有大小合适的导管、器械、溶液和冰等的手术台。取下供肝后便即刻将供肝移至后台并浸没于冷冻的生理盐水中。将大小适当的导管小心地插入门静脉开口,然后予低温生理盐水灌洗(图 13.6)。保持持续灌洗,直至肝静脉流出液清澈。替换新的冷冻生理盐水作供肝保存液。动脉和胆管不做冲洗。

体外修整肝和重建过程中,最关键的环节是静脉回流的重建。纵行切开肝中静脉的右侧或肝左静脉的左侧,或两者均行纵行切开,并用长方形的静脉补片修补覆盖。通常采用冷冻保存的髂静脉,采取纵向切开的方式来扩大袖口的直径。如果保留了肝短静脉,可以将其与受者的腔静脉进行吻合,或者在后台修整手术时将其与肝左、肝中静脉开口行静脉成形术。冷冻保存静脉的一端切开,与肝短静脉开口

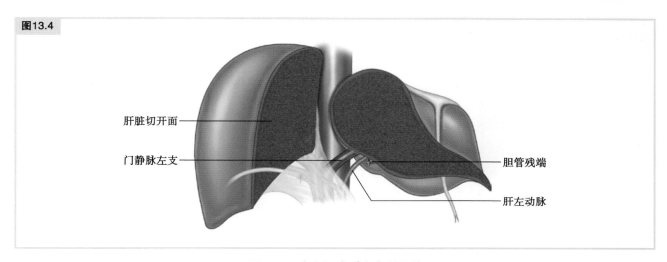

图 13.4　解剖肝实质和离断胆道

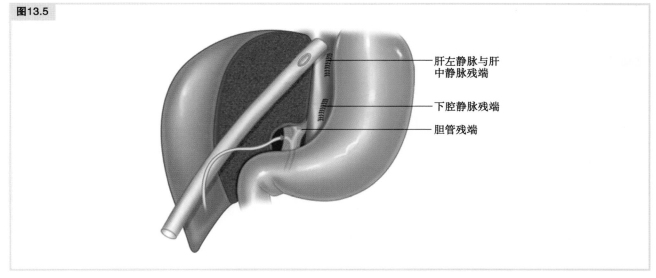

图 13.5　缝闭肝脏动静脉并留置引流管

吻合。另一端吻合到肝左静脉与肝中静脉重建的袖口后方,管径要宽,避免管腔狭窄(图13.7)。当体外重建术完成后,称重供肝,浸没于保存液中,并小心地将供肝送至受者手术室。

13.3   受者手术

肝移植的主要技术原则是保存肝门结构的长度与完整性,使移植存活率最大化。解剖肝左、肝右动脉时应保留足够长。当保留了副肝动脉和替代肝动脉时,也应被保留足够长。分别追踪解剖门静脉的左、右支至入肝,尽可能保留足够长。可切除整段门静脉的左支(包括脐部),切下的部分可充当体外再建立术中流出道重建的静脉补片。这也有助于尽可

能靠近外周解剖左侧胆管。保留左右胆管。保留整个肝门结构将有助于胆管的重建(图13.8)。必须保留腔静脉,应识别所有的肝短静脉,游离并结扎。3根肝静脉应尽可能保留足够长。肝脏和腹腔之间所有的韧带都应仔细游离。必须解剖所有膈静脉,以便保证能钳夹肝脏以上的腔静脉以便重建静脉回流。分别钳夹肝右静脉,以及肝中与左肝静脉,切除肝脏(图13.9)。

缝合肝右静脉残端。肝左静脉与肝中静脉重建汇合成一个单开口后,钳夹肝静脉以上及以下部分的下腔静脉。然后朝向已被缝闭的肝右静脉方向切开肝中静脉的右侧,水平切开以匹配移植肝侧静脉补片。从冰中取出供肝,将移植肝静脉补片与重建后的受者肝静脉吻合。左肝移植通常需要进行移植

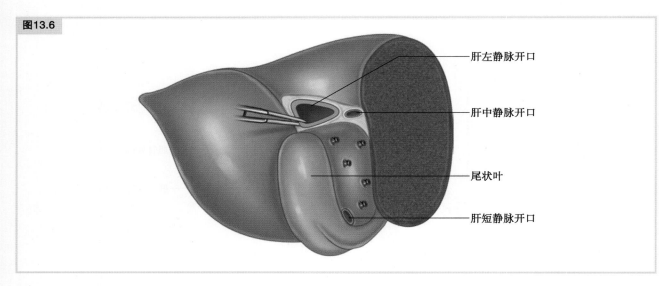

图 13.6   后台移植肝灌洗

肝左静脉开口

肝中静脉开口

尾状叶

肝短静脉开口

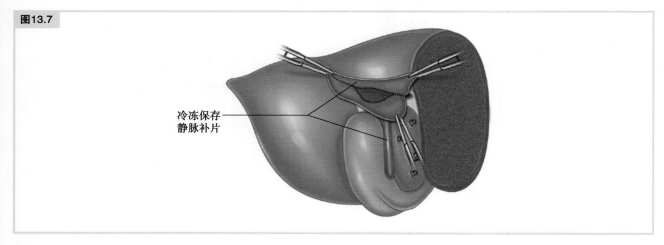

冷冻保存
静脉补片

图 13.7   在操作台上用静脉补片进行静脉回流重建。冷冻保存静脉的一端切开与肝短静脉口吻合,另一端吻合到肝左静脉与肝中静脉形成的袖口后方

肝门静脉左支与受者门静脉主干或左支之间的吻合。关键是要对齐,移植肝的前壁与受者门静脉的左支之间用 6-0 Prolene 缝合线做标记,肝动脉吻合术通常是在手术显微镜下采用 8-0、9-0 和 10-0 尼龙线间断缝合。胆道重建我们倾向采用胆管端-端吻合。胆管端-端吻合的优点是避免了胆肠吻合、保存了 Oddi 括约肌功能以及术后可通过内镜下到达吻合口。胆道重建应采取无张力吻合,完成吻合后可通过胆管造影检查是否存在胆瘘或胆道狭窄。吻合口是否留置支架管仍存有争议。

13.4 结果

13.4.1 供者

术后应密切监测供者。应行实验指标评估,包括肝功能、肌酐和凝血酶原时间的测试。留置鼻胃管直至胃肠功能恢复。予以抑酸剂直至肝功能恢复和开始经口进食。术前应给予预防性使用抗生素并维持到术后 1~2 天。建议使用诱发性肺活量计预防肺不张。下肢安置持续压迫循环装置直至能下地

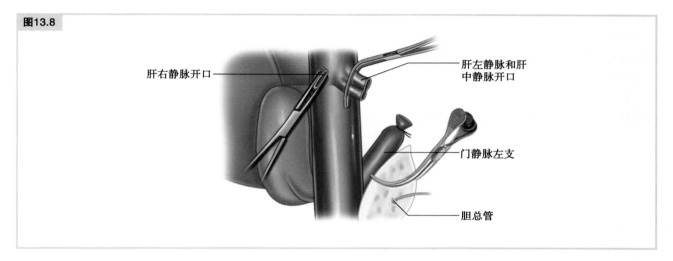

图 13.8 钳夹肝静脉后移出肝脏。分别钳夹肝右静脉,以及肝中与肝左静脉。钳夹门静脉,用 bulldog 动脉夹钳夹肝左动脉和肝右动脉

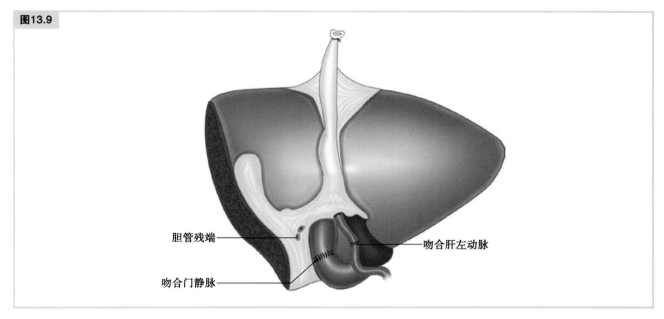

图 13.9 肝动脉吻合。完成肝动脉和门静脉的重建,再灌注移植肝

活动。

最常见的并发症是肝脏断面或胆管残端出现胆漏(5%)。

13.4.2 受者

活体肝移植和全肝移植术后管理基本一致。术后即刻进行有创心脏监护是必要的,这样可以避免中心静脉压力过大。他克莫司用于活体肝移植的剂量通常小于全肝移植的剂量,应根据移植肝的大小进行调整[1]。

如在移植术中出现大量出血和低血压状态,我们需要警惕术后出现肾功能衰竭。每12小时定期测量受者体重以及评估出入量平衡,以确保受者一般情况稳定以及预防急性肾功能衰竭。术后3~4天为多尿期。

移植术后并发症包括肝动脉血栓形成(3%)、门静脉狭窄(2%)、肝静脉狭窄(1%)、胆瘘(5%)、胆道狭窄(20%)。

13.5 结论

左肝移植术的成功取决于选择合适的供者和受者,可使用CT对移植肝体积进行准确评估。在供者手术中,需要显露肝左动脉与肝中动脉,以及门静脉的左支和主干。必须保留尾状叶的门脉分支。然后进行肝门部的解剖和胆管离断。在移植手术中,最重要的技术环节是静脉吻合,其次是门静脉、肝动脉以及胆道的吻合。

（龚瑾 译 万赤丹 审）

参考文献

1. Sugawara Y, Makuuchi M, Kaneko J, et al. Correlation between optimal tacrolimus doses and the graft weight in living donor liver transplantation. Clin Transplant. 2002;16:102–6.

第 14 章　双供肝移植术

Sung-Gyu Lee, Deok-Bog Moon

14.1　引言

供者安全和小体积移植肝(small-for-size liver graft)是成人活体肝移植领域的两大核心问题。为了推广成人活体肝移植,避免移植肝体积不足,临床广泛采用右肝供肝移植。然而扩大供肝切取会增加供者供肝风险。如果术前供肝体积 CT 评估发现右半肝超过全肝体积的 70%,提示候选供者左、右半肝大小比例失调,为了供者安全,不得切取右半肝。此时双左半肝或左外叶移植可以作为替代方案,这样既可以避免单一左半肝移植导致的移植肝体积不足,又可以避免供者捐献右半肝带来的高风险。

为了救治一个受者而同时让两个供者承担风险的伦理学问题值得商榷。然而,由于供者死亡与切取肝范围之间的关系已经明确,即对两个供者施行左肝切除的潜在风险之和远低于不恰当的右半肝切除所带来的风险。采用双左半肝活体肝移植技术,以及在劈离式肝移植中借助该技术,可以从两个死亡供者获得两个右半肝供肝和一个双左半肝/左外叶供肝,从而扩大了供肝数量。此外,遇到受者体型过大而供者体型过小时,如果两个潜在供者有一个可以安全捐献右半肝,则可以取其右半肝,外加另一个供者的左半肝,这样可以通过双移植物肝移植来避免移植肝体积小的问题。

14.2　双左肝肝移植

在将左半肝异位植入受者右侧时,需要对这项

新技术作一些改进,即将异位肝移植物沿矢状位旋转 180°使肝门部结构反转,这样胆管位置移到了门静脉和肝动脉后面。此时如果在胆管吻合前先吻合门静脉,在如此狭小且隐蔽的区域内作异位肝移植的胆道重建将会很困难甚至不可能。

因此第一个技术改进是在吻合位于腹侧的门静脉之前先做胆管端-端吻合重建。为此首选将单个胆管开口的移植肝异位置于术区右侧,以方便快速吻合胆管,减少移植肝缺血时间。此外,与原位左肝移植相比,此时需要保留更长的肝动脉来实现无张力吻合,因为受者的右肝动脉位置起源很靠近背侧。鉴于移植肝植置于自然位置时发生血管并发症的风险较低,通常选择将体积大而质地优的移植肝原位植于左侧。此时在肝动脉吻合后再行肝管-空肠吻合重建胆道就没有了时间压力,因此对胆管开口数量不必作严格限制。由于左半肝或左外叶的厚度均小于受者右肝,左肝移植物植入后通常难以完全充填病肝切除术后右上腹遗留的空间,于是第二个技术改进是需要使用充满生理盐水(容积 200~450ml)的组织扩张器,将其置于移植肝下方,以减轻肝门结构吻合重建的张力。5 天后将扩张器逐渐排空,待 2 周后,当右侧移植肝因充分再生,肝门结构的张力得以缓解时再将其拔除。

14.3　手术过程

见图 14.1~14.13 所示。

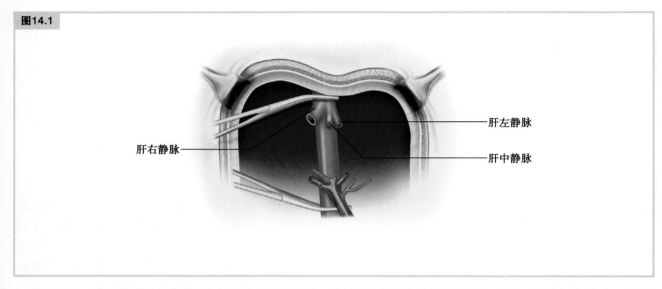

图 14.1 全肝切除后的无肝期。在切除受者病肝时,尽可能地向病肝方向游离门静脉左、右支及肝动脉,旨在获取尽可能长的血管,方便后续两侧的血管吻合。受者需要行静脉-静脉转流

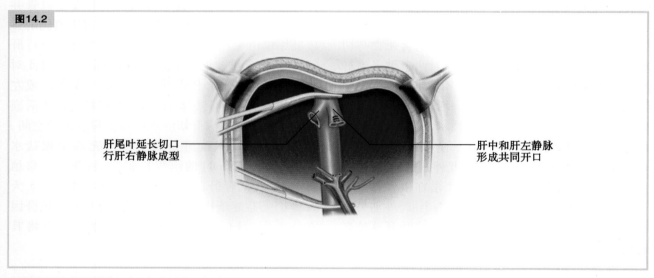

图 14.2 全肝切除术后,将肝右静脉与肝中静脉和肝左静脉的共干分别作静脉成型,以创建一个较宽的肝静脉流出道,降低吻合口狭窄的发生率

图14.3

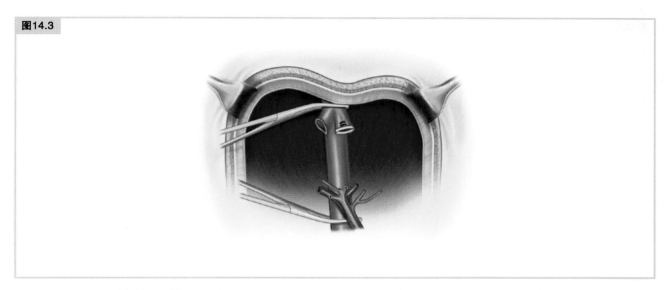

图 14.3 切取受者的大隐静脉,适当处理后纵形切开,环形拼接于肝左静脉与肝中静脉的共干以获得足够的长度,方便肝静脉吻合重建。同法处理扩大后的肝右静脉开口

图14.4

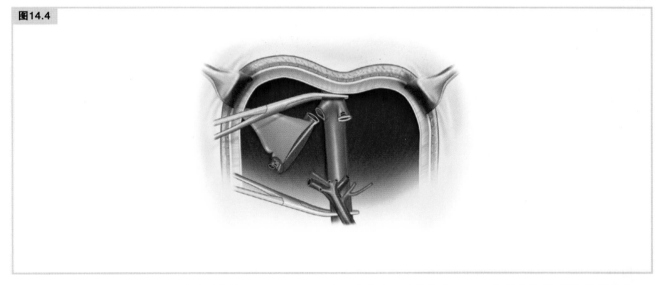

图 14.4 第一个左叶移植肝逆时针旋转 180° 后异位置于右上腹窝内。移植肝由于 180° 矢状位旋转,肝门结构处于翻转位置,胆管因此位于门静脉和肝动脉的后方

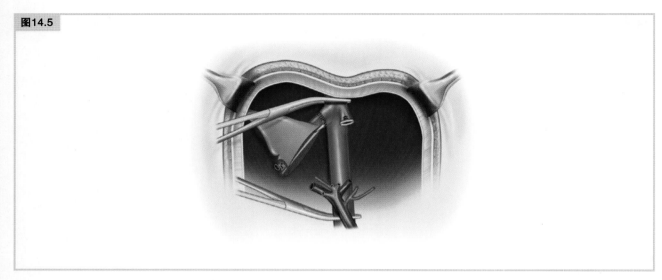

图 14.5　受者行静脉-静脉转流,异位移植肝的肝静脉与受者扩大的肝右静脉开口吻合

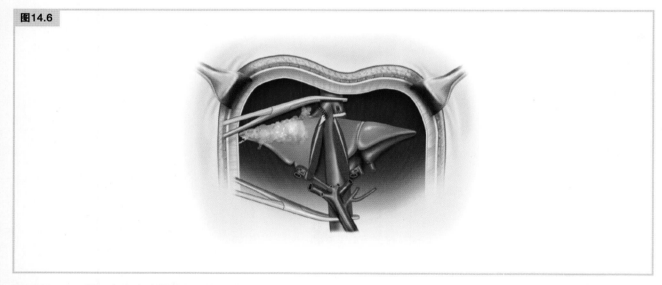

图 14.6　第二个左叶移植肝原位植入到解剖位置。其肝静脉与处理好的肝中静脉-肝左静脉开口吻合。先吻合两个流出道,其间保持移植肝浸没在冰屑中以防止升温

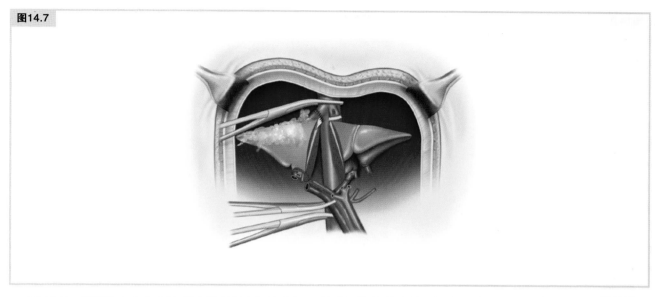

图 14.7　肝静脉吻合完成后,钳夹阻断受者门静脉主干,拔除门静脉-静脉转流插管,受者门静脉的左支与左侧移植肝的门静脉行连续端端吻合

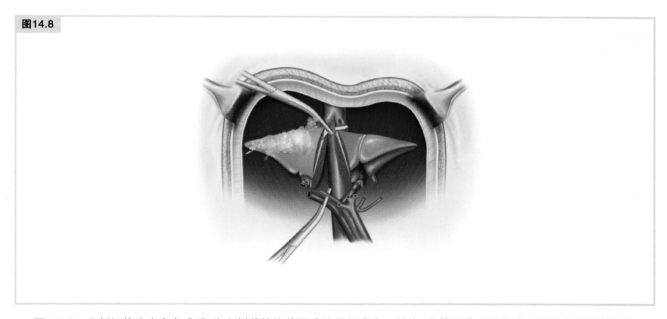

图 14.8　左侧门静脉吻合完成后,为左侧移植物的再灌注做好准备。首先,血管钳将右肝静脉夹紧以防止腔静脉血液回流进入左侧肝移植物。接着,将门静脉血管钳用于受者门静脉的右支。然后撤除腔静脉血管钳,通过松开门静脉主干上的血管钳,使左侧肝移植物再灌注。再灌注左侧移植物的最终外观如图所示

图14.9

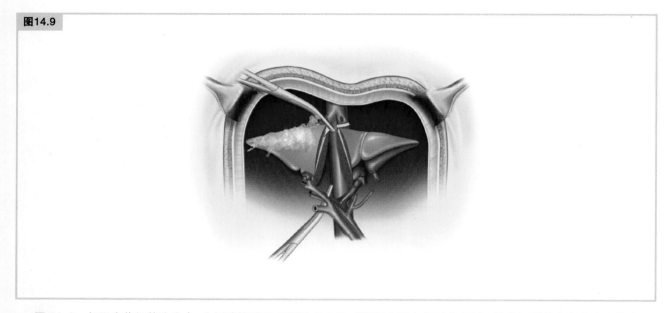

图 14.9   如果先作门静脉吻合,右侧移植肝因 180°旋转会造成胆管空肠吻合困难,因此,胆道与胆道吻合重建胆管应在位于腹侧的门静脉吻合之前。均采用间断缝合

图14.10

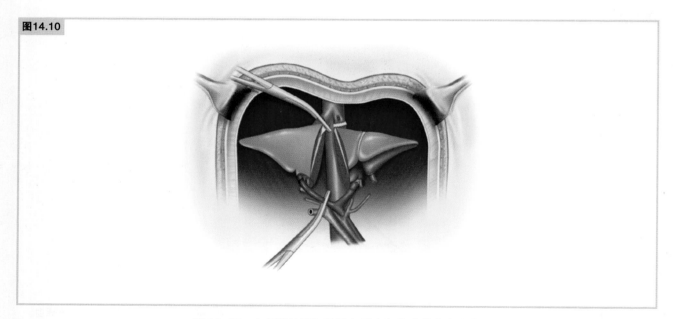

图 14.10   右侧移植肝门静脉与受者门静脉的右支吻合

图14.11

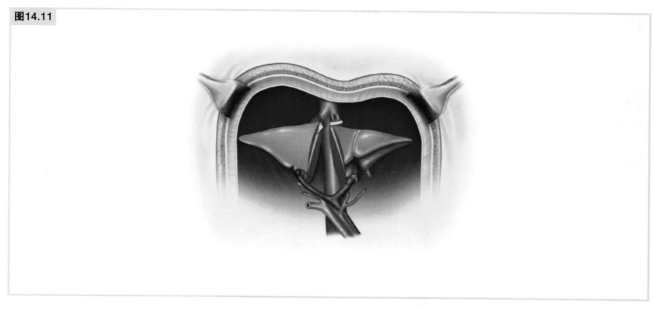

图 14.11　右侧移植肝门静脉行端-端吻合。如门静脉过长,可将受者门静脉右支翻转至合适位置,以避免门静脉扭曲和随后的流入道问题。松开肝右静脉和门静脉右支阻断钳,恢复异位右侧移植肝血流灌注

图14.12

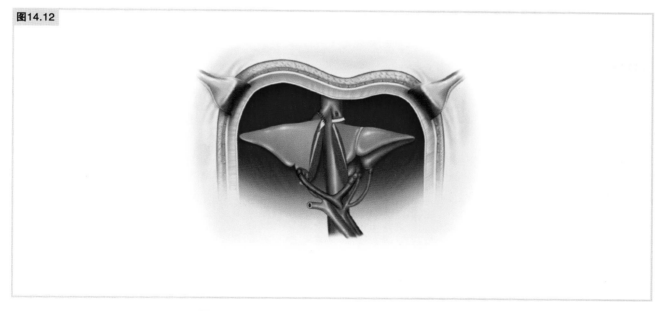

图 14.12　在显微镜下行 2 个移植肝动脉吻合重建

14.4　右肝-左肝双移植物肝移植

当候选的供者左肝和右肝体积比例失调时,采用双左叶肝移植是避免发生移植肝体积不足的好方法,它同时保证了供者的安全性。

然而,我们经常会遇到体型较大的受者,需要的供肝体积比单个的右半肝移植物或两个左肝加起来的体积更大。此时如果一个供者可以安全地捐献右肝,可以选择使用其右肝和另一个供者的左叶供肝

对这部分受者行双移植物肝移植。

在供者手术中,采用带有或不带肝中静脉的右半肝或右后叶移植物原位植于受者右侧,同时将一左半肝或左外叶移植于左侧。

在受者手术中,肝门和肝周游离的范围和方法类似于双左叶肝移植,但肝后下腔静脉的游离应进一步扩大到肝下下腔静脉,以方便重建右半肝或右后叶粗大的肝短静脉(≥5mm)及右后下静脉(图14.14)。

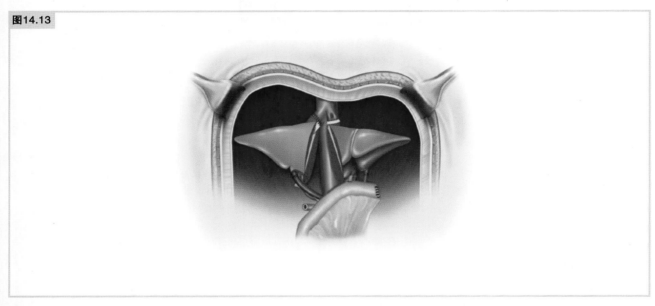

图14.13　最后,间断缝合法对左侧移植肝行标准的 Roux-en-Y 胆管空肠吻合术

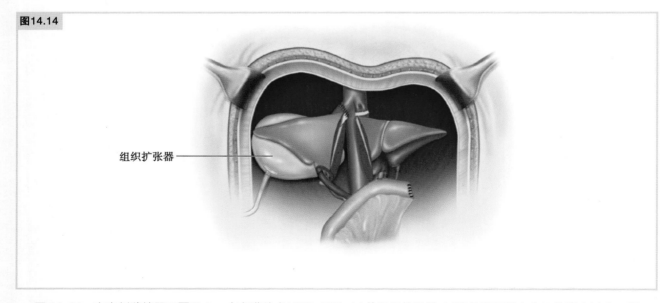

图14.14　在右侧移植肝下面置入一个充满盐水(200~500mL)的组织扩张器,以避免肝门部吻合口的张力过大。组织扩张器在移植 5 天后逐渐减压,移植 2 周后取出。术后第 2 天的扫描显示,两个左叶移植物看起来像一个三角形的全尺寸移植肝

14.5 手术过程

右侧与左侧移植肝均分别植于原位。首先,将右肝移植物置入右上限腹窝内,将肝右静脉及粗大的肝短静脉(如有)与受者的肝右静脉及下腔静脉吻合。如果肝中静脉的 V 段分支(V5)和Ⅷ段分支(V8)粗大(>5mm),则使用间置血管移植物重建(参见本书相关内容),再吻合到下腔静脉前壁,位置应低于受者肝左、肝中静脉的共同开口。然后将左肝移植物置于原位,按照前面描述的顺序重建肝静脉和门静脉。

随后,将受者的门静脉右支与右半肝/右后叶移植肝的门静脉吻合。松开肝上下腔静脉和肝下下腔静脉的血流阻断钳,2 个移植肝同时恢复血流。肝动脉吻合按前述方法进行,2 个供肝的胆道重建可以均采用 Roux-en-Y 胆管空肠吻合术,也可以一个行胆管端端吻合,另一个行 Roux-en-Y 胆管空肠吻合术。

由于管道重建过程中移植肝系置于冰屑的保护下,可以避免温度升高,因此移植肝缺血时间延长至 90 分钟并不会造成移植肝的原发性无功能(图 14.15 和 14.16)。

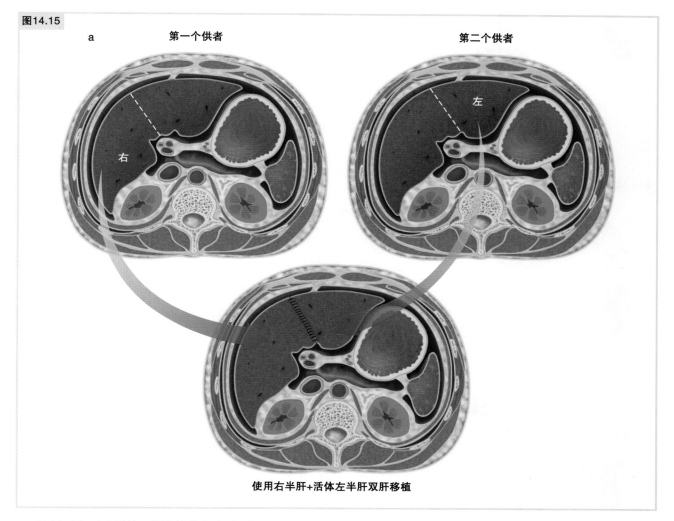

图14.15

第一个供者　　　　　　　第二个供者

右

左

使用右半肝+活体左半肝双肝移植

图 14.15 (a)活体双肝移植的右叶、左叶。(b)全肝切除术后(左上图)分别阻断肝上及肝下下腔静脉。在移植前,对供者和受者肝右静脉和肝中静脉-肝左静脉作成型以获得宽大的流出道。处理好的右肝移植物首先植于原位(中上图),然后行肝右静脉吻合(右上图)。植入到肝中静脉的分支(V 段、Ⅷ段)的血管移植物与受者下腔静脉(左下图)吻合。肝静脉吻合完成后,将左叶移植肝置于原位(中下图),行左叶肝静脉吻合(右下图)

图14.15

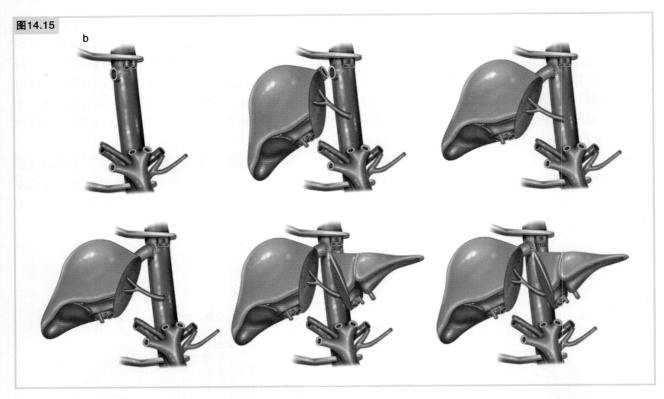

图 14.15(续)

图14.16

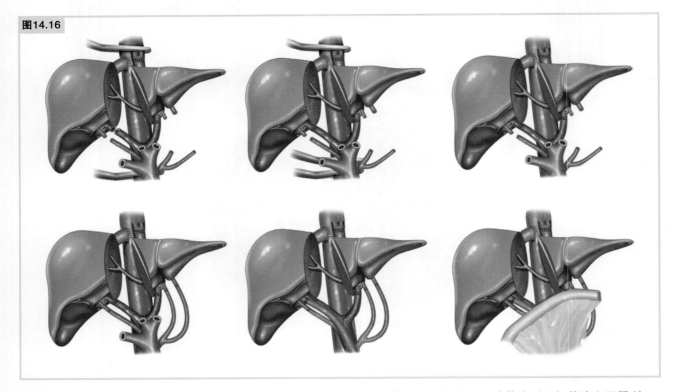

图 14.16　门静脉左支吻合(左上图)。门静脉右支吻合(中上图)。松开肝上和肝下下腔静脉以及门静脉主干阻断钳,双侧移植肝同时恢复血流(右上图)。在显微镜下重建肝动脉(左下图)。右肝移植物的胆管通常行胆管端-端吻合(中下图),但如果有多个胆管开口,则行胆管空肠吻合术。另一侧移植肝行胆管空肠吻合术(右下图)

致谢：衷心感谢 Dr. JM Namgoong、Dr. CS Ahn、Dr. GW Song、Dr. TY Ha、DH Jung、Dr. KH Kim、Dr. S Hwang、Dr. GC Park、Dr. HW Park、Dr. YH Park 等同事在双移植物活体肝移植中的贡献和努力，使之成为我们拯救终末期肝病患者的可行治疗手段。

（蔡长春 译　龚瑾 审）

拓展阅读

Lee SG, Hwang S, Park KM, Kim KH, Ahn CS, Lee YJ, et al. Seventeen adult-to-adult living donor liver transplantations using dual grafts. Transplant Proc. 2001;33:3461–3.

Lee S, Hwang S, Park K, Lee Y, Choi D, Ahn C, et al. An adult-to-adult living donor liver transplant using dual left lobe grafts. Surgery. 2001;129:647–50.

Moon DB, Lee SG, Hwang S, Kim KH, Ahn CS, Song GW, et al. Resolution of severe graft steatosis following dual-graft living donor liver transplantation. Liver Transpl. 2006;12:1156–60.

Moon DB, Lee SG, Hwang S, Song GW, Kim KH, Ahn CS, et al. Umbilical portion of recipient's left portal vein: a useful vascular conduit in dual living donor liver transplantation for the thrombosed portal vein. Liver Transpl. 2004;10:802–6.

Soejima Y, Taketomi A, Ikegami T, Yoshizumi T, Uchiyama H, Yamashita Y, et al. Living donor liver transplantation using dual grafts from two donors: a feasible option to overcome small-for-size graft problems? Am J Transplant. 2008;8:887–92.

第五部分　肝移植其他技术

第 15 章　劈离式肝移植

Xavier Rogiers

15.1　引言

劈离式肝移植技术是将一个供肝劈离分为两个部分,可以用于分别移植给 2 个受者。该术式在 20 世纪 80 年代末首次实施,由巴黎的 Bismuth 团队和汉诺威的 Pichlmayr 团队几乎在同时开展。有诸多因素促使了该技术的产生:首先,对肝段解剖的进一步认识,增加了解剖性肝切除的经验;其次,保存液的改进使肝脏可以允许在较长时间内完成肝脏劈离。早期劈离式肝移植的效果并不理想,直到 20 世纪 90 年代中期,该术式才逐渐成熟(de Ville de Goyet,Heaton,Rogiers,Busuttil)。技术的关键不仅是对肝段的解剖要有更好的认识,而且还要缩短供肝缺血时间以及选择合适的供者和受者。在此期间,在体劈离技术开始在临床开展(Rogiers)。该技术在心脏不停跳的供者上劈离肝脏,可以更好地识别肝脏的解剖结构,确保肝断面充分止血,缩短移植肝冷缺血时间,最重要的是能够观察劈离后肝脏的灌注情况。目前有两种供肝劈离的方案。最为常用的是将肝脏分为扩大右半肝(Ⅰ、Ⅳ、Ⅴ、Ⅵ、Ⅶ和Ⅷ段)和左外叶(Ⅱ、Ⅲ段)。该方案相对成熟,移植术后效果与全肝移植相当。另一种方案是将肝脏劈为右半肝(Ⅴ、Ⅵ、Ⅶ、Ⅷ)和左半肝(Ⅰ、Ⅱ、Ⅲ、Ⅳ)(左右半肝劈离)。

完成一台理想的劈离式肝移植有诸多必要条件:

- 精细的操作及减体积肝移植经验;
- 计划好手术流程尽量减少肝脏冷缺血时间;
- 供者的选择(脂肪变性最少);
- 保证移植前供肝全程低温;
- 选择合适的受者,避免受者肝切取手术困难或时间过长,以及避免出现小肝体积的情况,移植物

重量与受者体重之比(graft-recipient weight ratio,GRWR)要大于 1.2。

15.2　手术方法

肝脏的劈离需沿着肝段的边界分别离断血管、胆道以及肝实质。重要的是要考虑到每个供者不同肝段体积的差异。有两种劈离肝的方式:经典肝劈离,以及左右半肝劈离(图 15.1)。

肝脏沿镰状韧带劈开,可以将供肝分为扩大右半肝(Ⅰ、Ⅳ~Ⅷ段)和左外叶(Ⅱ、Ⅲ段)。左外叶常用于小儿肝移植。这是标准劈离肝的方式,手术效果非常满意。

左、右半肝劈离方法,可以将肝脏分为右半肝(Ⅴ~Ⅷ)和左半肝(Ⅰ~Ⅳ)。这种手术方式对移植肝体积以及受者选择的要求更为严格。此外,还需要对胆管的分叉区域进行解剖游离。该方法技术上对术者具有挑战性,手术效果往往不如全肝移植。

先在后台按常规正常修整肝,然后进行肝脏劈离。

对于经典肝劈离(图 15.2),在体和离体肝劈离植技术基本一致。

15.2.1　解剖第一肝门节段

首先以肝上下腔静脉作为解剖标志确定肝静脉的走行。然后打开肝十二指肠韧带左侧前后腹膜。注意不要游离肝十二指肠韧带右侧部分,不要在胆道和动脉之间进行游离。接下来沿肝动脉左侧游离肝左动脉,确认其进入左肝,应尽量保留Ⅳ段肝动脉。解剖门静脉及门静脉左支。应游离尾状叶门静脉、肝动脉和胆管分支后缝扎。通常保留 1~2 支门静脉到尾状叶的分支。根据小儿肝移植的需要,此

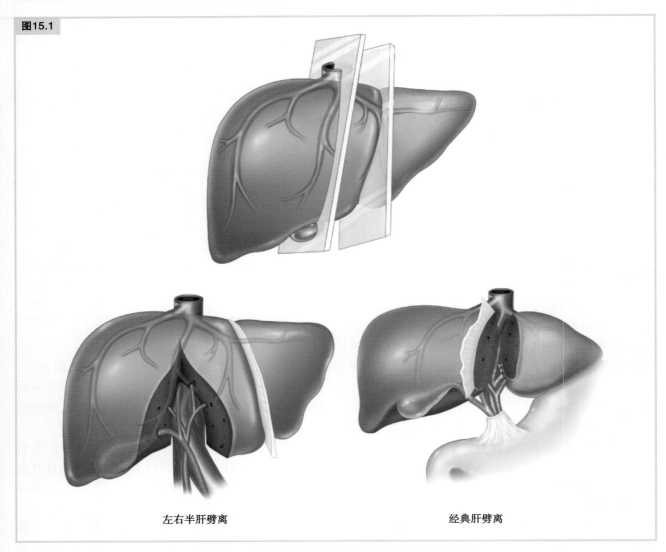

图 15.1　有两种劈肝方式:经典肝劈离及左右半肝劈离

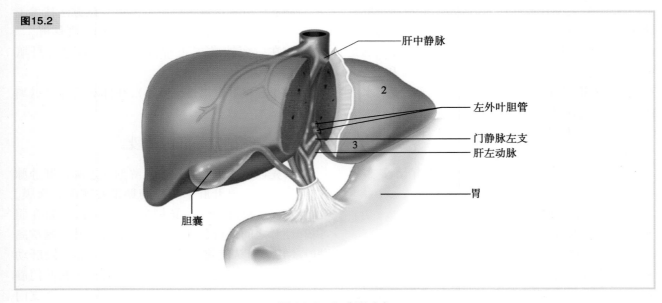

图 15.2　经典肝劈离

时可以将血管进行游离。通常肝动脉主干应保留在主要受者侧,如果将供肝分配给成年受者,则肝动脉主干应保留在扩大右半肝移植物的一侧。

15.2.2　解剖 Rex 隐窝(图 15.3)

牵拉肝圆韧带施与门静脉左支一定张力。离断隐窝前的肝桥组织,在该区域偶尔会发现一支胆管。然后进一步沿门静脉左支起始部的右侧缘进行劈肝。逐支结扎离断到Ⅳ段的门静脉分支,操作过程中应尽量靠近门静脉侧,以避免损伤Ⅳ段肝动脉。通过这样操作,门静脉左支和隐窝可以充分向左侧游离,显露肝门板。

15.2.3　解剖肝静脉(图 15.4)

控制及游离肝左静脉时,游离和牵拉腔静脉韧带有助于确定解剖层次。应该保留足够长的左肝静脉以利于与受者血管重建。下腔静脉及肝中静脉的缺损应予以缝合修补,同时也应避免管腔狭窄。必要时可使用静脉补片,否则可能导致Ⅳ段的坏死。

15.2.4　肝实质离断(图 15.5)

沿镰状韧带劈离肝实质,使用手术刀简单的离断或 Kelly-Clasia 钳夹技术,也可用超声刀(Cavitron Ultrasonic Surgical Aspirator,CUSA; Valleylab Inc., Boulder,CO)完成离断。最重要的是应遵循解剖学

平面离断,避免恢复血供后出血。术者需认识到脐裂静脉可能在这个水平穿行。最好是在肝左静脉与肝中静脉之间开始离断,并且向肝门方向劈离,以避免损伤肝左和肝中静脉。在体劈离时,可以使用血管吊带引导来避免发生此问题。

15.2.5　游离第二肝门

用尖刀切开肝门板,右侧部分用 5-0 或 6-0 PDS 线缝合(图 15.5)。正常情况下会遇到 1 到 2 支胆管。为了避免误伤胆管,应探查胆道或者通过胆道造影确定最佳离断平面。

右肝移植与全肝移植基本相同。左肝移植和活体肝移植或小儿减体积肝移植相同。

相反地,左、右肝劈离需要完全解剖肝十二指肠韧带,同时要求术者确定肝静脉流出道。目的是尽可能获得体积足够,且功能良好的左肝。Ⅳ段动脉的起始部决定肝动脉离断位置,多数情况下,肝动脉主干保留在肝左侧。门静脉主干也应保留在左侧以保留门静脉尾状叶支。优化肝静脉流出道是该项术式的关键。保留尾状叶静脉流出道的方法之一是切开下腔静脉,将肝中静脉保留在左肝(图 15.6)。这就需要重建肝中静脉的 Ⅴ 段和Ⅷ段分支,详见第 14 章所述。

解剖学上更为有效的方法是将肝中静脉劈开,然后使用供者髂静脉对劈开的肝静脉进行重建(图 15.7、15.8)。

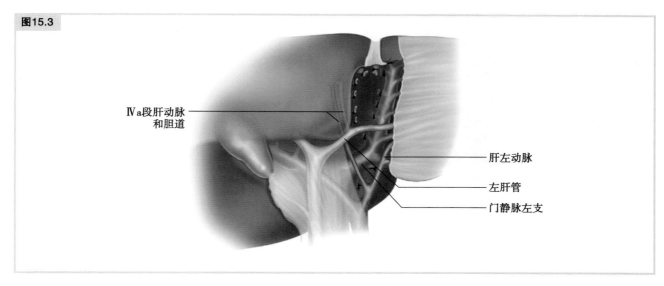

图15.3

Ⅳa段肝动脉和胆道

肝左动脉
左肝管
门静脉左支

图 15.3　解剖 Rex 隐窝

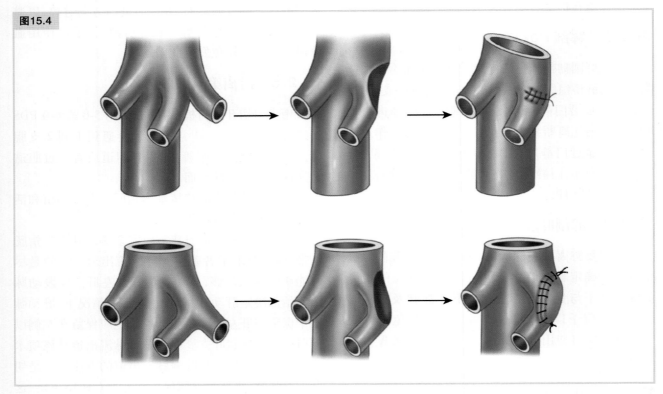

图 15.4　解剖肝静脉阶段

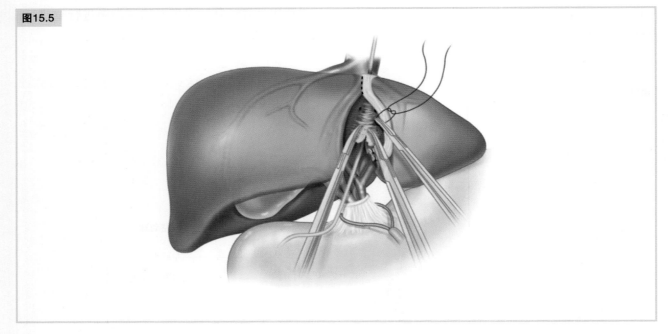

图 15.5　离断阶段和游离第二肝门阶段

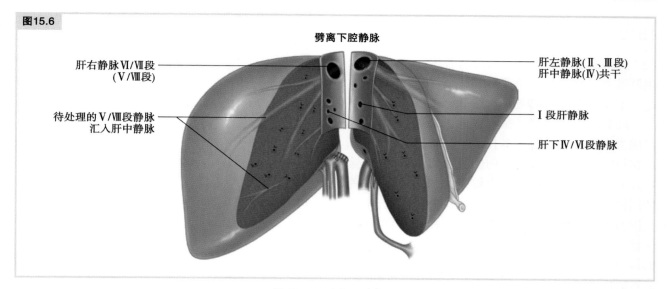

图 15.6　劈离下腔静脉

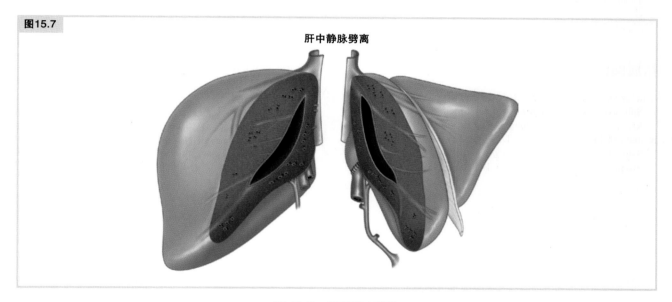

图 15.7　劈离肝中静脉

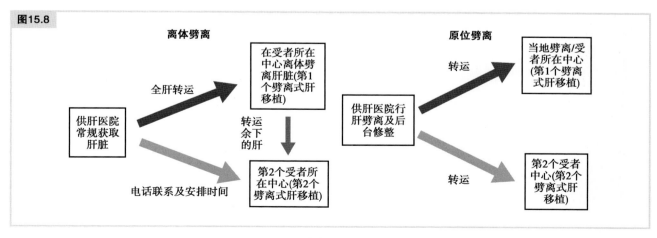

图 15.8　劈离式肝移植流程图

15.3　总结

劈离式肝移植非常考验外科技术,可以将一个供肝劈离后移植给 2 个受者(图 15.7)。外科技术是手术安全进行的先决条件之一。

经典的肝劈离确认是有效的,规范的手术技术已成为小儿肝移植的基本技能。尽管如此,在所有肝移植中劈离式肝移植比例仍然不到 5%。虽然劈离式肝移植在小儿肝移植中效果满意,但成人受者使用扩大右半肝肝移植仍然还存在一些问题,主要是因为成人受者的并发症发生率较高,长期存活率较低。左、右半肝劈离式肝移植目前仍处于半实验阶段,有些中心已经报道了令人满意的结果,1 年存活率高达 80%~100%。供者和受者严格的选择,以及后勤的保障,对于这种高难度、极具挑战性手术的成功至关重要(图 15.8)。

(万赤丹　译　陈栋　审)

拓展阅读

Azoulay D, Castaing D, Adam R, Savier E, Delvart V, Karam V, et al. Split-liver transplantation for two adult recipients: feasibility and long-term outcomes. Ann Surg. 2001;233:565–74.

Bismuth H, Morino M, Castaing D, Gillon MC, Descorps Declere A, Saliba F, Samuel D. Emergency orthotopic liver transplantation in two patients using one donor liver. Br J Surg. 1989;76:722–4.

Broelsch CE, Emond JC, Whitington PF, Thistlethwaite JR, Baker AL, Lichtor JL. Application of reduced-size liver transplants as split grafts, auxiliary orthotopic grafts, and living related segmental transplants. Ann Surg. 1990;212:368–75. discussion 375–7

Broering D, Gundlach M, Topp S, Mueller L, Rogiers X. In situ full right full left splitting: the ultimate expansion of the adult donor pool. Am J Transplant. 2001;1(Suppl 1):206.

Humar A, Beissel J, Crotteau S, Kandaswamy R, Lake J, Payne W. Whole liver versus split liver versus living donor in the adult recipient: an analysis of outcomes by graft type. Transplantation. 2008;85:1420–4.

Orno V, Colledan M, Dezza MC, Guizzetti M, Lucianetti A, Maldini G, et al. Extended right split liver graft for primary transplantation in children and adults. Transpl Int. 2006;19:492–9.

Pichlmayr R, Ringe B, Gubernatis G, Hauss J, Bunzendahl H. Transplantation of a donor liver to 2 recipients (splitting transplantation) — a new method in the further development of segmental liver transplantation. Langenbecks Arch Chir. 1988;373:127–30.

Reyes J, Gerber D, Mazariegos GV, Casavilla A, Sindhi R, Bueno J, et al. Split-liver transplantation: a comparison of ex vivo and in situ techniques. J Pediatr Surg. 2000;35:283–9. discussion 289–90

Rogiers X, Sieders E. Split-liver transplantation: an underused resource in liver transplantation. Transplantation. 2008;86:493–9.

Rogiers X, Bismuth H, Busuttil RW, Broering DC, Azoulay D, editors. Split liver transplantation: theoretical and practical aspects. New York: Springer; 2002.

Rogiers X, Malago M, Gawad K, Jauch KW, Olausson M, Knoefel WT, et al. In situ splitting of cadaveric livers. The ultimate expansion of a limited donor pool. Ann Surg. 1996;224:331–9. discussion 339–41

Wilms C, Walter J, Kaptein M, Mueller L, Lenk C, Sterneck M, et al. Long-term outcome of split liver transplantation using right extended grafts in adulthood: a matched pair analysis. Ann Surg. 2006;244:865–72. discussion 872–3

Yersiz H, Renz JF, Farmer DG, Hisatake GM, McDiarmid SV, Busuttil RW. One hundred in situ split-liver transplantations: a single-center experience. Ann Surg. 2003;238:496–505. discussion 506–7

第 16 章　辅助性肝移植术

Nigel D. Heaton

人类健康的肝脏是非常神奇的,因为它在整个生命周期里,即使受到严重损伤,仍能保持有效再生的能力。然而,严重的肝脏损伤或有严重肝脏疾病的患者,可能在肝脏有效再生之前就死于并发症。辅助性肝移植术(auxiliary liver transplantation,ALT)可修复这些患者的肝功能,为自身的肝脏再生争取时间,如果成功,甚至可以撤除免疫抑制剂。治疗患有严重的急性肝衰竭的年轻患者,这一方法正逐渐成为最佳选择。这种手术在技术难度上比原位肝移植大。为确保受者的存活率与原位肝移植相当,供者和受者的选择至关重要。大多数 ALT 术后存活的受者肝脏再生令人满意,并成功撤除免疫抑制剂,避免了包括感染、肾病、恶性肿瘤和移植物功能衰竭等长期服用免疫抑制剂所带来的风险。随着移植外科医生对 ALT 的兴趣与经验的与日俱增,这项技术被越来越多地成功实施,尤其是在小儿受者效果显著。ALT 也被用于治疗非肝脏硬化性先天代谢性疾病,还有文献有将 ALT 用于致敏肾移植受者的报道,然而到目前为止,这些应用还没有成为常规的治疗方式。本章不进一步讨论这些手术适应证。

急性肝衰竭的 ALT 概念是提供足够的肝组织来迅速恢复有效的肝功能,为患者争取足够长的时间供自身肝脏恢复。1955 年 Welch 实施了狗的 ALT,这是该术式的首次报道[1]。异位辅助肝移植于右侧椎旁沟内,受者的髂静脉提供门静脉血流。异位 ALT 吸引人的想法是可以避免自体肝切除和无肝期,改善的术中血流动力学稳定性使移植手术更容易[2-6]。1965 年首次报道了临床 ALT,早期病例多为慢性肝病。然而,鲜有移植成功的报道,大多数受者在移植后不久就死于移植肝功能不全、出血

和败血症。Chenard-Neu 等[7]总结了 ALT 的早期经验,在 1964—1980 年间接受 ALT 的 47 例受者中只有 2 例存活。手术并发症极为常见,移植肝功能往往很差,一例长期生存受者的残肝发生肝癌,这些原因导致人们逐渐放弃在慢性肝病中应用这一术式[8]。

20 世纪 90 年代初,由于一些成功病例的报道,ALT 作为急性肝衰竭(acute liver failure,ALF)潜在的治疗手段,受到人们的重新关注。随着经验的不断积累、手术技术不断成熟规范,供者和受者的选择标准以及手术后的管理方法也逐步完备[7-10]。

16.1　受者选择

拟接受 ALT 手术的患者应符合目前公认的急性肝功能衰竭行肝移植手术标准(如表 16.1 和 16.2 所示)。

这些患者如果没能接受肝移植,预计死亡率高达 80% ~ 90%[11-14]。不幸的是,对于这些濒临死于脑水肿或多器官衰竭的患者,留给他们接受移植手术的时间窗很窄,甚至可能无法获得可供移植的肝脏。受者的选择必须同时考虑术后存活的可能性和肝再生的可能性。患有超急性肝衰竭[例如由对乙酰氨基酚(扑热息痛)毒性造成的]的患者(图 16.1)肝功能衰竭发作和进展迅速,进行性肝功能衰竭过程与中毒性肝脏综合征密切相关(血流动力学的不稳定性、脑水肿、凝血障碍和肾功能衰竭)。但是,矛盾的是,随着正常肝脏结构的恢复,再生是快速有效的[15-18]。

表 16.1   选择肝移植的 Clichy 标准

意识障碍或脑病
伴有
V 因子水平低于正常值 20%（30 岁以下）
或
V 因子水平低于正常值 30%（30 岁以上）

表 16.2   英国国王学院医院选择急性肝衰竭患者进行肝移植的标准

急性肝衰竭的原因	移植标准
对乙酰氨基酚（扑热息痛）中毒	动脉血气 pH<7.30
	或以下所有：
	• 24 小时内 INR>6.5（PT>100s）
	• 肌酐>300μmol/L
	• 3 级或 4 级肝性脑病
非对乙酰氨基酚原因	INR>6.5（PT>100s）
	或下列任何 3 种：
	• 血清阴性肝炎或药物相关（氟烷）
	• 血清胆红素>300mol/L
	• INR>3.5
	• 年龄小于 10 岁或>40 岁
	• 黄疸持续时间>7 天

INR，国际标准化比值；PT，凝血酶原时间。

与此相反，亚急性肝衰竭患者在发展为肝性脑病之前，通常表现为更缓慢的病程，伴有黄疸、中度凝血障碍和代偿的肾脏功能（图 16.2）。尽管这些患者在发病时肝脏内有再生结节，但恢复和再生缓慢，进展为纤维化或肝硬化的风险似乎比超急性肝衰竭恢复后更高。

ALT 受者的选择标准详见表 16.3。年龄是一个决定存活率及肝脏再生能力的重要因素。年龄大于 40 岁往往预示更低的存活率和肝难以再生的可能性更大。不论肝功能衰竭的病因如何，小儿肝脏都会表现出较强的再生能力，所以小儿是辅助性肝移植的理想受者[4]。肝纤维化显著或所有肝细胞完全破坏是肝再生失败的预测因素。如果合适的话，这类患者仍然应该接受 ALT，但是他们可能需要终身服用免疫抑制剂。

表 16.3   ALT 受者选择标准

受者选择标准
小儿
40 岁以下的成年人（不是绝对的，取决于心肺功能和健康状况）
超急性肝衰竭
血流动力学和神经稳定性
相对禁忌证
显著纤维化的存在
无活肝细胞
明显脑水肿
临界生存能力

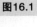

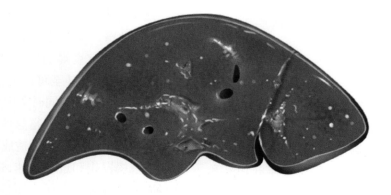

图 16.1   对乙酰氨基酚中毒导致的急性肝衰竭患者的肝脏，切面显示出遍布整个肝脏的弥漫性肝损伤。未见肝再生结节

16.2　供者选择

应当选择拥有高质量肝脏的年轻供者(年龄小于50岁),并且生命体征相对稳定,确保提供足够有功能的肝脏组织支持受者恢复(表16.4)。健康供肝重量与受者体重的比例应该大于1%。肝功能应达到标准:天门冬氨酸氨基转移酶(AST)或丙氨酸氨基转移酶(ALT)水平不应超过正常水平的2倍或在较早出现高峰后呈下降趋势。

由于有发生早期移植物失功和小肝综合征的风险,边缘性供肝,尤其是脂肪肝,应当弃用。供肝尺寸差异可能决定了移植方式,例如:右半肝移植用于成人,左外叶移植用于小儿。左半肝 ALT 移植物因大小难以匹配、安放,仅适用于青少年或小体型成人受者。

两个小组同步进行供者和受者手术更合乎逻辑,以确保尽可能短的冷缺血时间以保护移植物功能。如果受者有中毒性肝综合征,可能需要扩大切除受者肝脏的范围,否则受者可能会在术后持续发生脑水肿和血流动力学不稳定的情况。扩大的右半肝切除术将减少中毒性/坏死性肝综合征的严重程度,并利于右半肝或扩大右半肝的植入。

16.3　受者手术

16.3.1　右半肝或扩大的右半肝辅助肝移植

对于小儿和成人,选择上腹部距肋缘较远的横切口。如果肋间距较窄,可采用奔驰(Mercedes)标形切口或倒 L 切口,以保证手术野暴露充分。

对于成年受者,应进行扩大的或标准的右半肝

表 16.4　ALT 供者的选择标准

供者选择标准
肝脏质量良好
<50 岁
肝脏外观正常(<10%脂肪)
良好的肝功能(不高于正常 AST 或 ALT 值的2倍)
其他的考虑因素
大小差异及移植物类型(右叶移植给成人,左外叶移植给小儿)
2 个团队需要同时进行供者、肝脏修整工作和受者手术

ALT,丙氨酸氨基转移酶;AST,天门冬氨酸氨基转移酶。

切除术。在开始肝切除前,应注意确保供者右半肝大小能与受者相匹配(图16.3)。

16.3.1.1　初步游离

显露肝门,在胆总管右侧解剖辨认肝右动脉(right hepatic artery,RHA)。结扎和离断 RHA(或 RHA 右前、右后分支)暴露门静脉右支(right portal vein,RPV)。

16.3.1.2　右侧门腔静脉分流术

这一步不是必须的,但它使肝脏切除更容易,失血更少,所以笔者把它作为手术的常规部分(图16.4)。对于成人受者,环绕提拉门静脉右支,游离主干。在离断所有小分支后,将门静脉右支在肝实质内高位离断。血管夹暂时夹闭门静脉右支的起始部。切开肝下下腔静脉前面的腹膜,使肝下下腔静脉游离。

16.3.1.3　肝切除术

肝切除术是最重要也是最困难的部分。门-腔分流术有助于在肝切除术中维持血流动力学的稳定

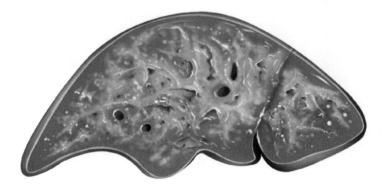

图 16.2　原因不明的急性肝衰竭患者的肝脏,切面显示出呈地理格局分布的肝实质塌陷和再生

性,并有助于减少出血。如果在肝实质分离过程中有出血,可将bulldog夹短时间夹闭门静脉左支。麻醉师必须维持脑灌注压力,压力监测仪是有帮助的,但除了在临界情况下不是必需的。使用去甲肾上腺素可维持灌注压而不产生高的中心静脉压,从而减少失血,这将有助于在维持脑灌注的情况下安全切除肝脏。

在肝切除过程中与麻醉师保持沟通,这对保证手术顺利进行且不损害受者至关重要。使用超声吸引刀(cavitron ultrasonic surgical aspirator,CUSA;超

声刀)和氩气刀(argon coagulation)或小金属夹在镰状韧带右侧1～2cm处进行肝实质离断(图16.5)。通常很少有残留的肝实质,剩下的组织主要是血管和胆管,易碎,且有出血的风险。右肝管横穿过断肝平面,可以保留以供随后与供者胆管吻合。

16.3.1.4　下腔静脉的准备

充分游离、暴露下腔静脉,以允许将长的Satinsky钳夹在右侧壁,在顶部一并夹闭肝右静脉开口,并有4～5cm的垂直切口(图16.6)。在此期间,务必注意不要阻断下腔静脉。

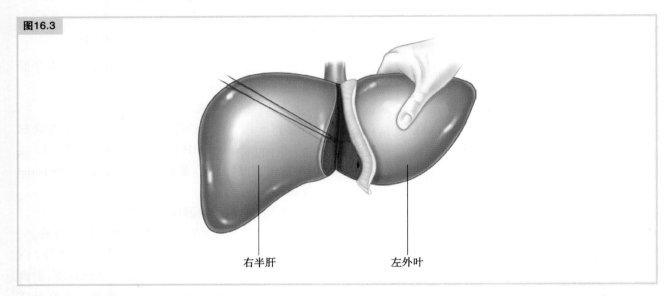

图16.3　为获取扩大的右半供肝,沿镰状韧带右侧切除供肝左外叶。如果切除平面正好沿镰状韧带或位于镰状韧带左侧,则供肝胆漏风险较低

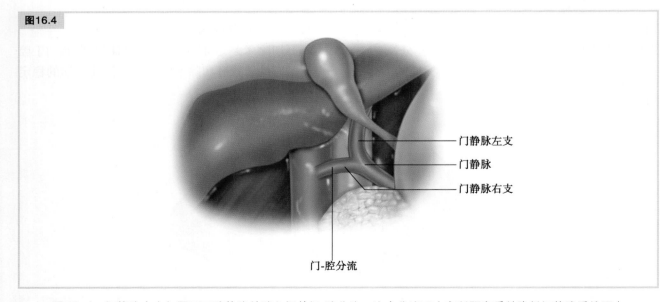

图16.4　门静脉右支与肝下下腔静脉前壁之间的门-腔分流。这个分流可在离断肝实质前降低门静脉系统压力

扩大的右半肝切除术后,完全止血。在肝断面涂上纤维蛋白黏合胶(图 16.7)。

16.3.1.5　移植

供者肝上下腔静脉沿后壁中点垂直切开 3~4cm,与受者腔静脉开口匹配(图 16.8)。使用背驮式技术将右叶的肝上腔静脉(或肝右静脉)植入到延伸的肝右静脉开口,并尽可能靠近膈肌。

如图 16.9 所示,用 4/0 Prolene 缝线在顶部和底部进行腔静脉-腔静脉成形术。该过程必须仔细进行,因为 2 个下腔静脉之间的长度通常会有些差异,特别是在前壁。这种吻合必须尽可能做到严密,因为在开放血流后这块区域将很难暴露。

用 1 升生理盐水(或白蛋白)灌洗供者门静脉(图 16.10),灌洗液从开放的肝下下腔静脉(inferior vena cava,IVC)中流出,完成后将双重结扎肝下下腔静脉断端。

16.3.1.6　吻合门静脉

停止门-体静脉分流,用 4-0 Prolene 缝线缝合吻合口。然后,然后使用 6-0 Prolene 缝线将供肝门静脉采用端侧连续吻合的方法吻合到受者门脉右支或延伸至受者门静脉的主干上(图 16.11)。小心避免扭曲供肝门静脉。左肝的血供可以不作任何处理,但是,如果门静脉右支偏短,夹持门静脉主干将有助于顺利的吻合。通常不需要像代谢性疾病行肝移植那样捆扎缩窄门静脉左支,控制自体肝入肝血流。

图16.5

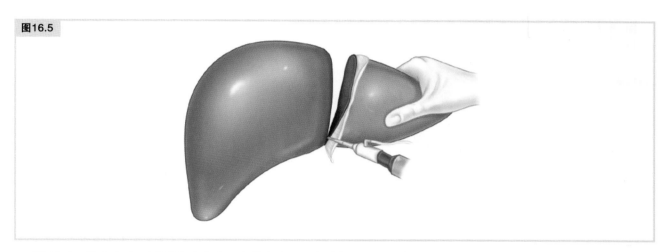

图 16.5　超声吸引刀(CUSA)与氩气刀相结合用于肝实质离断。肝实质离断平面在镰状韧带右侧 1~2cm,切除右半肝及大部分Ⅳ段。可使用入肝血流阻断技术,门-腔分流术将门静脉血液转流,可以减少失血量,维持受者的稳定

图16.6

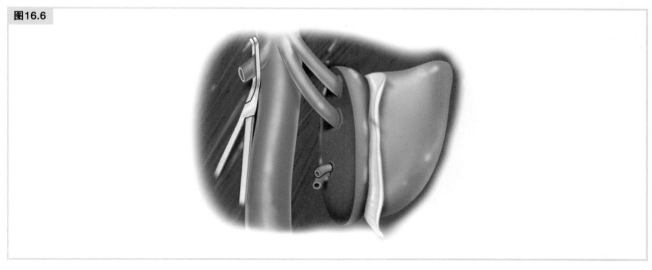

图 16.6　用血管钳在开口处夹闭肝右静脉,切除(扩大的)右半肝。然后,从肝右静脉的起始部沿下腔静脉向下延伸切开,为供肝的背驮式吻合创造一个宽阔的开口

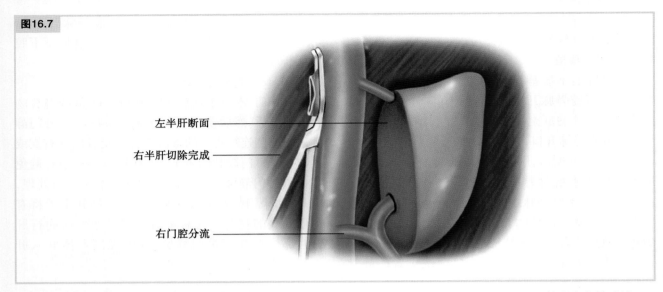

图16.7　此图显示的是扩大的右半肝切除术,剩余左肝的断面经过止血,并涂上了止血胶。在行门静脉吻合前,暂保留右门静脉-下腔静脉分流道

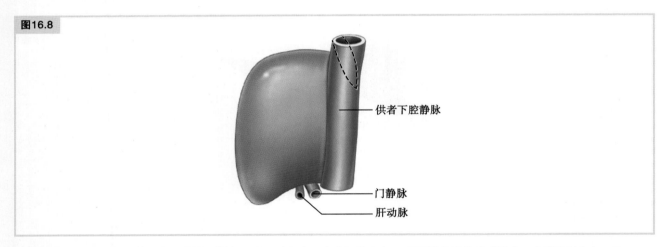

图16.8　准备扩大的右半肝移植物供植入,为了确保有一个宽阔的吻合口,需要进行腔静脉成形术。虚线表示吻合口开口

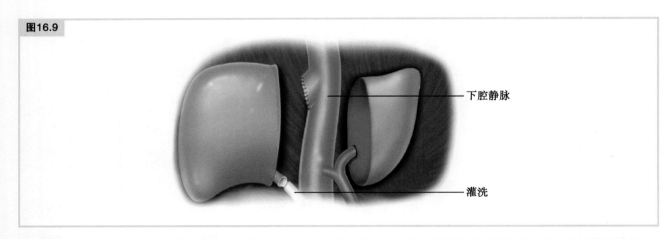

图16.9　用长 Satinsky 血管钳夹闭肝右静脉开口,下端延伸一段以匹配辅助供肝上的成型血管。注意该过程不能造成下腔静脉阻断。在这张图中,血管成形术是从头侧往足侧使用缝线进行整形。后壁采 4/0 Prolene 缝线行连续缝合。前壁缝合完成后,保持下腔静脉开放,通过门静脉灌注肝脏,灌洗液从肝下下腔静脉流出。灌注完成后,结扎部位尽可能高,这样供者血管不会冗余

血管重建完成后,妥善止血,纤维蛋白胶喷洒植入肝脏断面。测量门脉压力可帮助判断门静脉血流情况。通常要求门脉压力小于 15mmHg。

16.3.1.7　动脉重建

重建动脉血流可以使用一根供者髂动脉搭桥,从受者肾上或肾下腹主动脉搭桥至供肝肝总动脉(common hepatic artery,CHA)或腹腔干。如果受者的肝右动脉(RHA)直径合适,可以使用 7-0 或 8-0 Prolene 缝线直接与供肝肝总动脉或肝右动脉(图 16.12 和 16.13)行间断吻合。

16.3.1.8　胆道重建

供肝胆总管(common bile duct,CBD)与受者空肠行结肠后胆管-空肠 Roux-en-Y 吻合术,空肠吻合口距离胆肠吻合口约 25cm(图 16.14)。如果供肝胆管直径完全合适,可以用 6-0 PDS 缝线将供肝胆总管或肝总管(common hepatic duct,CHD)直接与受者右肝管(right hepatic duct, RHD)行间断吻合。

16.3.1.9　关腹

只有当有足够的腹腔空间,且预计没有发生压迫移植物或腹腔室隔综合征(abdominal compartment syndrome,ACS)的风险时,才能关闭腹腔(图 16.15)。如果不放心,仅缝合皮肤或使用硅胶网片缝合腹直肌鞘可满足术后早期的需要。

16.3.2　左外叶原位辅助肝移植

16.3.2.1　左半肝切除

行左半肝切除术(Ⅰ、Ⅱ、Ⅲ段,如果需要,还有Ⅳ段)是为左外叶辅助供肝腾出空间。(对于较大的小儿,如果供肝大小匹配,行左外叶切除术可能就

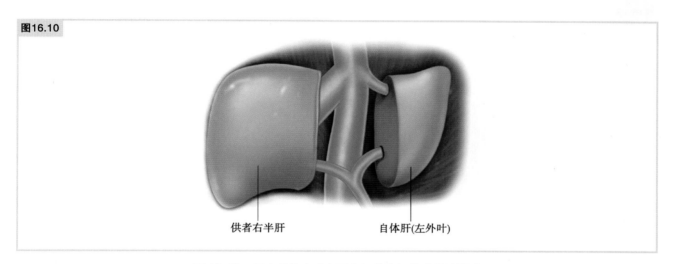

图 16.10

供者右半肝　　　　　自体肝(左外叶)

图 16.10　用生理盐水或白蛋白经供者门静脉灌洗肝脏

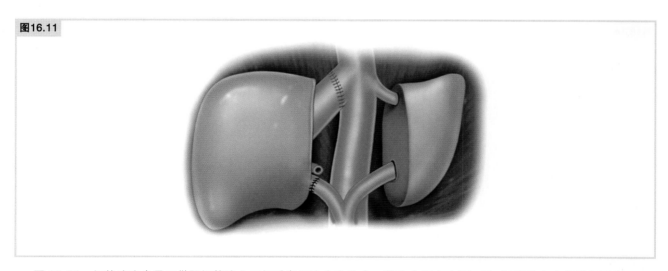

图 16.11

图 16.11　门静脉吻合是用供肝门静脉主干与受者门脉右支吻合。若吻合口大小不一致,门静脉右支起始部可向下延伸达到与供肝门静脉口径相匹配

图16.12

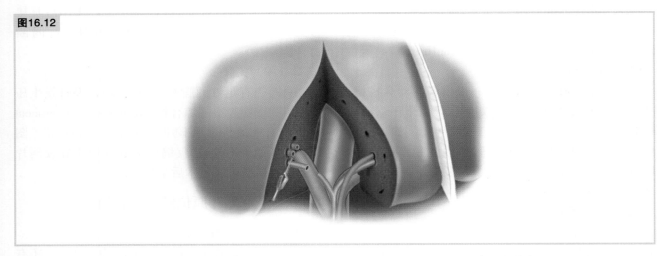

图 16. 12 供者肝总动脉与受者肝右动脉用 7-0 或 8-0 Prolene 缝线间断缝合

图16.13

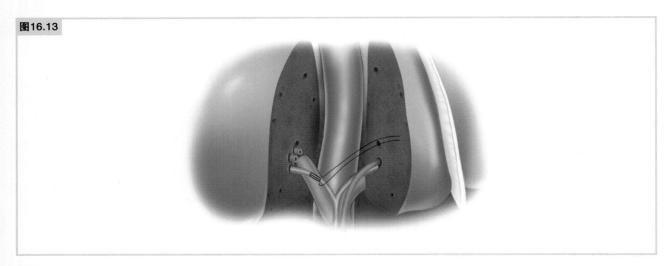

图 16. 13 供者肝总动脉与受者肝右动脉用 7-0 或 8-0 Prolene 线间断缝合

图16.14

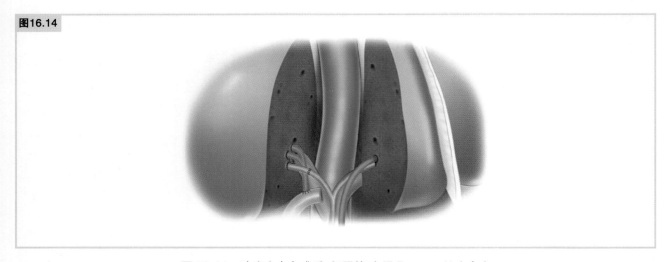

图 16. 14 动脉吻合完成后,行胆管-空肠 Roux-en-Y 吻合术

足够了）。肝切除术采用 CUSA 和氩气刀。肝门阻断有助于肝脏离断。

应切除尾状叶，以充分暴露肝左静脉附近的下腔静脉。这有助于肝左静脉和肝中静脉/下腔静脉吻合。避免肝左静脉/肝中静脉吻合口的扭曲或成角，是保证术后移植物功能和良好预后的关键。

16.3.2.2　门静脉吻合

供肝门脉左支与受者门脉左支起始部行端侧吻合，采用 6-0Prolene 线连续吻合。如果有明显的尺寸差异，可能需要向下延长开口。血管复流后，止血确切，纤维蛋白胶涂于肝脏断面。

16.3.2.3　动脉重建

动脉血流重建使用一根供者髂动脉桥接受者肾下主动脉至供肝肝总动脉，供肝肝左动脉也可以直接与受者肝左动脉吻合。其他变异已描述。

16.3.2.4　胆道重建

供肝胆总管与受者空肠行结肠后 Roux-en-Y 胆肠吻合术，空肠吻合口距离胆肠吻合口 25cm。如果供受者胆管直径匹配，可以用 6-0 PDS 缝线将供肝的左肝管直接与受者左肝管行间断吻合。

16.3.2.5　关腹

关腹通常没有问题，但如果存在任何压迫移植物或腹腔间室综合征的风险，则应仅缝合皮肤或使用硅胶网片缝合腹直肌鞘。在大多数受者出院前，都能做到正常关腹。

16.4　术后监测

16.4.1　早期术后并发症

我们的经验是原发性移植物无功能的风险虽然较为罕见，但在文献报道中似乎较高，这可能与使用了质量不够理想的供肝、技术不过关和血管并发症有关。如果发生急性肝衰竭，受者容易发生感染性并发症。由于存在 2 个肝断面，与常规肝移植术相比，辅助性肝移植术后腹腔引流液较多，胆漏的发生率也较高。

非计划性再次手术的发生率也较高，常常需要引流腹腔积液或处理肝断面出血。导致继发性出血比较常见的原因是肾功能不全和持续性肾脏替代治疗。在这种情况下，肝素和其他抗凝血药物的使用应慎重考虑。

术后肝功能恢复情况可能与全肝移植术后不同。凝血功能障碍的纠正可能较慢，特别是在供肝体积较小的情况下。由于自体肝尚存，术后血清转氨酶水平可能不会以正常的方式下降，这可能对诊断早期排斥反应造成麻烦。但血清胆红素一般能迅速下降，持续高水平可能提示排斥反应、胆道并发症或小肝综合征（术后第 2 周后）。辅助性肝移植后颅内压降低可能不如全肝移植术后那样理想。受者整体恢复可能较慢，需要持续的多器官支持。

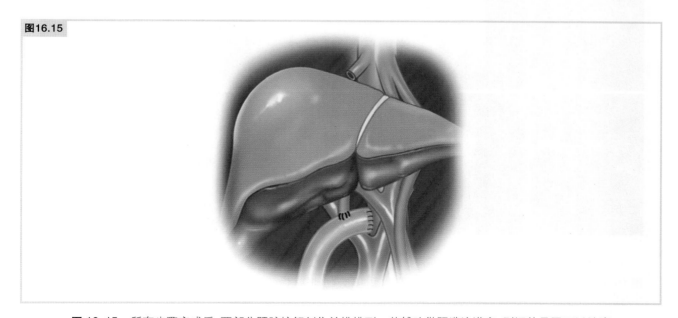

图 16.15　所有步骤完成后，两部分肝脏按解剖位并排排列。若辅助供肝灌注满意，则评估是否可以关腹

16.4.2   监测肝脏再生和恢复情况

16.4.2.1   肝脏活检(移植肝和自体肝)

应在术后 1 个月常规行肝脏活检,因为肝再生可能很快(尤其是在超急性肝衰竭情况下)。但有持续性肾功能损害的受者可能有出血的风险。连续多普勒超声有助于判断正常的肝静脉和门静脉血流和波形。

移植肝门静脉内的血流方向为逆肝血流可在流出道受限或在严重急性排斥反应时出现。应每隔 3 个月进行肝脏活检,以评估自体肝的再生和恢复情况,并确保对移植肝排斥反应的管控,使移植肝逐渐萎缩的同时避免血管并发症的发生。如果排斥反应得不到监控,可能会发生肝动脉血栓形成、移植肝梗死,这时需要手术切除辅助移植的肝。

16.4.2.2   CT 或 MR 影像

CT 扫描或 MR 成像将提供关于移植肝和自体肝相对体积的信息。如果存在移植肝功能障碍,CT 血管造影可用于辨别血管并发症。

16.4.2.3   羟基亚氨基二乙酸扫描

羟基亚氨基二乙酸(dimethyl iminodiacetic acid,HIDA)闪烁成像技术在评估两部分肝脏的功能和追踪自体肝的相对作用方面是非常有价值(图 16.16)。

16.4.2.4   术后评估

只有通过一系列的检查(图 16.17),包括连续 CT 容量测定、HIDA 闪烁成像、移植肝和自体肝活检,才能准确评估自体肝的再生情况。目前,这些检查应该在术后 3、6 和 12 个月完成。通常是在完成 6 个月的评估后,提示自体肝有明确再生,才能做出减少免疫抑制剂的决策。

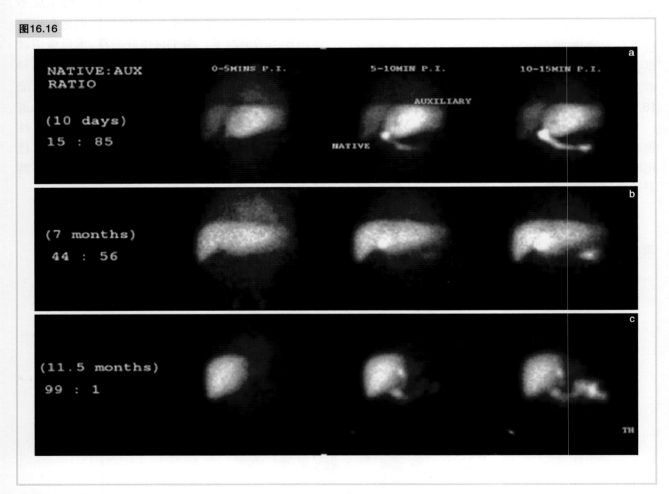

图 16.16   一例小儿行左外叶辅助肝移植(ALT)术后 10 天行 HIDA 扫描,图像证明自体肝尚无活性(a)。在术后第 7 个月时,供肝与自体肝活性相似(b)。1 年后,自身肝右叶完全恢复,辅助肝萎缩(c)

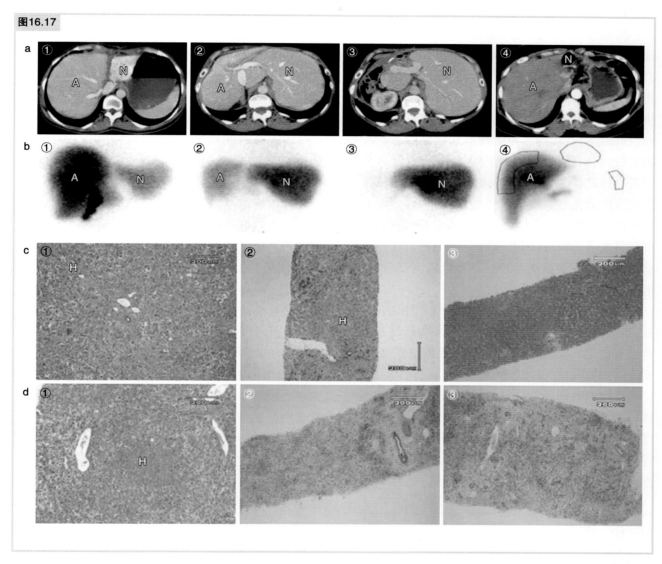

图 16.17　（a）①扩大的右半移植肝和萎缩的左外叶;②左外侧叶再生,右叶部分早期萎缩;③移植肝萎缩,自体左半肝恢复到正常大小;④4 年后辅助移植的右半肝仍未见再生。(b) 与上图(a)相应时间段的 HIDA 闪烁成像。(c)恢复期受者肝脏的活检标本切片。(d)辅助移植肝的活检标本切片

16.5　免疫抑制剂使用和撤除

成功的辅助肝移植应定义为完全撤除免疫抑制剂并且受者自身肝脏的功能和结构恢复正常,受者长期存活。在长期存活的受者中,70%~80%的受者可以撤除免疫抑制治疗。

然而,为了避免严重急性排斥反应的发生,必须逐步撤除免疫抑制剂,因为严重急性排斥反应可能会导致移植物功能低下、肝动脉血栓形成和在充分再生之前移植物过早丢失。撤除免疫抑制的时间取决于肝脏再生的速度,而这又取决于肝衰竭的病因和供肝的体积、功能。超急性肝功能衰竭患者肝脏再生较快,但移植肝体积较大(右半肝),又会抑制受者自体肝脏再生。早期免疫抑制撤除和轻度排斥反应可能会促进自体肝脏再生,但这一过程必须缓慢并严密监控。亚急性肝功能衰竭肝移植受者自身肝脏再生可能较慢,因此撤除免疫抑制剂比超急性肝功能衰竭肝移植受者要晚。不管病因如何,小儿肝脏的再生能力更强。

移植肝会随着计划性免疫抑制剂撤除而逐渐萎缩,很少需要切除移植肝。但是如果撤药过程中伴有血管血栓形成,导致移植肝坏死或脓肿形成,则需要手术切除移植肝,促进恢复。

免疫抑制剂撤除应从逐渐停用泼尼松龙开始,然后停用钙调磷酸酶抑制剂。如果受者正在服用硫唑嘌呤或霉酚酸酯,那么在使用糖皮质激素后应该停用。如果出现明显的急性排斥反应,通常需要用激素冲击治疗,受者病情会逐渐稳定下来。

16.6　结果

急性肝衰竭很少见,但约占小儿和成人肝移植的10%~20%。在小儿中,这一比例因年龄不同有差异,0~2岁组占7%,3~10岁组占18%,11~18岁组占19%。辅助性肝移植仅在少数几个中心进行,

总体的肝移植数量尚无确切统计。

一旦评估满足标准,就应尽早将患者列入肝移植的等待名单,以便有充裕的时间寻找供肝。同时应该考虑活体供肝,特别是在获取尸体供肝受限的情况下。

供肝的评估的标准应该包括高质量肝脏应适合减体积或劈离,以及严格遵循表16.4的具体指南,如合适的"大小匹配"。成人受者的最佳供肝是右半肝或扩大的右半肝,小儿受者的最佳供肝是左外叶。体积小的全肝也曾被报道用于对乙酰氨基酚所致的成人肝衰竭[19]。

能否及时获得大小合适的供肝影响**小儿ALT的预后**。直到最近,ALT仍然不受欢迎。例如,Farmer等人[20]报道了最大的单中心小儿急性肝衰竭肝移植病例(122名受者,159例肝脏移植),没有一例辅助性肝移植[11]。从1990年到2009年,在我们的中心的128例急性肝衰竭小儿肝脏移植中,有20例接受了ALT[12]。受者1年、5年和10年的生存率为85%。在17名幸存者中,有14人(82%)在撤除免疫制剂的情况下自体肝脏再生。所有小儿均接受了左外叶或左叶移植。

表16.5列出了ALT的转归。早期病例由成人和小儿组成,其转归与全肝移植病例一致。根据许多中心报道分享的经验,大约80%的存活者成功撤除免疫抑制剂。大多数中心使用原位ALT而不是异位ALT,成人受者在接受左半肝或右半肝切除后,被植入相匹配的供肝。虽然左半肝切除和左外叶ALT被认为是最切实际的方法,克服了大小匹配带来的大部分问题,但报道的小儿受者差异较大。手术和冷缺血时间比标准的肝移植更长,提示手术在技术上比传统肝移植要求更高。因受者的年龄、肝功能衰竭的原因和性质、肝坏死的程度和辅助供肝大小的等影响因素不同,撤除免疫抑制剂的最佳时机尚无定论,例如,较大且功能良好的供肝可能会抑制自体肝的再生。

表 16.5　成人或小儿急性肝衰竭行辅助肝移植报道汇总

作者	年份	病例数	成人/小儿	平均年龄（范围）（岁）	病因-例数	供肝	供者	手术时间（范围）	冷缺血时间	患者生存	中位随访期	免疫抑制剂撤除
Faraj 等[18]	2010	20	小儿	12(1~16)	NANB-16;对乙酰氨基酚-2;AIH-1;毒蕈-1	3LL;8LLS;8RL;1全肝	18 DBD 1DCD 1LDLT	7(5.5~9.7)h	10(8~15.7)h	85% 17例	113个月	14例(82%,幸存者)
Lodge 等[19]	2008	13	成人	34(18~48)	对乙酰氨基酚	全肝	—	—	499(300~820)min	69% 9例	68个月	8例(89%,幸存者)
Kato 等[21]	2006	6	小儿	2(8个月~8岁)	NANB-4;HAV-1;AIH-1	LLS-5;LL-1	—	591(559~654)min	470(394~568)min	100%	12个月	1例 5例IS降低
Kasaha-ra 等[22]	2005	6	成人/小儿	28(1.8~53.6)	NANB-5;HBV-1	LLS-2;LL-3;RL-1	LDLT	—	—	0%	4.5个月	N/A
Kasaha-ra 等[22]	2005	6	成人/小儿	12(3~52)	OTCD-2;瓜氨酸血症-2;C-N-I-1	LLS-3;LL-3	LDLT	—	—	83% 5例	5年	N/A
Kasaha-ra 等[22]	2005	13	成人小体积供肝	30(16~50)	Wilson病-2;BA-2;PBC-3;PSC-2;肝硬化-2;Budd-Chiari综合征-1;AIH-1	LL-11;RL-2	LDLT	—	—	69% 9例	5年	N/A
Durand 等[23]	2002	6	成人	25(20~34)	HBV	LL-2;RL-4	DBD	—	7h 50min (5.5~11h)	5例/6例	58个月	4例/5例 (80%)
Jaeck 等[24]	2002	15	成人/小儿	30(0.5~65)	HBV-3;HAV-3;药物-4;其他-5	—	—	—	—	66.7% (10/15)	—	再生8例/10例,IS停止6例/8例
Azoulay 等[25]	2001	12	成人/小儿	26.7±16.3	HBV-2;HAV-1药物-1;不明原因-7;其他-1	LL-4;LLS-1;RL-7	DBD-11 LDLT-1	738±195min	560±176min	66%	1年	2例/12例 (17%)

续表

作者	年份	病例数	成人/小儿	平均年龄(范围)(岁)	病因-例数	供肝	供者	手术时间(范围)	冷缺血时间	患者生存	中位随访期	免疫抑制剂撤除
Inomata 等[26]	1999	15	成人小体积供肝	23(13~48)	FHF-2;慢加急-3;豆状核变性-2;BA-4;PBC-3;PSC-1	LL-13;LLS-2	LDLT	—	—	9例/15例	1年	—
van Hoek 等[11]	1999	47 ELTR	成人/小儿	28(3~64)	摇头丸-2;对乙酰氨基酚-5;NSAID-1;氟烷-1;其他-5;HAV-5;HBV-11;HCV-1;Non-ABC-1;AIH-2;缺血-1;HELLP-1;PNF-1;不明原因-10	原位全肝-4;原位LL-18;原位LLS-7;原位RL-4;原位ERL-4;HALT 全肝-3;HALT LLS-2;HALT LL-3;HALT RL-2;HALT ERL-4	DBD	—	—	APOLT-71%;左 68% 右 86% HALT 33%	1年	15 例移植物摘除-14/15 25 例移植物未摘除-8/25
Erhard 等[27]	1998	4	成人	22.5(18~49)	HAV-1;HBV-1;摇头丸-1;Non-ABC-1	异位+门静脉动脉血管化全肝-3;右肝-1	DBD	—	—	50%	—	2例/4例
Sudan 等[28]	1997	7	小儿	9(6~18)	HAV-2;水痘-1;Non-ABC-4	LLS-3;LL-2;全肝-2	DBD	—	—	57%	3年	3例撤除 4例移植物摘除
Pereira 等[12]	1997	7	成人	28(14~35)	对乙酰氨基酚-3;NANB-2;AIH-1;摇头丸-1	LL-2;ERL-5	DBD	8.5(7.3~10)h	12(6~14)h	3例/7例	1年	2例
Bismuth 等[8]	1996	5	成人/小儿	31(13~68)	HBV-1;HAV-1;药物-1;Reyes-1;未知-1	LLS-1;LL-2;RL-2	DBD-4 LDLT-1	12(6~16)h	8.5(1.5~13)h	3例/5例	—	2例

续表

作者	年份	病例数	成人/小儿	平均年龄(范围)(岁)	病因-例数	供肝	供者	手术时间(范围)	冷缺血时间	患者生存	中位随访期	免疫抑制剂撤除
Chenard-Neu 等[7]	1996	30	成人/小儿	29.6(3~65)	HAV-4;HBV-7;对乙酰氨基酚-5;NSAID-2;多药物-1;氟烷-1;AIH-2;先兆子痫-1;未知-5	APOLT:全肝-4;LL-16;RL-4 APHLT:全肝-1;部分-5	—	—	—	19例/30例(63%)	11个月	13例/19例(68%)
Boudjema 等[10]	1995	8	成人/小儿	18(4~65)	HAV-3;HBV-1;药物-2;AIH-1;其他-1	LL-2;LLS-4;RL-2	DBD	7.5(5~10)h	7.5(6~8.5)h	6例/8例	1~17个月	4例/6例
Oldhafer 等[9]	1994	4	成人/小儿	26(5~34)	对乙酰氨基酚-1;HELLP-1;未知-2	LL-2;LL-2	DBD	—	—	4例/4例	11个月	3例/4例

AIH,自身免疫性肝炎;APHLT,辅助部分异位肝移植;APOLT,辅助部分原位肝移植;BA,胆道闭锁;CIT,冷缺血时间;CNI I,Crigler-Najjar 综合征;DBD,脑死亡后捐献;DCD,心脏死亡后捐献;ELTR,欧洲肝脏移植登记;ERL,扩大右半肝;FHF,暴发性肝衰竭;HALT,异位辅助肝移植;HAV,甲型肝炎病毒;HBV,乙型肝炎病毒;HCV,丙型肝炎病毒;IS,免疫抑制;LDLT,活体肝移植;LL,左半肝;LLS,左外叶;NANB,非甲、非乙肝炎;non-ABC,非甲、非乙、丙肝炎;NSAID,非甾体抗炎药;PBC,原发性胆汁性肝硬化;PSC,原发性硬化性胆管炎;PV,门静脉;RL,右半肝;SFS,小体积。

（万亦丹　译　陈栋　审）

参考文献

1. Welch CS. A note on transplantation of the whole liver in dogs. Transplant Bull. 1955;2:54–5.

2. Hagihara P, Absolon KB. Experimental studies on homologous heterotopic liver transplantation. Surg Gynecol Obstet. 1964;119:1297–304.

3. Terpstra OT, Schalm SW, Weimar W, Willemse PJ, Baumgartner D, Groenland TH, et al. Auxiliary partial liver transplantation for end-stage chronic liver disease. N Engl J Med. 1988;319:1507–11.

4. Metselaar HJ, Hesselink EJ, de Rave S, ten Kate FJ, Lameris JS, Groenland TH, et al. Recovery of failing liver after auxiliary heterotopic transplantation. Lancet. 1990;335:1156–7.

5. Moritz MJ, Jarrell BE, Armenti V, Radomski J, Carabasi RA, Zeitoun G, et al. Heterotopic liver transplantation for fulminant hepatic failure - a bridge to recovery. Transplantation. 1990;50:524–6.

6. Terpstra OT. Auxiliary liver grafting: a new concept in liver transplantation. Lancet. 1993;342:758.

7. Chenard-Neu MP, Boudjema K, Bernuau J, Degott C, Belghiti J, Cherqui D, et al. Auxiliary liver transplantation: regeneration of the native liver and outcome in 30 patients with fulminant hepatic failure–a multicenter European study. Hepatology. 1996;23:1119–27.

8. Bismuth H, Azoulay D, Samuel D, Reynes M, Grimon G, Majno P, et al. Auxiliary partial orthotopic liver transplantation for fulminant hepatitis. The Paul Brousse experience. Ann Surg. 1996;224:712–24; discussion 724–6.

9. Oldhafer KJ, Gubernatis G, Schlitt HJ, Rodeck B, Böker K, Pichlmayr R. Auxiliary partial orthotopic liver transplantation for acute liver failure: the Hannover experience. Clin Transpl. 1994:181–7.

10. Boudjema K, Cherqui D, Jaeck D, Chenard-Neu MP, Steib A, Freis G, et al. Auxiliary liver transplantation for fulminant and subfulminant hepatic failure. Transplantation. 1995;59:218–23.

11. van Hoek B, de Boer J, Boudjema K, Williams R, Corsmit O, Terpstra OT. Auxiliary versus orthotopic liver transplantation for acute liver failure. EURALT Study Group. European Auxiliary Liver Transplant Registry. J Hepatol. 1999;30:699–705.

12. Pereira SP, McCarthy M, Ellis AJ, Wendon J, Portmann B, Rela M, et al. Auxiliary partial orthotopic liver transplantation for acute liver failure. J Hepatol. 1997;26:1010–7.

13. O'Grady JG, Alexander GJ, Hayllar KM, Williams R. Early indicators of prognosis in fulminant hepatic failure. Gastroenterology. 1989;97:439–45.

14. Bernuau J, Rueff B, Benhamou JP. Fulminant and subfulminant liver failure: definitions and causes. Semin Liver Dis. 1986;6:97–106.

15. O'Grady JG, Schalm SW, Williams R. Acute liver failure: redefining the syndromes. Lancet. 1993;342:273–5.

16. Ichai P, Samuel D. Etiology and prognosis of fulminant hepatitis in adults. Liver Transpl. 2008;14(Suppl 2):S67–79.

17. Quaglia A, Portmann BC, Knisely AS, Srinivasan P, Muiesan P, Wendon J, et al. Auxiliary transplantation for acute liver failure: histopathological study of native liver regeneration. Liver Transpl. 2008;14:1437–48.

18. Faraj W, Dar F, Bartlett A, Melendez HV, Marangoni G, Mukherji D, et al. Auxiliary liver transplantation for acute liver failure in children. Ann Surg. 2009;251:351–6.

19. Lodge JP, Dasgupta D, Prasad KR, Attia M, Toogood GJ, Davies M, et al. Emergency subtotal hepatectomy: a new concept for acetaminophen-induced acute liver failure: temporary hepatic support by auxiliary orthotopic liver transplantation enables long-term success. Ann Surg. 2008;247:238–49.

20. Farmer DG, Venick RS, McDiarmid SV, Duffy JP, Kattan O, Hong JC, et al. Fulminant hepatic failure in children: superior and durable outcomes with liver transplantation over 25 years at a single center. Ann Surg. 2009;250:484–93.

21. Kato T, Selvaggi G, Levi D, Hernandez E, Takahashi H, Velasco M, et al. Routine use of auxiliary partial orthotopic liver transplantation for children with fulminant hepatic failure: preliminary report. Transplant Proc. 2006;38:3607–8.

22. Kasahara M, Takada Y, Egawa H, Fujimoto Y, Ogura Y, Ogawa K, et al. Auxiliary partial orthotopic living donor liver transplantation: Kyoto university experience. Am J Transplant. 2005;5:558–65.

23. Durand F, Belghiti J, Handra-Luca A, Francoz C, Sauvanet A, Marcellin P, et al. Auxiliary liver transplantation for fulminant hepatitis B: results from a series of six patients with special emphasis on regeneration and recurrence of hepatitis B. Liver Transpl. 2002;8:701–7.

24. Jaeck D, Boudjema K, Audet M, Chenard-Neu MP, Simeoni U, Meyer C, et al. Auxiliary partial orthotopic liver transplantation (APOLT) in the treatment of acute liver failure. J Gastroenterol. 2002;37(Suppl 13):88–91.

25. Azoulay D, Samuel D, Ichai P, Castaing D, Saliba F, Adam R, et al. Auxiliary partial orthotopic versus standard orthotopic whole liver transplantation for acute liver failure: a reappraisal from a single center by a case-control study. Ann Surg. 2001;234:723–31.

26. Inomata Y, Kiuchi T, Kim I, Uemoto S, Egawa H, Asonuma K, et al. Auxiliary partial orthotopic living donor liver transplantation as an aid for small-for-size grafts in larger recipients. Transplantation. 1999;67:1314–9.

27. Erhard J, Lange R, Rauen U, Scherer R, Friedrich J, Pietsch M, et al. Auxiliary liver transplantation with arterialization of the portal vein for acute hepatic failure. Transpl Int. 1998;11:266–71.

28. Sudan DL, Shaw BW Jr, Fox IJ, Langnas AN. Long-term follow-up of auxiliary orthotopic liver transplantation for the treatment of fulminant hepatic failure. Surgery. 1997;122:771–7; discussion 777–8.

第 17 章 多米诺肝移植术

Shinji Yamamoto，Henryk E. Wilczek，Bo-Göran Ericzon

17.1 引言

原位肝移植是治疗终末期肝病和一些严重的代谢紊乱和肝癌的一种成熟的治疗方法,但器官短缺是限制肝移植发展的瓶颈。代谢性肝病患者行肝移植时切除的病肝,可以作为一种供肝来源移植给第二位肝移植受者,即所谓的多米诺肝(domino livers),是解决器官短缺的方案之一。家族性淀粉样变性多神经病(Familial amyloidotic polyneuropathy,FAP)是一种常染色体显性遗传疾病,与转甲状腺素蛋白(transthyretin,TTR)基因突变有关。肝脏产生变异型转 TTR 淀粉样纤维,该纤维在体内结缔组织和各种器官如心脏、肾脏和小肠中积累。结果使这些器官功能失调,导致严重疾患。患者在出现症状后 9~15 年死于营养不良或心脏并发症。直到最近,唯一可能治愈的治疗方法是肝移植。

由于除了产生突变的 TTR 外,FAP 患者的肝脏其他功能完全正常,这些切除的肝脏非常适合用于选定的患者进行多米诺肝移植。显然,移植这类切除肝脏的多米诺受者也会存在 FAP 发病的风险,但是考虑到 FAP 的病程进展缓慢,以及等待肝移植患者的迫切性,我们认为对可以选择性对受者进行风险评估,选定特定受者的益处大于风险[1]。1995 年在葡萄牙实施了第 1 例使用 FAP 患者肝脏施行多米诺肝移植(domino liver transplantation,DLT)。随着时间的推移,这一方法得到了进一步的发展,如今该技术已在世界范围内得到广泛应用,并取得了良好的效果[2,3]。

由于应用 FAP 肝脏的多米诺肝移植良好效果,其他单纯的肝脏代谢性疾病患者也认为是潜在的多米诺肝脏的供者。这类代谢性疾病如原发性高草酸尿(primary hyperoxaluria)、蛋白质 C 缺乏症(protein C deficiency)、某些尿素循环紊乱(urea cycle disorders)如瓜氨酸血症(citrullinemia)和高胆固醇血症

(hypercholesterolemia)。

考虑使用来自患有非 FAP 代谢性疾病的供肝,可能导致受者出现与供者相应的代谢性疾病,因此,对 DLT 受者要求严格的受益与风险比的评估,因为至少对于某些疾病而言,受者出现供者疾病的明显症状,似乎比多米诺 FAP 肝发生得更早[2]。

DLT 手术包括 2 个需要仔细考虑的重要因素:①移植肝传播 FAP 或其他代谢性疾病的风险;②涉及多米诺供者和受者手术并发症的风险。考虑到即使在基因诊断为阳性的情况下,FAP 出现明显临床表现也很低,而且 FAP 患者在 15 岁之前未表现出任何症状,因此,可以预期在 DLT 受者中,在移植后 10~15 年内不会出现明显的 FAP 疾病症状[2]。

然而,一些报告表明,这种疾病在 DLT 受者出现临床表现可能比预期出现的更早[2,4-6],这可能与移植后不可避免的终身服用免疫抑制剂有关,并且 DTL 受者多为成年患者,突变的蛋白质存在于这类成年患者体内。此外,也必须仔细考虑多米诺肝供者的安全性,并应优先予以考虑。这些都是需要考虑的重要伦理问题,而且必须对供者和受者的利弊进行认真的权衡。由于 FAP 供者肝脏除了产生变异 TTR 外,通常还具有正常功能,因此我们认为,对于预期寿命短于通过移植物传播疾病的风险的终末期肝病患者使用 FAP 供者肝脏进行多米诺肝移植是合理的[7]。文献已报道有很多 DLT 技术和良好移植效果,并且该手术方式已证明对多米诺肝脏供者和多米诺肝脏受者都是安全的,结果良好[8,9]。然而,必须强调的是,这项手术必须由受过严格技术训练有经验的外科医生来进行。从技术角度来看,需要记住多米诺供肝的供者也将接受肝移植。因此,当切取多米诺供肝时,外科医生必须在多米诺供者中留下足够长的静脉,以便随后进行血管吻合。因此,有时用于移植的多米诺肝的肝静脉和肝上下腔静脉会很短,在多米诺供肝的修整时,重建和延长血

213

管需要大量的工作。

不同中心接受多米诺肝移植的标准不同。在笔者所在中心,一名DLT候选人必须是之前已同意接受常规的肝移植。例如,姑息治疗而不是长期治疗,肝移植仍然是唯一选择的患者,以及一些老年患者。无论是FAP供者还是多米诺受者,都必须告知并充分了解移植过程和相关的潜在风险,不但手术风险,还要强调移植后可能出现的代谢疾病传播的风险。受者必须被告知,DLT后不可避免的终身免疫抑制治疗,可能会改变潜在疾病的自然进程,并可能比预期的更早地诱发代谢性疾病的症状[2]。

在笔者所在移植中心,多米诺肝脏接受者,至少要满足以下3个条件之一:

1. 肝细胞癌;
2. 患者>60岁;
3. 晚期再移植。

17.2 多米诺供肝切取术:技术方面

17.2.1 肝门入路

必须在不危及供者安全的情况下切取多米诺供者的肝脏,并使肝脏可以安全地用于多米诺受者的移植。多米诺供肝切取术的标准方法简述如下。游离切断肝脏周围韧带,将肝脏充分游离,并在分离肝门结构后,应在肝脏一侧单个胆道管腔的水平横断胆管,使FAP多米诺肝用于移植时能够进行胆道-胆道重建,如图17.1a所示,门静脉在脾静脉和肠系膜上静脉汇合处以上2cm左右切断,确保FAP供肝中留下足够的血管长度,可以进行门静脉插管的灌注,以及随后安全地进行门静脉端-端吻合重建(图17.1a)。

17.2.2 腔静脉的分离和切断

在多米诺肝移植可以采用一较长的下腔静脉片段用于腔静脉重建(图17.1b)。因此,我们可以接受这种稍短和具有"缺陷"腔静脉的多米诺肝脏。左、右膈静脉通常需要结扎切断,这样可以使肝上下腔静脉尽可能地延长(图17.1b),腔静脉才有可能与膈肌游离,并可以在膈肌下方用Klintmalm血管钳阻断下腔静脉。图17.1b显示,在多米诺供肝的背侧可以看到横断膈下下腔静脉断端开口,在腹侧可以看到右肝静脉主干,以及肝中静脉和肝左静脉的共干。肝静脉开口之间的隔膜与肝上下腔静脉断端位置非常接近。

17.2.3 肝脏修整(后台)工作:移植肝及其血管的评估

将切取的多米诺供肝放入盛满冰冷保存液的盆中(温度约4℃)。移植肝经门静脉灌注器官保存液,如冷UW保存液(Wisconsin Alumni Research Foundation,WARF;Bridge to Life Ltd.,USA)或者HTK保存液(Dr. Franz Köler,Chemie GmbH,Germany),将肝内血液灌洗出来,动脉没有必要灌注。当灌注液流出清澈时,停止灌注。在盛有冷保存液的盆中仔细检查肝脏,修补任何实质撕裂伤。灌注时应检查血管,如有裂孔或小裂伤,应结扎或缝合。应对移植肝进行彻底检查,并评估血管长度,以便可在受者体内重新吻合。如有必要,应进行静脉重建(图17.2A)。多米诺供肝的肝上腔静脉往往略短或极短(尤其是血管的腹侧)。有时3个肝静脉分别单独开口于下腔静脉,必须血管重建以便随后安全的血管吻合。重建肝静脉和下腔静脉有几种选择。如果供肝的肝下下腔静脉足够长,可以剪下远端的一段肝下下腔静脉用于静脉重建(图17.2a①)。将环状圆形的静脉补片修剪形成一个矩形补片,用来延长肝上下腔静脉的前壁。如果供肝的肝下下腔静脉太短,就不能使用这种方法作为静脉补片(图17.2a②),而是应该使用FAP受者接受尸体肝脏供者的静脉移植物。

17.2.4 肝上下腔静脉成形重建术

如果肝上腔静脉非常短或变形,吻合将非常困难或不可能的,因此需要行静脉成形术重建(图17.2b)。小心地从肝实质内解剖出部分腔静脉,注意不要损伤血管壁,可以使腔静脉稍微得到延长。应该通过肝上下腔静脉的断端开口,仔细检查肝静脉在腔静脉的开口情况,以了解其解剖结构。应该将肝右静脉的开口与肝左静脉主干和肝中静脉共干的开口用5-0或6-0聚丙烯缝线连续缝合成形,形成一个大的开口,便于随后与受者的腔静脉吻合。

如果由于血管异常,多米诺供肝的腔静脉与受者腔静脉直接吻合困难或存在一定的危险时,这种异常则应尽可能地纠正。可从多米诺肝的肝下下腔静脉取静脉补片,或从死亡供者取静脉移植物,应使用5-0或6-0聚丙烯缝线连续或间断缝合到肝移植物的腔静脉口(图17.2c)。补片的大小和形状取决于腔静脉开口组织缺损的大小和形状。后台修肝重建时应预先考虑到随后重建的静脉与受者静脉的吻合情况。大多数情况下,由于离肝实质较近,腔静脉前壁需要延长。有时,在横断供者腔静脉时,在多米诺供者体内如果保留较长的腔静脉后壁,而多米诺供肝的腔静脉后壁会非常短。在这种情况下,静脉补片应用于延长供肝腔静脉后壁(图17.2c)。

图17.1

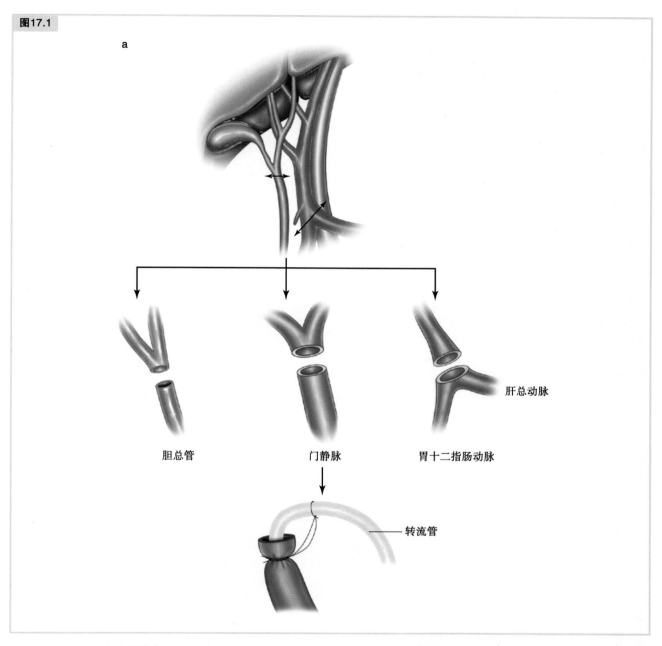

肝总动脉

胆总管　　　　　　　门静脉　　　　　胃十二指肠动脉

转流管

图 17.1　（a）多米诺供者肝切取术,胆管应该切断在多米诺供肝上保留单个管腔,以便安全地进行胆道端-端吻合重建,在脾静脉和肠系膜上静脉汇合处以上 2cm 左右切断门静脉,确保供肝中留下足够的血管长度,能安全行门静脉端-端吻合重建。（b）多米诺供肝背侧可见横膈膜肝上下腔静脉的横切口,在供肝腹侧可见肝右静脉和肝中、肝左静脉主干在肝上下腔静脉的开口

图17.1

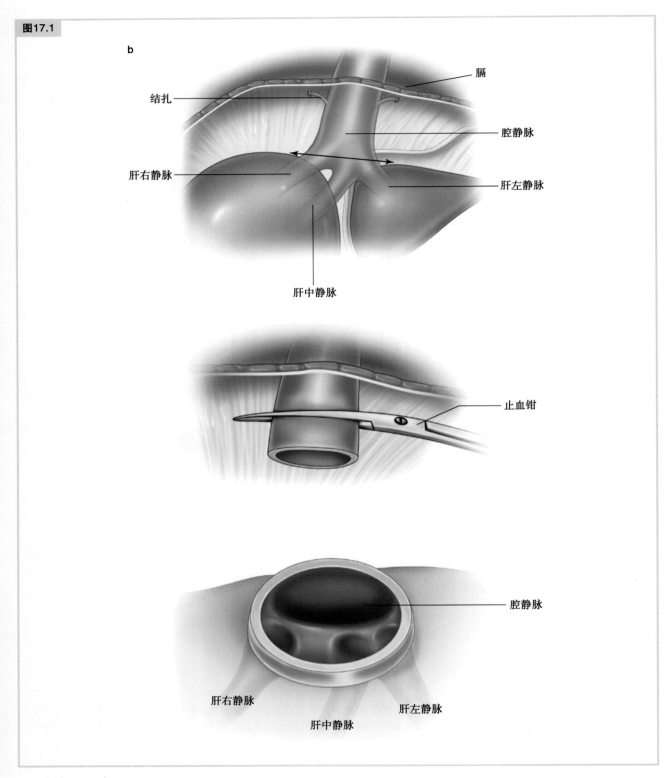

图 17.1(续)

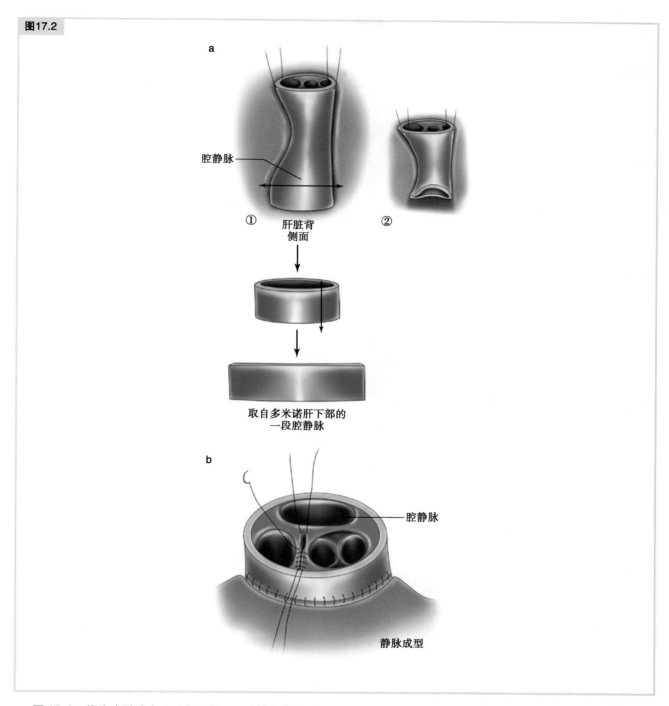

图17.2　静脉成形重建：(a)如果肝下下腔静脉静脉足够长,可以将肝下下腔静脉的远端剪下一段血管用于创建一个静脉补片(①),如果肝下下腔静脉可能太短,不能作为静脉补片(②),而是应该使用取自尸体肝脏供者的静脉移植给FAP 患者。(b)如果肝上下腔静脉过短或变形,可以解剖分离一部分肝实质来延长肝上下腔静脉,以便吻合受者的腔静脉,同时将肝右静脉与肝左静脉和肝中静脉的主干成形连接起来。(c)从多米诺肝的肝下下腔静脉取静脉补片,或从尸体供者取静脉移植物,可使用 5-0 或 6-0 聚丙烯缝线连续或间断缝合连接到供肝的腔静脉口。如果肝脏肝上下腔静脉后壁很短,则应将静脉补片用于肝上下腔静脉后壁延长

图17.2

c

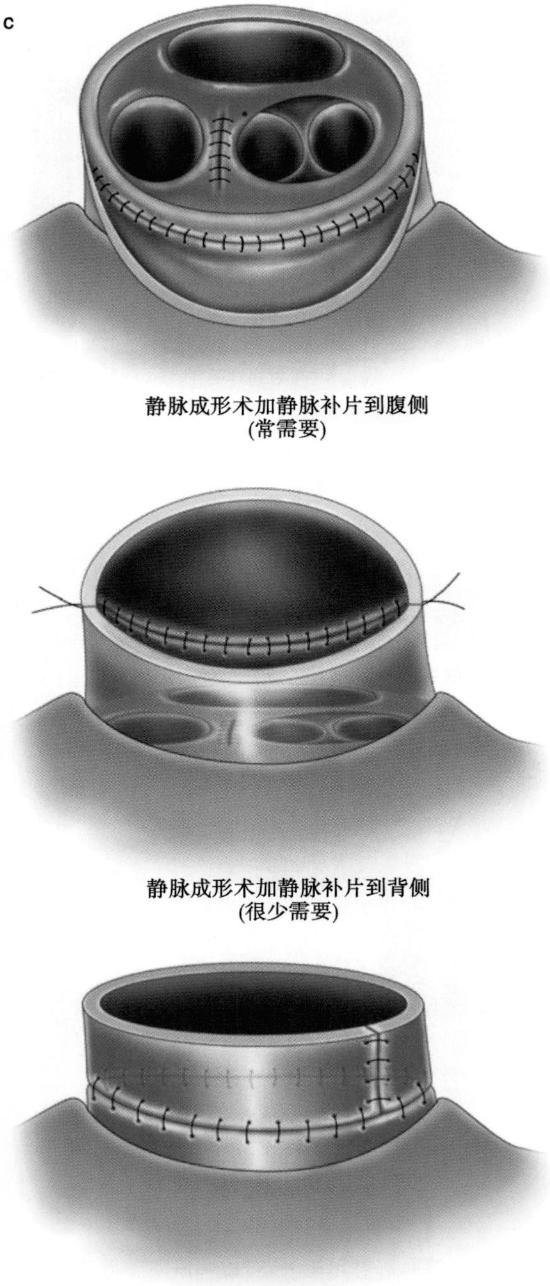

静脉成形术加静脉补片到腹侧
（常需要）

静脉成形术加静脉补片到背侧
（很少需要）

静脉补片到整个血管

图 17.2（续）

在肝移植中保留下腔静脉的一种方法是使用所谓的背驮式肝移植。这种手术的目的是避免腔静脉后的游离,减少出血的风险,以便于大体积移植肝与受者的腔静脉吻合。该技术避免了静脉旁路转流,但背驮式技术也存在一些缺点及并发症,包括多达10%的受者出现肝静脉流出道梗阻和血栓形成,这些受者的肝静脉出口大小不合适,往往导致移植肝静脉淤血。如果考虑背驮式肝移植,应用 3-0 聚丙烯线将供肝肝下下腔静脉断端予以荷包缝合。如果计划使用肝下下腔静脉作吻合,则肝上下腔静脉应用静脉补片予以缝闭。在完成腔静脉的准备工作后,将门静脉从周围组织中分离出来,并将其延伸至左右门静脉的分叉处。应检查门静脉是否渗漏和存在裂孔,并修补任何孔洞。然后检查并修整肝动脉,准备吻合。结扎每个小血管分支断端,缝合修补壁漏孔。在处理动脉时,必须注意不要损伤动脉内膜。最后,切开胆囊,放空胆汁。将小导管小心地插入胆管并冲洗胆管。为了维持和保证胆总管的血管供应,不应解剖胆总管周围的组织和血管。

17.3　多米诺肝移植受者

17.3.1　腔静脉替代重建

如果可能的话,多米诺肝受者的肝切取术是与供者手术同时进行的。然而,直到确认供者移植物

可用后,再游离切断受者重要的血管如肝动脉和门静脉。肝切取术可保留或不保留腔静脉,取决于受者的潜在疾病以及血管状况。即使计划行腔静脉置换的手术方式,多米诺受者的肝下下腔静脉也应该尽可能保留长,因为多米诺供肝的腔静脉可能很短。

受者肝切除完成,确保腹腔无活动性出血,将肝脏从冰水保存液中移至受者手术台,置于手术野。手术的第一步是重新吻合受者和多米诺供肝的腔静脉。首先缝合肝上下腔静脉,然后完成肝下下腔静脉吻合。图 17.3 显示常规的腔静脉置换中两个腔静脉端-端吻合。

在这种情况下,多米诺受者也应该使用体外静脉-静脉旁路转流技术。从图中可以看出,肝上腔静脉通过静脉补片延长以便于吻合。当使用补片时,有时需要将静脉修剪以保证吻合的平直。用 3-0 和 4-0 聚丙烯缝线连续缝合。如果不使用延长补片,肝静脉的开口会非常靠近吻合缝线,导致变形,出现渗漏和流出道问题。为了减少这种风险,必须使用足够的,但不是很大的吻合口。

17.3.2　不置换腔静脉的静脉重建

背驮式肝移植技术可以用于静脉重建,而不需要静脉-静脉旁路转流。移植肝的肝上腔静脉与多米诺受者的肝静脉主干相连(图 17.4)。腹壁的缝合必须非常小心,以避免肝静脉流出道阻塞。受者

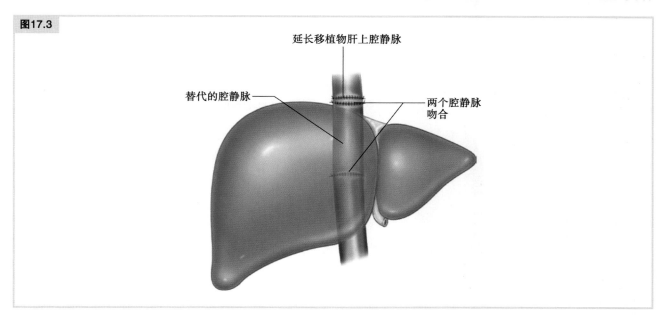

图17.3

延长移植物肝上腔静脉

替代的腔静脉

两个腔静脉吻合

图 17.3　将供肝腔静脉与受者腔静脉采用端-端吻合的方法行腔静脉置换,肝上下腔静脉通过静脉补片延长后以方便吻合

肝静脉主干必须预先游离准备好,以便有足够的长度进行吻合。

或者,多米诺移植肝的肝下下腔静脉可以端-侧吻合到受者保留的腔静脉。在这种情况下,应使用静脉补片封闭肝上下腔静脉,以防止肝静脉流出道梗阻(图 17.4)[10]。该方法可以作为采用背驮式肝移植手术方式的多米诺肝移植受者,防止流出道梗阻的一种挽救性吻合技术。理论上,腔静脉的侧对侧吻合也是可能的,但通常很难同时暴露供肝和受者的腔静脉,也没有足够的长度。

17.3.3　后台修整无腔静脉多米诺供肝

有些中心在进行多米诺肝切取手术时,更倾向游离肝脏解剖腔静脉,将腔静脉保留给多米诺供者,从而供者避免了静脉-静脉旁路手术。在这种情况

下,移植肝不含腔静脉,通常分别切断肝静脉,如图 17.5 所示。肝中静脉和肝左静脉可以通过行成形术连接呈一个大的开口。如果肝中静脉和肝左静脉主干与肝右静脉之间距离较长,且有较短的静脉袖口,则应使用取自尸体供者的髂总静脉或静脉补片进行血管成型(图 17.5)[11,12]。利用背驮式的方法将连接静脉补片形成管状进行吻合缝合(图 17.5)。通常采用背驮式肝移植技术实施不带有腔静脉的多米诺供肝与多米诺肝受者之间的血管重建。将 Y 形血管移植物或重建的静脉补片与受者肝静脉的主干吻合(图 17.6)。

17.3.4　受者门静脉及动脉的吻合重建

腔静脉重建完成后,门静脉吻合采用 5-0 聚丙烯缝线行端-端连续缝合。在完成缝合之前,术者

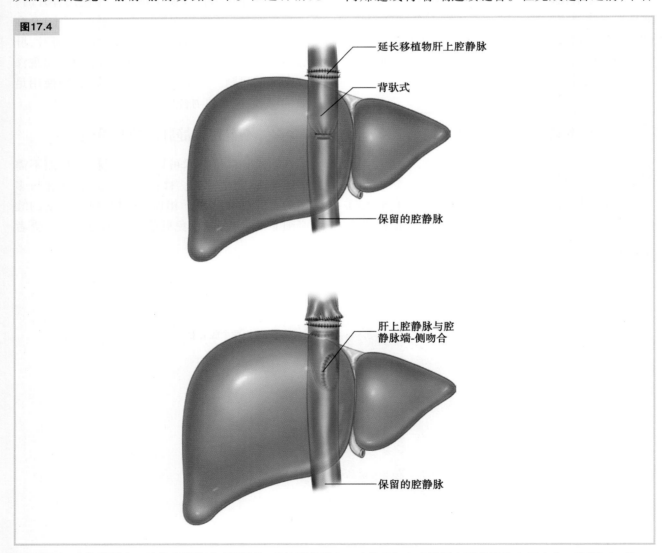

图 17.4

- 延长移植物肝上腔静脉
- 背驮式
- 保留的腔静脉
- 肝上腔静脉与腔静脉端-侧吻合
- 保留的腔静脉

图 17.4　保留受者下腔静脉的背驮式肝移植:移植肝的肝上下腔静脉与多米诺受者肝静脉的主干吻合。在肝下下腔静脉的边缘行荷包缝合予以缝闭。如果计划进行肝下腔静脉-腔静脉吻合术,则使用静脉补片封闭肝上腔静脉

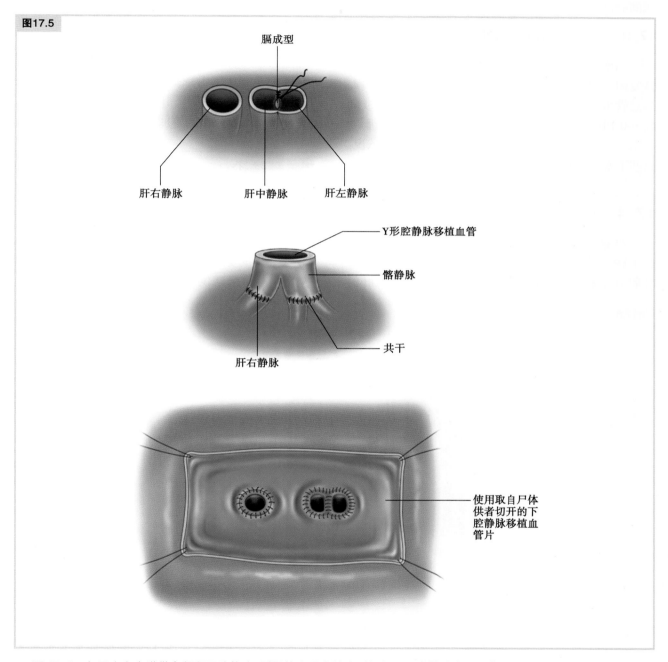

图 17.5　如果在多米诺供者保留了腔静脉,则肝静脉通常被分别切断。肝中静脉和肝左静脉可以通过实施成形术连接起来。如果其共干与肝右静脉之间距离较长,则应使用取自尸体供者的髂总静脉或静脉补片进行血管成型

必须记住要留下一个"生长因子"来允许血管扩张,以避免当血管钳松开,恢复门静脉血流时吻合口狭窄。

动脉吻合术通常是将肝移植肝动脉与受者胃十二指肠动脉的分叉处缝合,用 6-0 聚丙烯缝线连续或间断缝合。

17.3.5　多米诺肝受者胆管重建

当所有血管吻合重建完成后,进行胆道的重建,恢复胆汁引流的通畅性,从而完成整个肝移植过程。胆总管重建可采用胆道端-端吻合术。采用连续或间断 6-0 PDS 线行胆道端-端缝合或 Roux-en-Y 胆肠吻合术。该方法将取决于受者的潜在疾病和胆管状况。这些手术与其他肝移植受者的胆管重建技术没有区别。

17.4　结果

研究表明,接受肝移植的 FAP 受者同意同时捐献 FAP 供肝用于另外一个受者多米诺移植,其血管和胆道并发症的发生率和患者生存率与未捐献肝的 FAP 受者相似[1,8]。此外,与对照组相比,接受多米诺供肝的肝移植受者有相似的外科技术并发症发生率和相似的发病率和死亡率。因此,可以得出结论,多米诺手术不会增加多米诺肝脏捐献者或多米诺肝受者的手术风险。这些供、受者在移植后的长期存活率似乎也并不低[7,8]。

对于多米诺肝移植受者,人们必须牢记可能存在供者潜在疾病传播给受者的风险。一些中心报道了潜在供者代谢紊乱在受者体内的传播,这些病例在 DLT 后 7~10 年出现症状[2]。虽然如此,应该强调的是,在大多数多米诺肝移植受者中,在 10 年内还没有发展成为一个临床问题。

17.5　结论

目前使用 FAP 肝脏的 DLT 已经发展成为一种常规的手术方式,应该由经验丰富的移植医师进行 FAP 患者的管理和完成这类移植手术,DLT 手术必须考虑一些重要问题,首先,必须保证多米诺供者的安全。捐献多米诺供肝的 FAP 患者实施肝切取术,

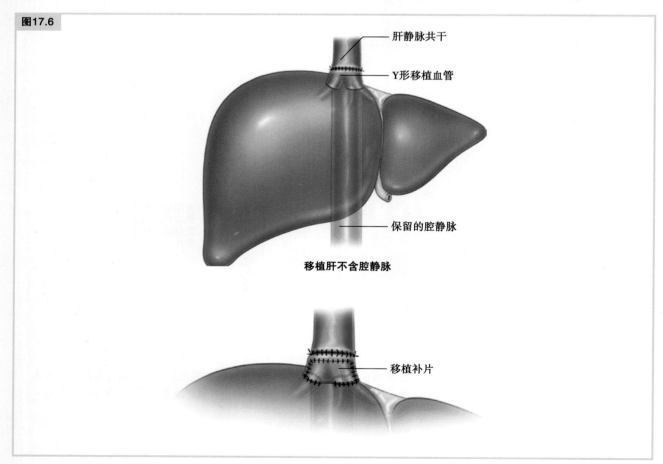

图17.6

肝静脉共干

Y形移植血管

保留的腔静脉

移植肝不含腔静脉

移植补片

图 17.6　Y 形血管移植物或重建静脉补片与受者肝静脉的主干吻合

使肝脏可以安全地用于其他受者的移植,而又不会增加供者的风险。

对于受者,标准 DLT 技术在许多方面与传统原位肝移植相似。技术难点主要是肝静脉的重建,避免肝静脉流出梗阻。不使用静脉补片重建可能是可行的,但在大部分情况下,还是需要在肝中、肝左静脉主干和肝右静脉之间进行血管成形术。如果无法进行直接吻合,则应使用从多米诺供肝的肝下下腔静脉或取自尸体供者的静脉补片。吻合可采用静脉-静脉旁路转流的经典腔静脉置换,或保留受者腔静脉的背驮式肝移植技术。在保留腔静脉的同时切取 FAP 供肝也与多米诺供肝捐献不相矛盾。此外,吻合的部位可以改变为肝下下腔静脉,不会增加技术难度。由于多米诺供肝通常有一个非常短的肝后下腔静脉,所以在 DLT 中没有腔静脉侧-侧吻合的报道。门静脉、肝动脉和胆管的技术考虑和重建方面与原位全肝移植,没有什么特殊之处或差别。

术后处理也与任何非多米诺肝移植受者相似。如术后出现临床症状及实验室检查提示有血管流出道问题,应像其他肝移植受者一样进行影像学检查,并采取相应措施。

综上所述,从 DLT 技术角度来看,需要额外关注肝静脉和腔静脉的重建。此外,非常重要的是,所有的 FAP 患者和所有可能接受多米诺供肝移植的患者都要正确地了解 FAP 疾病的性质,以及与多米诺肝移植和供者代谢紊乱疾患传播相关的潜在风险。由于存在疾病传播的风险,我们主张多米诺肝移植受者应该定期进行广泛的神经学检测(包括神经电图),并且定期进行心脏评估。任何怀疑新发的

代谢紊乱都应进行详细认真的评估,应结合临床症状、神经电图表现和组织活检以寻找 TTR 淀粉样蛋白沉积的证据,从而明确诊断。

（陈栋 译　陈实 审）

参考文献

1. Yamamoto S, Wilczek HE, Nowak G, et al. Liver transplantation for familial amyloidotic polyneuropathy (FAP): a single-center experience over 16 years. Am J Transplant. 2007;7:2597–604.
2. Wilczek HE, Larsson M, Yamamoto S, Ericzon BG. Domino liver transplantation. J Hepatobiliary Pancreat Surg. 2008;15:139–48.
3. Ericzon BG, Larsson M, Wilczek HE. Domino liver transplantation: risks and benefits. Transplant Proc. 2008;40:1130–1.
4. Stangou AJ, Heaton ND, Hawkins PN. Transmission of systemic transthyretin amyloidosis by means of domino liver transplantation. N Engl J Med. 2005;352:2356.
5. Llado L, Baliellas C, Casasnovas C, Ferrer I, Fabregat J, Ramos E, et al. Risk of transmission of systemic transthyretin amyloidosis after domino liver transplantation. Liver Transpl. 2010;16:1386–92.
6. Bolte FJ, Schmidt HH, Becker T, Braun F, Pascher A, Klempnauer J, et al. Evaluation of domino liver transplantations in Germany. Transpl Int. 2013;26:715–23.
7. Yamamoto S, Wilczek HE, Iwata T, Larsson M, Gjertsen H, Söderdahl G, et al. Long-term consequences of domino liver transplantation using familial amyloidotic polyneuropathy grafts. Transpl Int. 2007;20:926–33.
8. Tincani G, Hoti E, Andreani P, Ricca L, Pittau G, Vitale V, et al. Operative risks of domino liver transplantation for the familial amyloid polyneuropathy liver donor and recipient: a double analysis. Am J Transplant. 2011;11:759–66.
9. Familial Amyloidotic Polyneuropathy World Transplant Registry and Domino Liver Transplant Registry. http://www.fapwtr/org. Accessed 14 Dec 2013.
10. Nishida S, Pinna A, Verzaro R, Levi D, Kato T, Nery JR, et al. Domino liver transplantation with end-to-side infrahepatic vena cavocavostomy. J Am Coll Surg. 2001;192:237–40.
11. Cescon M, Grazi GL, Ravaioli M, Cucchetti A, Ercolani G, Pinna AD. Modified outflow reconstruction with a venous patch in domino liver transplantation. Liver Transpl. 2007;13:1756–7.
12. Jabbour N, Gagandeep S, Genyk Y, Selby R, Mateo R. Caval preservation with reconstruction of the hepatic veins using caval-common iliac bifurcation graft for domino liver transplantation. Liver Transpl. 2006;12:324–5.

第六部分　肾移植术

第 18 章 尸体供肾移植术

John L. R. Forsythe

18.1 引言

肾移植目前已成为全球范围内的常规手术。由于对患者来说是拯救生命和改变人生的大事,外科医生对待肾移植决不应该掉以轻心。与大多数外科手术一样,关注手术的细节是非常重要的。尽管人们多年前就已经掌握了肾移植手术的每个操作细节,但是在处理困难的供者手术或复杂的受者手术时,许多手术操作细节仍需要进行一些小的调整。

手术可以分为以下几个步骤:

1. 后台准备供肾修整;
2. 切开腹壁显露血管;
3. 选择受者可供吻合血管及血管夹;
4. 血管吻合;
5. 止血;
6. 输尿管吻合;
7. 进一步止血;
8. 关腹。

本章对以上每个部分都会有详细的介绍,包含了笔者在多年的实践中从同道那里学到的一些提示和技巧。

18.2 准备供肾

18.2.1 什么时候应该完成?

除非时间紧迫,供肾的修整应该在受者手术开始前进行。在受者手术开始前,最好是受者麻醉之前,至少能够简单检查一下供肾。这样做的意义在于,医生可以事先掌控任何意外情况(如供肾损伤或异常),甚至有机会与受者本人讨论。

如果在更早的时候,切取供肾的外科医生已经事先告知供肾存在异常的解剖或畸形,供肾一旦到达受者医院就应该进行查看,实施修整手术,这样能留出尽可能多的时间进行相应处理,如有必要还可与受者本人讨论。

18.2.2 准备阶段

手术医生修整供肾时应该有良好的可移动手术灯和精良的手术器械。有时,供肾修整准备的重要性往往被低估,手术室提供的是质量较差的手术器械(如大而粗糙的器械)。供肾修整准备和解剖学处理有时决定了移植的成败,因此供肾修整时应该特别重视手术器械的质量。将冷保存的肾脏从包装袋中取出,并检查确认其包装是否完整,肾脏是否整个浸泡在保存液中并保持低温(约4℃)。

肾脏取出来后应小心地放入盛有冰屑和保存液的盆中。供肾不应该直接接触大块的冰,因为这样会对肾脏实质造成损害,而且冰块还可能会粘在肾脏表面。采用松软的碎冰,在笔者所在单位通常叫玛格丽塔冰(Margarita ice),是最理想的。

将肾脏像在体内原位一样的方向摆放(图18.1)。应首先找出肾静脉,并从下腔静脉(inferior vena cava,IVC)向肾脏解剖游离肾静脉。任何小的分支以及性腺和肾上腺静脉分支都应加以游离、结扎及切断。没有经验的外科医生会一直游离到肾门,这可能会损伤靠近肾脏较大血管。必须既要完整游离,而又不导致损伤。

肾静脉游离后即可将其翻折到肾脏表面,然后将肾动脉从其附着的脂肪中分离出来。再次强调,必须小心识别任何非常规的解剖变异。事实上,只有在完全解剖后,才有可能发现异常的解剖结构,并确认肾动、静脉均为单支。一般来说,肾动脉没有太多不重要的分支。

在解剖这些血管时,重要的是要避免血管内膜的过度牵拉,尤其是动脉内膜,这可能导致内膜撕裂或部分破裂。血管内膜损伤可能导致整个手术失败。

血管游离好后开始小心地游离输尿管,要注意在其周围保留少量组织,以免影响输尿管的血供。有时在非常瘦的供者或小儿,输尿管周围几乎没有多少多余的组织。因此,应该小心解剖分离,不要距离输尿管太近。

肾静脉和肾动脉均可能出现较大的变异,必须在受者手术前重点关注和处理。处理这种变异的详细策略可以在关于这个主题的文献中找到[1]。

确定了肾门的重要血管后,就可以开始从肾脏去除肾周所有多余的脂肪(图18.2)。虽然这一过程通常相对容易,但还是应该小心,以避免损伤肾包膜。根据笔者的经验,在部分老年供者和吸烟的男性供者中,肾脏周围的脂肪与肾包膜和实质黏附非常紧密。在这种情况下,试图把所有脂肪组织去除干净可能会导致肾包膜损伤甚至实质撕裂。因此,保留少许肾表面组织是比较明智的,既能让肾脏在合理程度上解剖出来,又不会造成损伤或再灌注后肾脏出血。

笔者的惯例是在修整结束时用保存液再次灌注

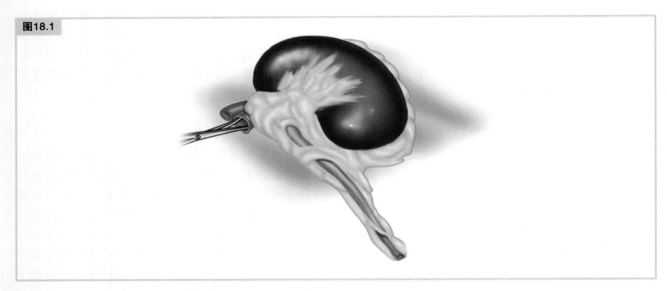

图 18.1　后台修整时游离肾脏血管

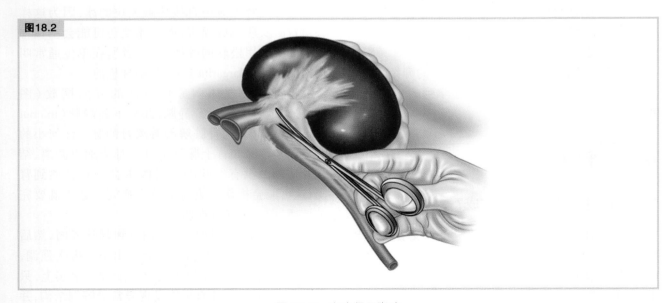

图 18.2　去除肾周脂肪

肾脏。这一方面是为了检查有无漏扎的血管,以确保在血液再灌注之前所有小血管都已处理好。另一方面还可能冲走一些在肾脏保存期间产生的代谢物。为防止过度灌注损伤,灌注肾脏仅需要 100~200mL 肾脏灌注液。

18.3　手术路径

传统观点认为,左肾应该移植到右髂窝,右肾应该移植到左髂窝。这样能使血管的位置较顺,易于肾动脉和肾静脉分别与髂血管的吻合。然而,右侧的盆腔血管会比左侧的浅一些,尤其是左髂静脉,其解剖位置可能更深。因此,笔者的策略(和其他很多人的策略相同)是,无论供肾是左肾还是右肾,均优先使用右髂窝进行第一次移植。

手术切口呈曲线形,下端位于耻骨联合上方几厘米处,延伸至中线周围(图 18.3)。切口的上端应至髂前上棘内侧约 4cm 处。

通过腹部肌肉组织向下延伸切口,用电刀进行切开。正确的进入位置应该在腹直肌的外缘。由此可以进入腹膜外层次,从而可以很好地显露髂血管。这里有两点值得注意。其一,缺乏经验的外科医生往往不能很顺利地找到腹膜,总是尝试在稍微浅一些部位进行分离;这会导致术者无法很快解剖出髂血管。正确的分离部位应该非常接近腹膜,这样术者就很容易直接显露髂血管。其二,必须小心避免损伤腹膜而打开腹腔,对腹膜透析患者尤其应该注意。事实上对所有

病例而言,避免损伤腹膜更有利于良好的手术野显露。

腹壁下动脉位于腹直肌下面,应该予以结扎切断。在某些情况下,由于供肾血管存在异常的解剖,腹壁下动脉可考虑作为供吻合血管使用,这种情况非常罕见。

子宫圆韧带可以结扎切断。男性精索则必须充分游离出来而不必切断。随着周围组织的分离,精索可以被很好地游离出来,这有利于更好地显露髂血管。

游离髂血管,应顺着髂总动脉向下延至髂外动脉,并在其经过腹股沟韧带下方的地方进行显露(图 18.4)。

血管吻合前,笔者的经验是顺着显露的髂血管进行轻轻触诊。有严重并发症或透析多年的患者可能存在明显的动脉粥样硬化斑块,也可能存在钙化。提前对髂血管进行这种检查有利于决定动脉吻合口的位置,静脉吻合口的位置也就可以随之做相应改变。各种可能性都存在。

18.3.1　游离髂外动脉

这是外科医生最常用于吻合的动脉。因为它足够粗大且容易游离,是最令人满意的血管。然而,有时髂外动脉并不是最佳的选择,例如小儿受者(髂外动脉太细)和年轻女性受者(血管细小且容易痉挛,其血流量往往达不到理想的肾脏灌注)。此外,有时髂外动脉严重扩张或存在钙化,这些情况下,外科医生应该果断采用髂总动脉进行血管吻合。

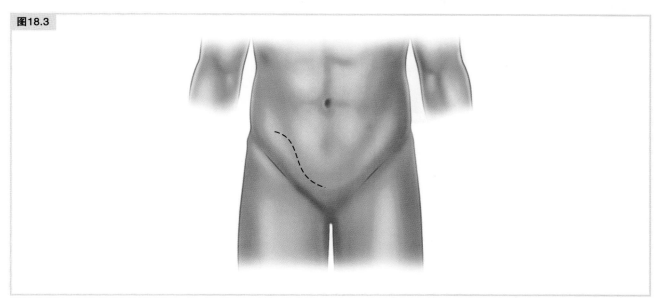

图18.3

图 18.3　切口

18.3.2　游离髂内动脉

采用髂内动脉与移植肾动脉端-端吻合,是保证移植肾血液灌注充分的理想方式。由于术前供肾修整准备工作充分,肾脏从冰中取出来之前就已经准备好了,所以可直接进行吻合操作,从而避免了二次热缺血时间。另一方面,需要引起注意的是髂内动脉的起始部常伴有动脉粥样硬化斑块。此外,对于有严重血管疾病的受者(如糖尿病),使用髂内动脉可能会出现性功能障碍的术后并发症。另外,如果以往对侧髂内动脉曾用于移植,则再次移植时不使用本侧髂内动脉。

18.3.3　游离髂总动脉

在任何情况下,如果外科医生担心髂外动脉的管径和流量时,就应该选用髂总动脉。同样,肾脏的尺寸大小也应该考虑在内。如果是一个相对较大的肾脏,而受者的髂窝空间较小,使用髂总血管则可能更合适,也有利于在手术结束时肾脏位置的摆放。同样,静脉也应沿髂外静脉的走向进行游离显露。需要注意的是经常会有小分支直接从肌肉组织回流到髂外静脉。

上述这些小分支在解剖学教科书中并没有专门描述,但实际情况下经常能遇到。必须仔细分离结扎切断这些静脉小分支,以确保髂外静脉的充分游离。有些外科医生提倡常规游离髂内静脉,而包括作者在内的另一些医生则很少这样做,除非在肾血管非常短的情况下才会考虑。在这种情况下,仔细充分游离髂内静脉确实能有利于移植肾静脉的吻合。常规游离髂静脉也有其好处,在吻合时移植肾有更大供放置的潜在空间。

探查髂血管是很有必要的。手术医生应该慎重考虑在吻合过程之中和之后肾脏的摆位。这样做的最终目的是使吻合尽可能简单方便。在髂血管显露大约一半时,笔者的做法是放置一个自动牵开器(如Omni-tract 牵开器),有利于在吻合和再灌注期间显露手术野。保持手术野的良好显露,能让外科医生更专注于血管吻合。

18.3.4　血管吻合

一般而言,肾移植受者很少因为潜在的血液学异常而需要全身性肝素化治疗。对于血象接近正常

图18.4

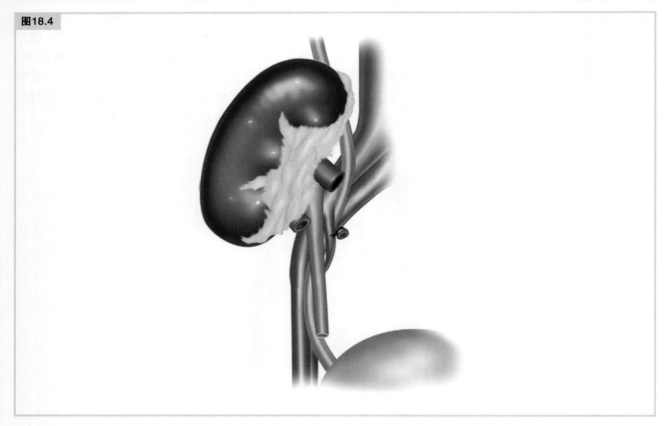

图 18.4　游离血管

的受者或那些尚未透析的受者(也可能是患有严重血管疾病的受者),应该考虑在供吻合血管阻断期间使用低剂量肝素。一些肾移植前辈认为应该首先进行动脉吻合,但目前大多数外科医生的习惯是先进行静脉吻合。应仔细权衡髂静脉的切开部位,然后将该部位进行确切的夹闭阻断(图 18.5)。动脉吻合口和静脉吻合口应稍微错开(即一个吻合口应略高于另一个吻合口),以便肾脏从一侧翻转到另一侧时,两个吻合口都容易看到。静脉切开后,应该先在静脉壁上固定 2 根缝线。髂静脉可能很细,应小心处理。静脉切口的大小应与移植肾静脉的尺寸相匹配。髂静脉切口宜小不宜大,否则吻合口会因牵拉太紧像噘起的嘴唇导致肾脏血液回流受影响。

这时候将肾脏从冰水中取出,在整个吻合的过程中应将其小心包裹好并保持低温。否则肾脏会开始缓慢复温,并在 25～30 分钟后迅速变暖。如果不采取低温保护措施,将会导致肾脏热缺血损伤。

笔者吻合静脉的做法是:使用 5-0 Prolene 缝线连续缝合,先完成比较困难的一侧(通常是外侧),然后将肾脏翻转过去完成另一侧的吻合。

接下来的动脉吻合需根据先前的血管探查情况而制定的计划实施(图 18.6)。笔者对动脉吻合的做法是尽量保留肾动脉相对较短,以便肾脏在最终放置时不至于发生血管扭曲。因此,应剪断肾动脉至适当长度再进行血管吻合。笔者团队对动脉吻合应该如何具体操作并没有严格的规定,最常用的吻合方式是连续缝合(吻合的初始阶段采用一种降落伞技术即多点吊线固定技术)。当然,也可以使用其他的方式吻合动脉,这取决于血管的具体情况。如果采用连续缝合,最好在开放血流导致血管充盈之前最后一针缝线暂时不打结。

笔者在血流开放前,先用哈巴狗血管夹(bulldog clamp)阻断肾静脉,在肾脏再灌注之前开放肾静脉吻合口,检查是否有大的出血点。这一步甚至可以在动脉吻合之前进行,静脉吻合口开放后将肾静脉阻断夹从手术野移开,同时也要防止静脉血进入肾脏。

在开放血流时,先松开静脉阻断夹,然后开放动脉阻断钳。

应尽快控制吻合口的出血,最好避免再次阻断血管(图 18.7)。在修整肾脏时肾门处往往存在漏扎的小血管分支,需引起注意。此外,肾血流开放前后提醒麻醉医生注意受者情况也是很重要的。

应注意在血流即将开放时提醒麻醉师将受者的

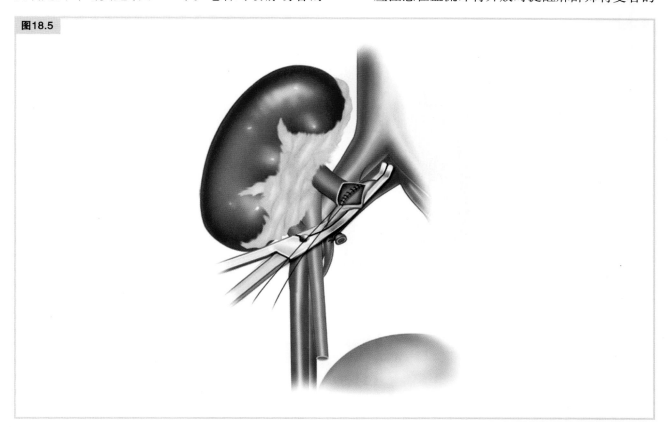

图18.5

图 18.5　吻合静脉

图18.6

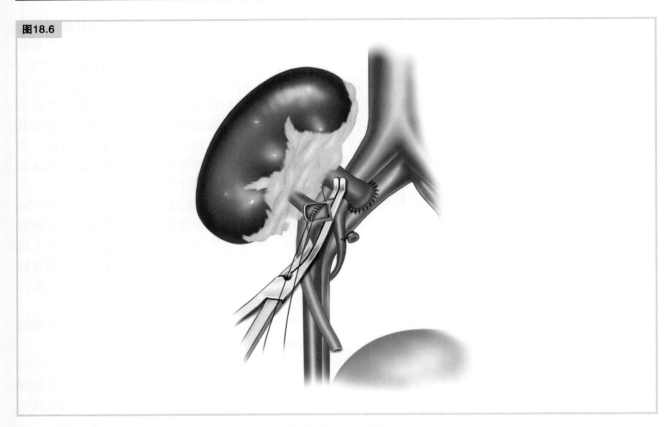

图 18.6　吻合动脉

图18.7

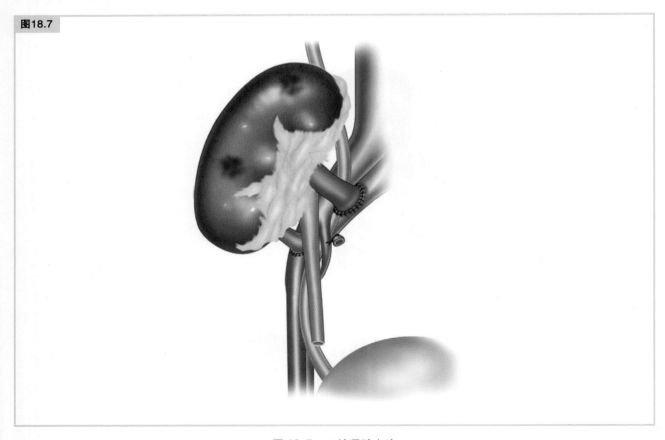

图 18.7　开放肾脏血流

血压维持在良好水平。此外,麻醉师应能迅速观察到任何出血迹象并采取相应的处理措施。一旦完成血管吻合且肾脏有了满意的血供,手术相关人员,包括外科医生,就会自然而然地认为手术快结束了。然而,后面的输尿管吻合也很重要,手术操作也要注意细节,否则也可能与血管吻合一样出现潜在的风险。

将撑开器重新放置于切口下缘。在进行输尿管吻合时,应保持肾脏处于恰当位置,避免血管扭曲。导尿管应手术前在麻醉室插入膀胱,在输尿管吻合前应该用 100~200mL 含氯己定和亚甲蓝的膀胱冲洗液从导尿管灌注以充盈膀胱。这项操作完成后,术者可在手术中用注射器穿刺检查以确定膀胱的位置。对于有经验的外科医生而言这个步骤似乎没有必要,然而很多时候透析受者可能因多年无尿而膀胱萎缩,一些腹膜透析受者的腹膜也会显著增厚而类似膀胱壁,因此上述确定膀胱的步骤还是有必要去做。经适当的识别确认后,打开膀胱壁(图18.8)。

在以往,一些外科医生使用 Leadbetter/Politano 技术完全打开膀胱,而输尿管则通过另一个斜刺的切口导入膀胱。然而,这种技术的抗反流效果并不理想,因此现在大多数外科医生使用简单的隧道包埋技术,在膀胱顶部肌层上切开一个 1~1.5cm 的切口,然后在切口的中间切开膀胱黏膜,用吸引器吸出含有亚甲蓝的膀胱冲洗液。

将移植肾的输尿管通过男性精索下方放置到膀胱切口处。分离输尿管末端吻合处多余的组织。在输尿管末端的一侧剖开以便于吻合。作者倾向于使用 5-0 PDS 可吸收缝线以连续缝合方式进行吻合,吻合完一侧后将输尿管翻转到另一侧,以方便操作(图 18.9)。

以往对于是否应该使用输尿管支架还存在一些疑问。现在已有大量的试验和荟萃分析证实了输尿管支架的价值,因此笔者的做法是在吻合前放置一个短的双 J 管在输尿管内。这个支架在移植后几周内可以很容易通过软性膀胱镜拔除。最后用 PDS 缝线通过数针(通常是 2 针或 3 针)与膀胱肌层的间断缝合完成输尿管吻合。

18.3.5　止血

肾移植受者因出血而再次手术的最常见原因是

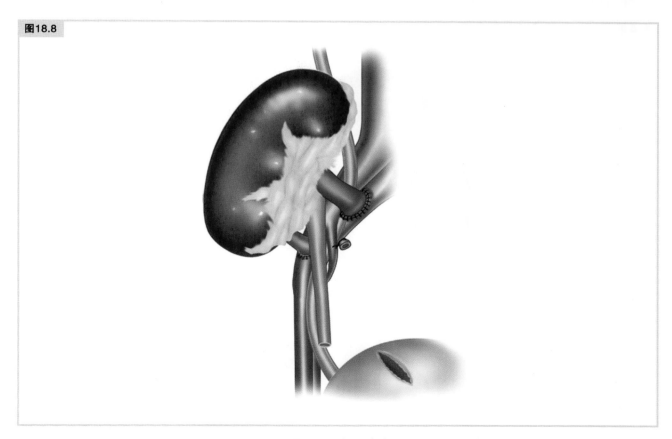

图18.8

图 18.8　切开膀胱

肾门出血,因此,要求在移植手术关闭切口前止血时应特别注意肾门这一区域。当然,除需要重点检查血管吻合口外,也要仔细检查整个手术野。如果决定留置一个吸引式引流管,也应该在引流管穿过腹壁的进出口处检查止血。采用温盐水冲洗伤口有助于发现小的血管出血。

18.3.6　肾脏摆放位置

经验不足的外科医生有时在关闭切口前不会花很多时间去摆放和固定肾脏。自动牵开器的缺点是会给医生造成一种假象,往往不能明确移去自动牵开器后肾脏可能处于什么位置。笔者希望移植肾的血管会相对较短,且肾脏不会下压而造成任何血管扭曲。在闭合切口前可以尝试把肾脏摆放在最理想的位置上。有时,在相对较瘦小的受者体内放置一个大的肾脏是非常困难的。在这种情况下,切口上部的腹膜可以从肌肉层充分剥离而形成一个口袋状,肾脏可以摆放好,以便使肾血管弯曲向下至髂血管位置。

18.3.7　关闭切口

笔者的做法是使用 PDS 可吸收缝线在腹直肌外侧双层缝合。腹直肌本身是单层缝合。

皮肤切口可以采用皮内缝合也可以采用皮钉全层缝合。

在手术结束时,应对受者进行全面检查。询问麻醉医生,确定是否存在可能影响术后管理的任何特殊问题。还需检查导尿管内是否有明显的血尿。虽然按上述吻合膀胱步骤,膀胱吻合很少出现问题,但还是应该考虑在受者返回苏醒室前用温水冲洗膀胱以明确有无血尿。

一旦麻醉师和外科医生都对受者的情况满意,受者就可以送到苏醒室。

18.4　总结

在本章的引言部分,强调了"注意细节"。在移植的每一个时代,肾移植的成功率都有所改善。虽然这种改善不仅仅来自手术技术本身,但毫无疑问,患者(随着人口统计学及相关伴随疾病的变化)的情况已经变得更加复杂,外科医生需要适应新的挑战。英国尸体供肾移植的效果如图 18.10 所示。活体肾移植的长期效果更好(图 18.11)[1]。

图18.9

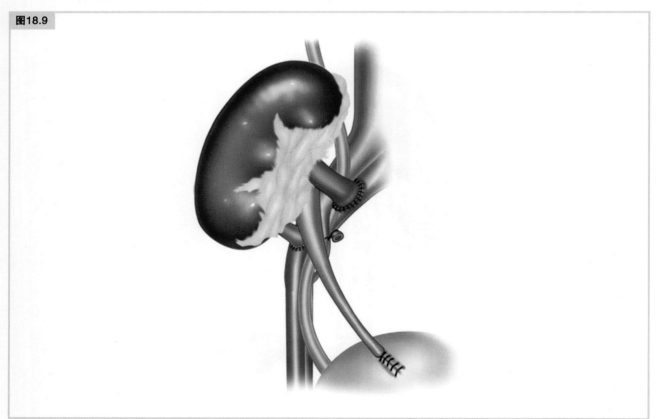

图 18.9　输尿管吻合

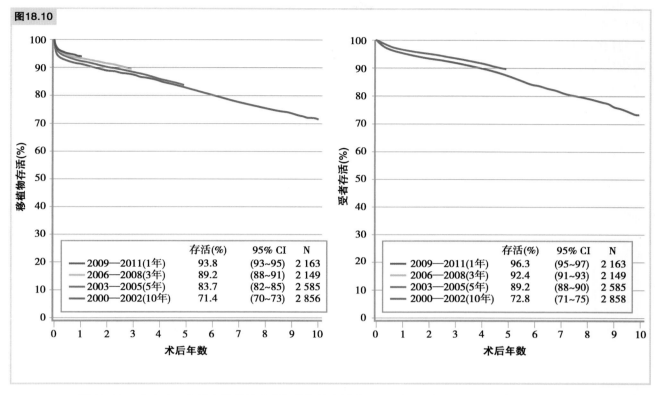

图 18.10　成人脑死亡供者肾移植受者和移植物存活率(2000 年 1 月 1 日—2011 年 12 月 31 日)

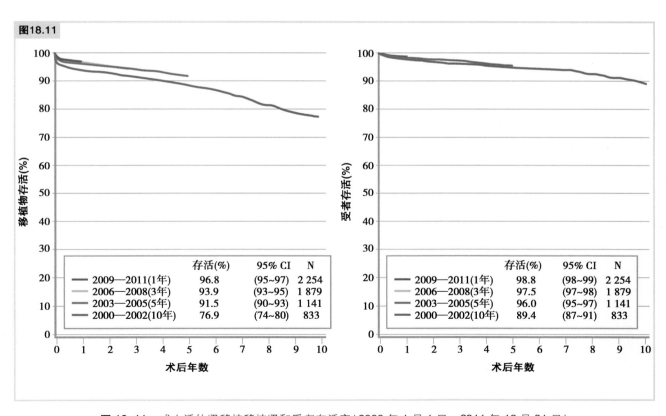

图 18.11　成人活体肾移植移植肾和受者存活率(2000 年 1 月 1 日—2011 年 12 月 31 日)

一些普通公众和媒体仍然认为移植处于研究阶段。但是,对于终末期肾衰竭患者,很难再找到另一种与移植效果类似的治疗手段了。

肾移植手术非常有意义,既体现了一种外科技术,也能为你所移植受者的带来显而易见的效果。

（龙刚 译　陈刚 审）

参考文献

1. Johnson RJ, Bradbury LL, Martin K, Neuberger J, James On behalf of the UK Transplant Registry. Organ donation and transplantation in the UK—the last decade: a report from the UK National Transplant Registry. Transplant J. 2014;97:S1–S27. https://doi.org/10.1097/01.TP.0000438215.16737.68.

第 19 章　活体供肾移植术

Gabriel C. Oniscu

19.1　引言

目前肾移植已公认为治疗终末期肾脏疾病的确切手段。在过去20年里,活体供肾移植例数显著增长,在许多国家,活体肾移植的数量已经超过了尸体肾移植数量,这主要得益于活体微创手术的应用[1]。此外,肾脏配对捐献这种新方式也在全球范围内推动了活体供肾移植,35%～50%的原本不匹配供受者可通过这种新的交叉匹配方法获得活体供肾机会[2]。其他新方法,例如多重配对交换或以一个无私的纯利他主义捐献者来启动匹配链,同样增加了活体供肾移植数量[3-5]。

正如第18章所述,在过去的数十年间,供肾植入的手术方式已经相当成熟而很少改进了。而活体供肾的切取方式却从侵入性开放手术发展到目前的腹腔镜标准术式,取得了革命性进步。自1995年首例腹腔镜取肾术开展以来,术式在腔镜医生的探索和实践中不断得以优化。常见的手术方式包括标准腹腔镜供肾切取术、手助标准腹腔镜(经腹入路)供肾切取术和手助后腹腔镜(经腹膜后入路)供肾切取术(hand-assisted retroperitoneal technique,HARP)。其中标准腹腔镜供肾切取术与手助腹腔镜供肾切取的疗效与安全性相当[6],而HAPP的临床效果有待进一步评价。其他的技术革新包括机器人辅助腹腔镜供肾切取术和腹腔镜单孔手术,甚至通过自然腔道切取供肾,以追求极致的微创效果。

从供者的安全性及生存质量,到受者的移植预后,腹腔镜取肾均优于开放性手术[7]。随着经验的不断积累,人们对于腹腔镜取肾的认识也在不断改变,比如以往认为供肾多支血管或切取右肾时会增加手术风险等,这些均已不再是腹腔镜供肾切取的禁忌证。决定切取左肾或右肾的一般原则是保留功能较好的一侧肾脏给供者本人。但随着配对肾移植数量的增多和配对复杂性的增加,决策也面临着更多挑战。总的来说,切取哪侧肾脏应由供者的整体肾功能、左右分肾功能以及肾动脉解剖情况来综合决定。

各种腹腔镜取肾术式的基本原则相同,不同的外科医生在各自的经验上会做一些改进,特别是在开孔位置的选择或器械使用上。因此,本章介绍的外科技术仅带有笔者个人偏好,并不由此便排斥其他术式。

19.2　供者评估

供者评估的主要目的是确认供者捐献的适应证和将降低手术风险降至最低。必须进行全面的医学评估,包括细致了解病史(表19.1)和完善临床检查(表19.2)

表 19.1　肾脏捐献者的相关病史

缺血性心脏病
心血管疾病
心血管疾病危险因素
血栓性疾病
高血压
糖尿病
体重变化
大便习惯改变
既往恶性肿瘤
既往黄疸
慢性感染
血尿/蛋白尿/尿路感染
肾结石
吸烟/饮酒/药物依赖史
精神病史
麻醉过敏史
乳房X线检查/结肠直肠癌筛查/子宫颈涂片检查

表 19.2　潜在肾脏捐献者的相关临床检查

血压测量
尿液分析
心肺检查
胃肠道检查
身高体重指数
既往手术及疤痕
乳房检查
睾丸检查

首先评估肾脏功能，目标是确保供者在捐献一侧肾脏后也仍能保留有足够的单肾功能而不会损害供者自身健康。由于生理情况下，肾功能会随年龄增长而逐渐下降，因此供者的肾小球滤过率在采用乙二胺四乙酸铬（chromium ethylenediaminetetraacetic acid,CrEDTA）法测量时至少要达到 37.5mL/（min·1.73m²）方可（表 19.3）。

表 19.3　英国活体肾移植指南中可接受的不同年龄供者捐献前肾小球滤过率

供者年龄（岁）	捐献前可接受的 GFR［mL/（min·1.73m²）］
<46	80
50	77
60	68
70	59
80	50

在两侧肾脏存在解剖变异和大小差异时，使用⁹⁹锝二巯基丁二酸（TC-99m imercaptosuccinic,⁹⁹ᵐTc-DMSA）法扫描测量分肾功能。此外，通过 CT 血管造影技术三维重建肾动脉解剖，以获得比 MRI 更清晰的图像。再结合分肾功能检查和肾动脉解剖综合决定切取哪一侧供肾。如果左、右肾之间存在 10% 以上的功能差异，那么无论动脉解剖结构如何，都应切取功能较差的那侧肾用于移植。只有在供者双侧肾功能都非常好，而受者风险又较大的特殊情况下，才考虑切取功能较好的一侧肾，但必须首先与供者进行充分讨论和获得知情同意后方可实施。

19.3　外科手术

19.3.1　腹腔镜左侧供肾切取术

供者被安置到手术台上后，应首先标记肾脏切取部位。通常在耻骨联合上 6~7cm 位置做半月形横切口（Pfannenstiel 切口）该切口能减少术后疼痛，使供者恢复更快（图 19.1a）。供者取右侧卧位，左臂外展。做左脐旁切口，并建立气腹。然后在左肋下插入一个 12mm 的穿刺器（Trocar），并在脐和左侧髂前上棘连线中点插入第 2 个穿刺器（Trocar）。为便于肾脏的显露，必要时可在左侧腹再置入 1 个 5~12mm 的穿刺器（Trocar）（图 19.1b）

以无损伤钳和双极电刀游离结肠脾曲，使左半结肠自然下垂至骨盆边缘（图 19.2a）。注意必须保留结肠系膜的完整性，以免术后发生内疝。在盆腔边缘水平，推移乙状结肠以显露输尿管和生殖静脉。必要时将结肠脾曲进一步向内推移，以便在手术后期显露肾静脉。在 Gerota 筋膜外将肾上极与脾脏和胰尾部游离开来。在脾脏和胰尾部充分游离后，切开 Gerota 筋膜，显露出肾上极表面（图 19.2b）。

暴露出供肾后，在骨盆边缘水平游离出输尿管和生殖静脉，注意保留输尿管周围组织以保护其血供。将两者从腰大肌表面游离，继续向头侧游离直至生殖静脉与肾静脉的汇合处。在此过程中，注意辨识是否存在术前 CT 血管成像遗漏的细小的生殖动脉，并注意与肾下极的极支动脉进行鉴别。如果存在，可夹闭离断生殖动脉，以便进一步游离输尿管和生殖静脉（图 19.3）。解剖分离生殖静脉与肾静脉汇合处，离断生殖静脉，以便向内翻转肾静脉，显露腰静脉和肾动脉。

离断生殖静脉后，进一步游离显露肾静脉。辨识游离肾上腺静脉并予以钳夹离断，以充分显露肾静脉。此时，常有一支腰静脉汇入肾静脉（图 19.4a），务必小心游离腰静脉，因为它非常短，而且有时会存在多支腰静脉在靠近肾静脉处汇入肾静脉。离断腰静脉后可显露肾动脉的起始段，肾动脉通常位于其后方（图 19.4b）。向外侧牵拉肾静脉，在腹主动脉内侧进一步游离肾静脉至足够长度，以便有空间使用切割闭合器或上血管阻断夹（图 19.4c）。

离断肾上腺静脉后，向内侧推移脾脏，并在肾上腺和肾脏之间游离肾上极（图 19.5）。使用超声刀或电刀处理肾上腺静脉的几个属支。注意保护动脉血供，特别是靠近肾上腺的肾上极可能有动脉极支。将肾上腺与肾脏完全游离后，继续解剖肾上极，从肾周脂肪囊内游离出肾脏腹侧面。

如前所述，离断腰静脉后，可显露出肾动脉的起始部（图 19.4a,b）。牵开左肾静脉，进一步游离肾

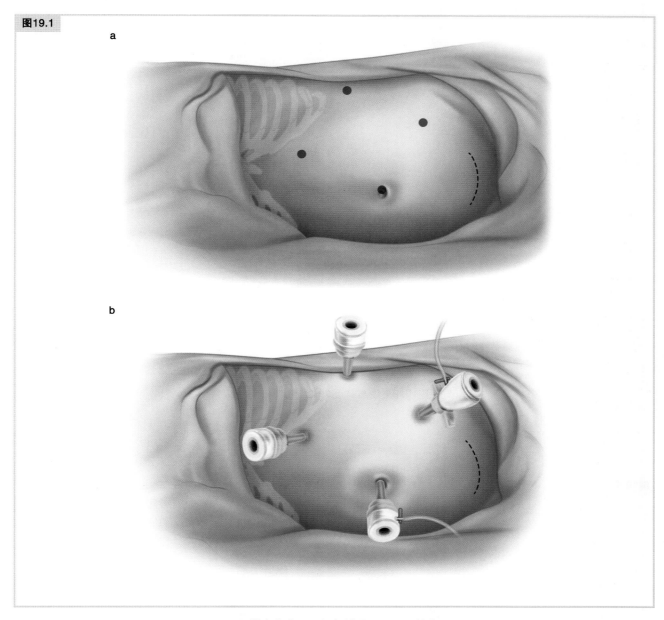

a

b

图 19.1　供者体位(a)和穿刺器(Trocar)的位置(b)

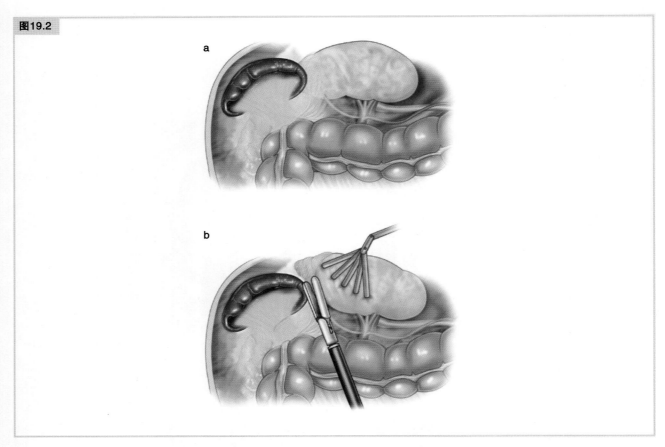

图 19.2　游离结肠(a),显露肾脏(b)

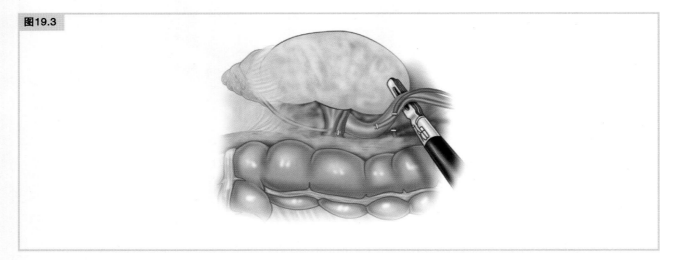

图 19.3　游离输尿管和生殖静脉

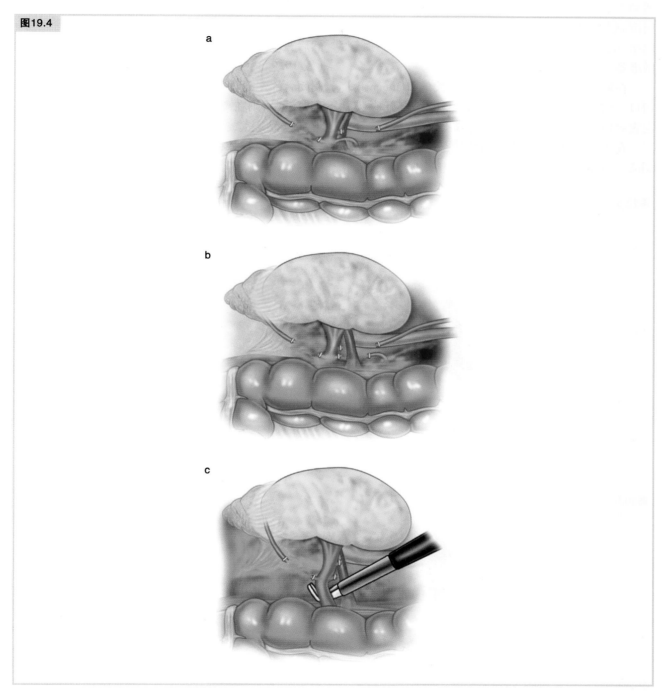

图 19. 4　（a~c）游离左肾静脉

动脉,分离其周围的淋巴组织。为充分游离肾动脉,需要在肾窝中翻动肾脏。将肾脏的背侧面翻向内侧,在 Gerota 筋膜外使用超声刀或电刀。将肾脏完全翻向内侧以显露肾蒂的背侧,此时可见肾动脉的搏动。游离肾门部肾动脉起始处,完全去除肾动脉周围剩余的淋巴组织(图 19.6)。至此,准备工作已就绪,把肾脏复位至正常解剖位置,为离断肾蒂血管做准备。

在耻骨上区域作一个 6~7cm 长的 Pfannenstiel 切口,经腹中线分开腹直肌(图 19.7)。打开腹膜,在腹腔内置入一个回收袋,准备取出肾脏。

在生殖静脉远端将其与输尿管分离,并用 Hem-o-lok 夹夹住生殖静脉并离断。提起输尿管及周围

组织,在尽量远端处上 Hem-o-lok 夹,离断输尿管(图 19.8)。

显露肾动脉,用血管束带环绕肾动脉并轻轻牵拉以利于最大限度保留动脉长度。尤其是肾动脉起始部位于肾静脉下方时,可以从前面处理肾动脉。有时,需要将肾脏翻向内侧,以便更好显露肾动脉,然后在尽量靠近腹主动脉起始处钳夹离断肾动脉(图 19.9a)。为确保肾动脉残端的安全,应使用切割闭合器来处理肾动脉残端。若需要采用后入路处理肾动脉,则在离断肾动脉后,应将肾脏复位到自然解剖位置,注意避免肾静脉的扭转,准备处理肾静脉这一最后与肾脏相连的部分(图 19.9b)。在保持张力的情况下,将肾静脉于生殖静脉和肾上腺静脉的

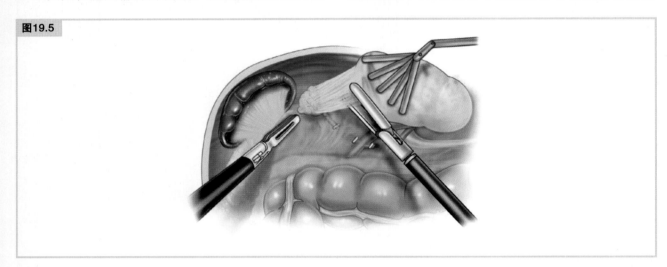

图 19.5　分离肾上极与肾上腺

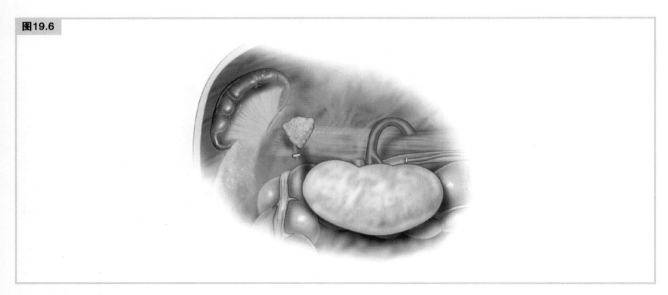

图 19.6　游离左肾动脉

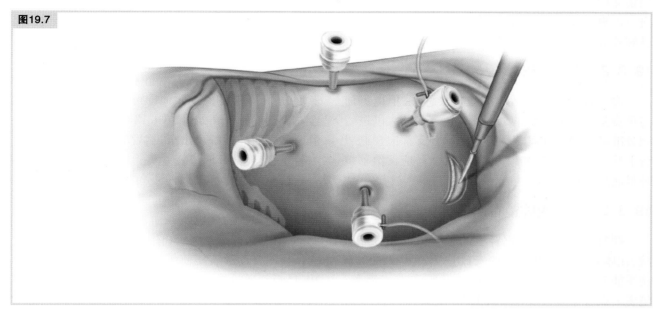

图 19. 7　Pfannenstiel 切口

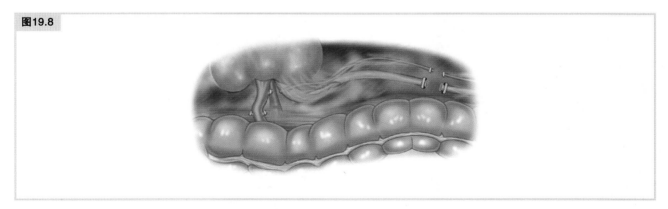

图 19. 8　游离输尿管

近心端离断，以切割闭合器处理残端（图 19.9b）。肾静脉离断后，将肾脏放入回收袋，经 Pfannenstiel 切口取出。立即行肾脏灌注，确保灌注充分至肾脏颜色变成均一苍白色。

确切止血，检查确认无出血后，在直视下移除腹腔镜穿刺器（Trocar），并确保穿刺口也没有明显出血。以聚丙烯线缝合切口，使用皮内缝合皮肤以达良好外观。

19.3.2　多支血管

多支肾动脉不是活体捐肾的禁忌证，但应提前与负责受者移植手术的外科医生一起讨论，以进行充分准备和制订方案。所有的动脉分支都应在修肾台上给予充分灌注，如果需要重建血管，应留给移植外科医生进行重建。

19.3.3　手助腹腔镜右侧供肾切取

摆好受者体位，根据肾脏的解剖位置和腹部形状，在体表标注手助装置的安放位置。其目的在于使手能充分把控肾脏，易于推开肝脏和右半结肠。笔者一般将手助器放置于右上腹（图 19.10）。

供者取左侧卧位，放置手助器后建立气腹，在直视下于腹中线置入 2 个 12mm 穿刺器（Trocar）。

使用二步法显露右肾。首先推开肝右叶，离断肝右三角韧带，以避免组织撕裂。打开肝脏后腹膜，显露右肾上极（图 19.11）。此时可以将右肾上极与肾上腺游离。

然后，将整个右半结肠向内侧推开，从盲肠开始逐渐向肝曲方向游离右半结肠（图 19.12a）。这一步骤可同时在骨盆边缘水平显露输尿管和生殖静脉以及下腔静脉和十二指肠。用手捏住十二指肠，显露出肝下下腔静脉和右肾静脉起始段（图 19.12b）。

与左侧供肾切取不同的是，右侧生殖静脉多汇入下腔静脉，偶尔汇入右肾静脉。钳夹离断生殖静脉后，肝下下腔静脉前表面即可得到良好的显露，直至右髂总静脉分叉处（图 19.13）。将输尿管和生殖静脉从腰肌表面游离出来，然后向头侧继续游离，使右肾下极能够翻动。

游离出右肾下极后便于向外侧牵拉肾脏，使右肾静脉得以充分显露，并可同时触及肾动脉搏动。将肾静脉周围的淋巴组织游离，采用腔镜直角钳在肾动、静脉之间游离血管（图 19.14）。

显露肾动脉需要使供肾具有充分的游离度（图 19.15a）。通过提起肝脏并向下牵拉肾脏，将肾上极与肾上腺游离开来（图 19.11）。充分游离肾脏背侧，向内翻转肾脏以暴露肾动脉。分离肾动脉周围淋巴组织，并尽量游离出下腔静脉后方的腹主动脉，以获得足够的肾动脉长度以保证后期能够安全阻

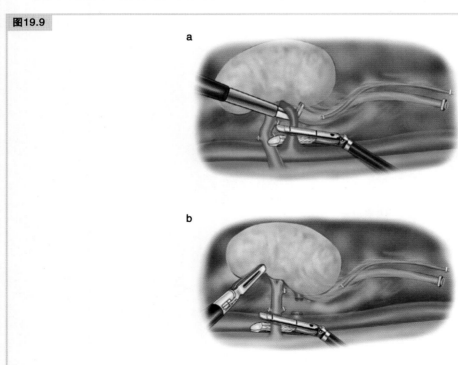

图19.9

a

b

图 19.9　游离左肾动脉和静脉

图19.10

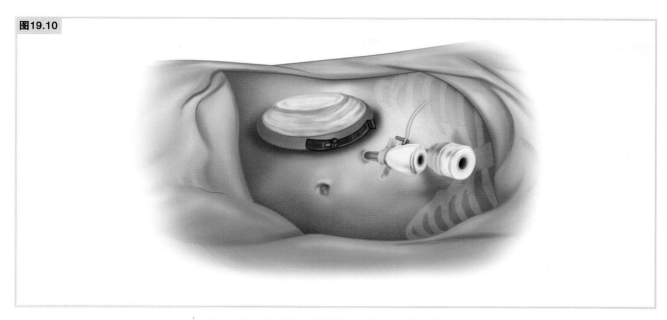

图 19. 10　手助腹腔镜供肾右侧切取术放置穿刺器

图19.11

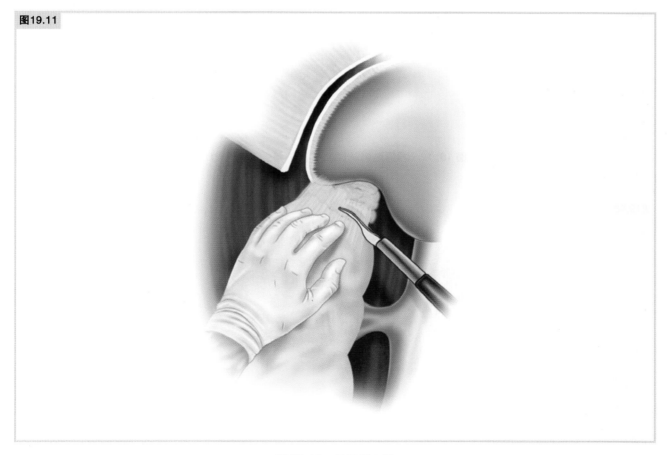

图 19. 11　显露肾上极

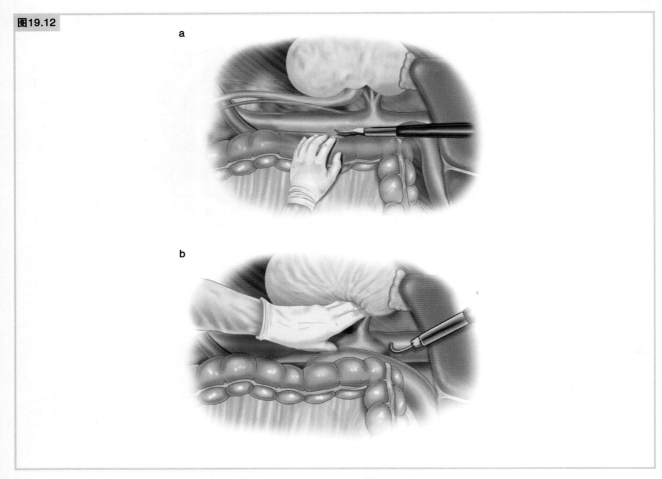

图 19. 12　显露腔静脉(a)、肾静脉和生殖静脉(b)

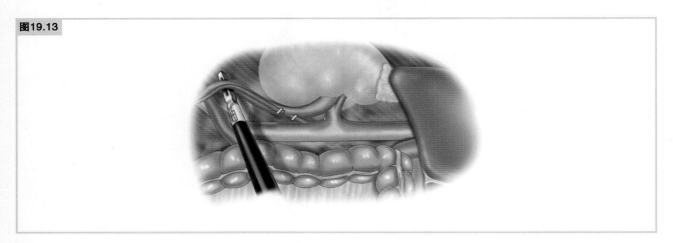

图 19. 13　离断输尿管和生殖静脉

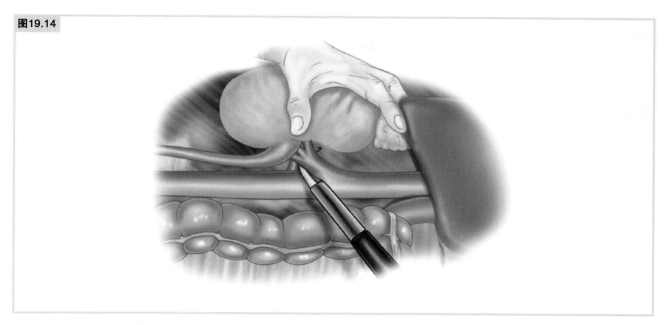

图 19.14　解剖肾静脉

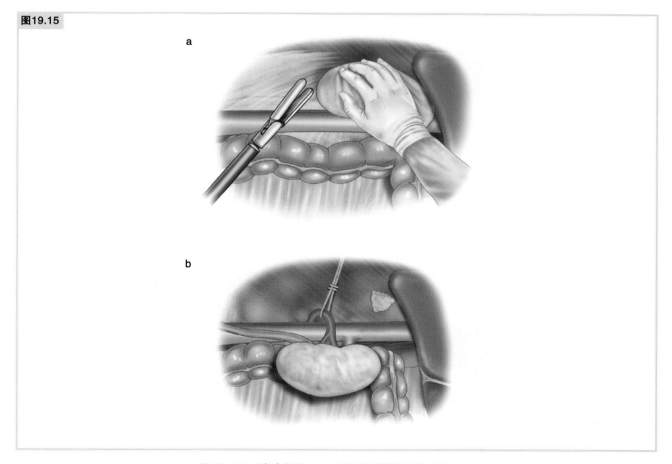

图 19.15　移动肾脏(a),从肾脏后面解剖肾动脉(b)

断。可通过血管束带环绕牵拉肾动脉,以便于游离操作,特别是下腔静脉背侧存在近端肾动脉分支时(图19.15b)。完全游离好血管后,恢复肾脏的正常解剖位置,为离断血管做好准备。

分别钳夹离断生殖静脉及输尿管的远端,注意

保留足够长度的输尿管(图 19.16a)。将肾脏翻向内侧,以获得尽量长的右肾动脉(切割闭合器平行于腹主动脉放置)。离断肾动脉(图 19.16b),将肾脏重新放回肾窝,避免肾静脉扭转。在轻柔的牵拉下,显露右肾静脉并予以离断(图 19.16c)。通过手入

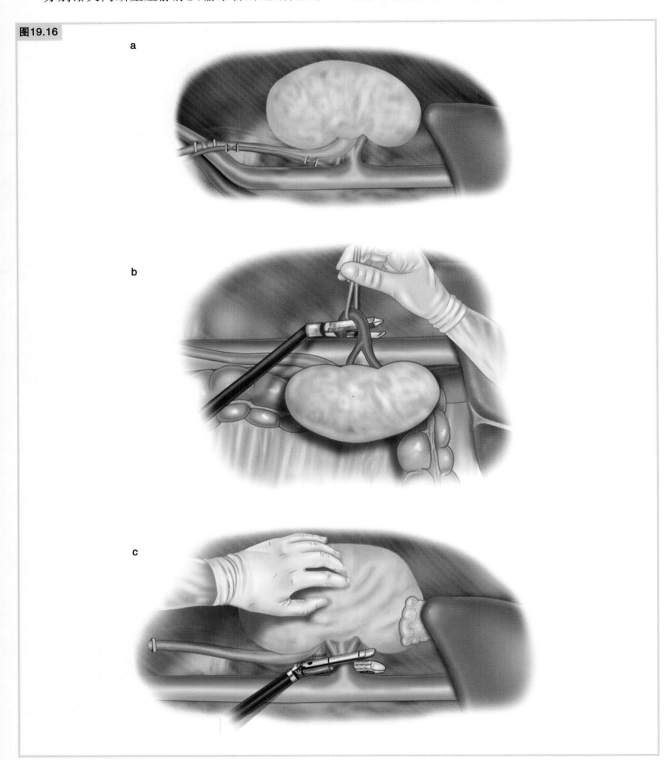

图 19.16　离断血管(a~c)和输尿管

口取出肾脏,并在修肾台上立即灌注肾脏至满意为止。再次建立气腹,检查出血情况。在直视下移除各穿刺器(Trocar),用可吸收线缝合切口,采用皮内缝合,以取得良好外观。

19.4　受者手术

受者手术步骤如第 18 章所述。由于不含腹主动脉瓣或供肾静脉较短(特别是右肾),使活体供肾植入过程在技术上与尸体供肾植入有所不同。根据情况,可能需要对受者的髂外静脉进行更大范围的游离,或将供肾动脉吻合于受者的髂外动脉远端。

当静脉吻合完成后,阻断髂外动脉,在髂外动脉上切开一小口,大小与供肾动脉口径相匹配。在动脉切口的对侧缝一根吊引线,以利于髂外动脉内膜充分显露。采用 5-0 聚丙烯缝线进行端-侧连续吻合(图 19.17)。吻合完成后,暂时阻断肾动脉,试开放吻合口并使之充分扩张后再打结。

另一种吻合方式是,分离出髂内动脉,结扎其远端分支,然后将供肾动脉与受者髂内动脉端-端吻合,此时两支血管的管径一般匹配。然而,由于髂内动脉起始处多存在粥样斑块以及考虑到骨盆区域的血液供应,这种吻合方式较少采用。

其余的供肾植入步骤如第 18 章描述。

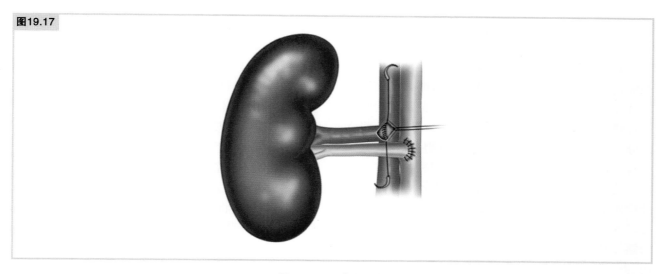

图 19.17　动脉吻合

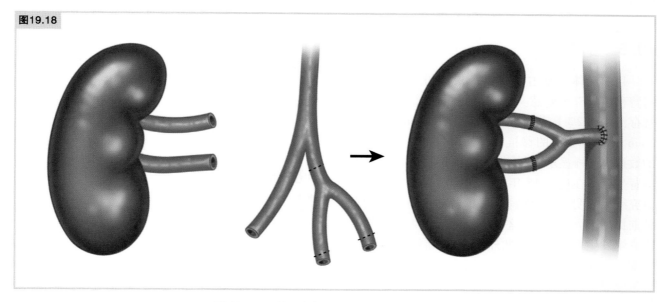

图 19.18　利用髂内 Y 形血管段重建多支动脉

图19.19

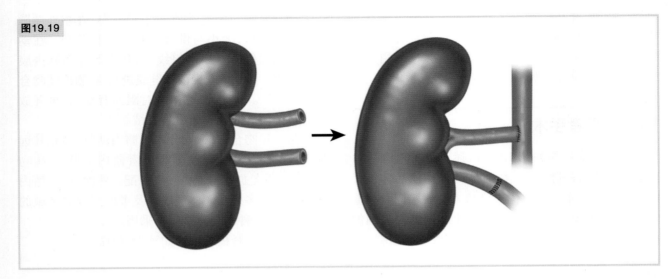

图 19.19　利用髂外动脉和腹壁下动脉进行多支血管的重建

　　如果存在多支肾动脉,取肾医生应与移植医生提前讨论以保证在移植时采用最佳策略。已描述的几种方法如附图所示,其中一些方法需要对动脉进行重建。有时可利用髂内动脉及其一级分支,将Y形分叉与两个肾动脉分支分别端-端吻合,再将共干处与受者髂外动脉端-侧吻合(图 19.18)。

　　还有一种方式,是将双支肾动脉分别吻合到髂外动脉上。先将上方的一支肾动脉与髂外动脉近心端吻合,恢复部分肾脏血流灌注,再阻断远心端的髂外动脉,完成下极肾动脉吻合。也可以利用髂内、髂外动脉分别与双支肾动脉吻合,或利用髂外动脉、腹壁下动脉分别与双支肾动脉吻合(图19.19)。

19.5　结果

　　目前活体捐献占所有供肾来源的 35% ~ 40%,对肾移植具有重要意义,并且活体供肾的 5 年移植肾存活率(92%),优于脑死亡后捐献(donation after brain death,DBD)的移植肾存活率(84%)[8]。美国的数据也同样显示,活体供肾的 1 年、3 年和 5 年移植肾生存率在过去 15 年中得到持续提高。10 年的研究结果表明,活体供肾的移植肾的中位存活时间较前提高了大约 1 年,这主要得益于晚期移植肾功能衰竭发生率的下降。此外,一些创新性工作,如扩大配对交换肾移植或 ABO 血型不合移植及人白细胞抗原(human leucocyte antigen,HLA)不相容移植,进一步增加了受者获得活体捐献供肾的机会。最近有报道表明,ABO 血型不合的肾移植效果与 ABO 血型相合的肾移植效果相当,优于接受长期透析治疗的患者。而且,随着单孔腔镜手术的发展和机器人手术的应用,技术变革将进一步改善活体供者手术的效果。最后需要指出的是,尽管活体肾移植的效果毫无疑问优于尸体供肾移植,但供者单肾切取后的长期影响不容忽视,其罹患终末期肾病的风险还是较一般人群明显增加[9]。虽然绝对风险增加的程度很小,但仍应将这些风险与活体肾脏捐献者术前进行交代和充分的沟通。

19.6　结论

　　在过去的数十年间,活体供者捐献呈现指数级增长。这一方面得益于微创外科技术的应用,外科新技术虽然在不断涌现,但标准腹腔镜或手辅助腹腔镜仍是目前公认的主流活体取肾技术;另一方面则得益于复杂配对交换模式以及血型不合移植或 HLA 不相容移植拓展了传统活体供肾的来源。

(曹荣华　译　朱兰　审)

参考文献

1. Ratner LE, Ciseck LJ, Moore RG, Cigarroa FG, Kaufman HS, Kavoussi LR. Laparoscopic live donor nephrectomy. Transplantation. 1995;60:1047–9.
2. de Klerk M, Witvliet MD, Haase-Kromwijk BJ, Claas FH, Weimar W. Highly efficient living donor kidney exchange programme for both blood type and crossmatch incompatible donor recipient combinations. Transplantation. 2006;82:1616–20.
3. Montgomery RA, Gentry SE, Marks WH, Warren DS, Hiller J, Houp J, et al. Domino paired kidney donation: a strategy to make best use of live non-directed donation. Lancet. 2006;368:419–21.
4. Gentry SE, Segev DL, Simmerling M, Montgomery RA. Expanding

kidney paired donations through participation by compatible pairs. Am J Transplant. 2007;7:2361–70.

5. Ratner LE, Rana A, Ratner ER, Ernst V, Kelly J, Kornfeld D, et al. The altruistic unbalanced paired kidney exchange: proof of concept and survey of potential donor and recipient attitudes. Transplantation. 2010;89:15–22.

6. Bargman V, Sundaram CP, Berney J, Ernst V, Kelly J, Kornfeld D, et al. Randomized trial of laparoscopic donor nephrectomy with and without hand assistance. J Endourol. 2006;20:717–22.

7. Kok NF, Lind MY, Hansson BM, Pilzecker D, Mertens zur Borg IR, Knipscheer BC, et al. Comparison of laparoscopic and mini incision open donor nephrectomy: single blind, randomized clinical control trial. Br Med J. 2006;333:221.

8. Johnson RJ, Bradbury LL, Martin K, Neuberger J. UK Transplant Registry. Organ donation and transplantation in the UK – the last decade: a report from the UK National Transplant Registry. Transplantation. 2014;97(Suppl. 1):S1–S27.

9. Muzaale AD, Massie AB, Wang MC, Montgomery RA, McBride MA, Wainright JL, Segev DL. Risk of end stage renal disease following live kidney donation. JAMA. 2014;311:579–86.

第七部分　胰腺移植术

第 20 章　胰腺移植术

Thierry Berney, Lionel Badet

　　1 型糖尿病是一种危害较大的全身系统性疾病,病程长的患者可出现包括微血管病变和大血管病变在内的多种慢性并发症,如糖尿病肾病、糖尿病视网膜病变、多发神经病变、冠状动脉硬化和周围血管疾病。患者最终面临血液透析、失明、下肢截肢、心肌梗死或脑血管意外等不良结局。透析状态的 1 型糖尿病患者每年的死亡率约为 10%,虽然接受肾移植手术是一种挽救患者生命的方法,但是并不能阻止糖尿病的进展,移植肾亦有罹患糖尿病肾病的可能。

　　20 世纪 90 年代初期,有关糖尿病及其并发症控制的临床研究结果显示强化胰岛素治疗带来良好获益,可以明显降低微血管病变和大血管病变的进展速度。然而严重低血糖事件的发生率明显增加,甚至可能危及患者的生命[1]。另外,外源性胰岛素治疗不如内生分泌胰岛素对血糖代谢精细的生理调节,面临着平衡控制糖尿病病变进展和出现低血糖的矛盾,这些问题极大地推动了胰腺移植领域的发展。

　　关于胰腺移植的适应证有如下的考虑,因为需要终身服用免疫抑制剂和供者数量不足,胰腺移植受者通常限于以下类型的 1 型糖尿病患者:①终末期肾病患者,尤其是开始透析前的患者(先期移植);②代谢不稳定的糖尿病患者("脆性"糖尿病)伴随着严重的低血糖事件和对低血糖认知缺乏。前者适于胰腺与肾脏同时移植即同期胰肾联合移植(simultaneous pancreas-kidney, SPK),后者适于单纯胰腺移植。对于糖尿病肾病患者,也可以在肾脏移植后进行二期胰腺移植,例如初次移植胰腺失功后二次移植,或者是活体供肾移植后二期胰腺移植[2]。胰腺移植新的适应证是针对具有威胁性的继发性并

发症,尤其是糖尿病肾病,胰腺移植可以阻止其继续进展[3]。另外部分经过严格筛选的 2 型糖尿病患者可能受益于胰腺移植,成为另一类胰腺移植适应人群[4]。

　　1966 年明尼苏达大学(University of Minnesota)的 Richard Lillehei 和 William Kelly 完成了首例带血管的胰腺移植手术[5]。最初施行的病例由于技术失败和免疫排斥反应等因素而效果不佳,此后随着移植技术改进和强效免疫抑制剂的应用,移植成功率不断提高[6,7]。

　　目前胰腺移植手术技术经过多年的发展,仍在不断改进。胰腺移植特殊性在于:①胰腺拥有双重动脉供血,脾动脉供应胰体尾部,肠系膜上动脉供应胰头部和十二指肠残端;②静脉回流方式,可以采用体循环回流或者门静脉回流;③胰液外分泌引流方式,目前采用肠引流术式或膀胱引流术式。虽然门脉回流被认为更符合生理,而且是一些中心的首选技术[8-10],但目前只有不到 20% 的病例采用该术式。膀胱引流术式的优点是可以通过检测每日尿淀粉酶活性值来监测排斥反应[11]。然而,该方法导致受者出现脱水、酸中毒、化学性膀胱炎和反流性胰腺炎的风险增加,在高达 30% 的病例中需要转换为肠引流[12]。由于免疫抑制措施的改进以及移植胰腺活检技术的应用,20 世纪 90 年代末期之前曾经占据主流的膀胱引流术式,截至目前占比已减少至不足 20%,且多用于单纯胰腺移植病例[6]。

　　胰腺移植多采用同期胰肾联合移植的手术方式,问题是如何安排移植器官的先后次序。大多数外科医生倾向于先植入胰腺,因为它对缺血损伤更敏感。然而出于肾移植手术显露操作可能挤压移植胰腺的顾虑也有一些外科医生选择先植入肾脏。

近 10 余年来全球胰腺移植例数相对稳定,据国际胰腺移植登记处(International Pancreas Transplant Registry)的最新报告,每年施行胰腺移植手术约 2 000 例,迄今注册登记总例数约 40 000 例,且临床效果良好,移植胰腺 10 年有功能存活率约 60%,与肾脏移植相似[13]。经过近 50 年的发展,胰腺移植已经成为治疗疑难 1 型糖尿病的金标准。

20.1　供胰修整

移植胰腺的修整工作必须在置有冰块的冷保存液中进行(图 20.1)。获取带有脾脏和长段十二指肠残端的供者胰腺,肠系膜根部用直线缝合器或剪刀离断。在获取胰腺时切取供者长段髂总动脉及髂内外分叉或颈动脉以备血管重建时使用。

以冷保存液经肠系膜上动脉(superior mesenteric artery,SMA)和脾动脉(splenic artery,SA)灌洗胰腺。仔细结扎脾门血管,切除脾脏。剔除胰腺周围的脂肪组织。

如果肠系膜根部是用直线缝合器离断,则还要用 4-0 聚丙烯线连续缝合加固钉线。仔细找出肠系膜根部血管开口,并分别以 3-0 线结扎,以避免在血管钳松开后发生大出血。以直线缝合器离断处理十二指肠残端,使其缩减至合适长度,并仔细结扎小血管。施行胰液肠引流时,胰头部十二指肠节段均可保留,若施行膀胱引流,胰头十二指肠节段则应尽量缩短。十二指肠残端两端的钉线均用 4-0 可吸收线[聚二噁烷酮(polydioxanone)或聚葡酸脂(polyglyconate),下同]连续缝合包埋。

供胰必须先经过修整,以备进行动脉血管重建。先仔细分离出供胰肠系膜上动脉和脾动脉,将供者髂动脉 Y 形分叉作为延长血管搭桥用于动脉重建。Y 形延长血管桥的髂内动脉开口与供胰脾动脉断端行端-端吻合,采用 6-0 或 7-0 聚丙烯(polypropylene)线连续缝合,然后以同样的方式将 Y 形搭桥血管的髂外动脉开口与供胰肠系膜上动脉断端行端-端吻合。吻合时须注意辨别搭桥血管的方向以避免动脉扭曲。在采用门静脉回流术式时,由于静脉吻合口与动脉吻合口距离较远,必须保留足够长度的供者髂总动脉。游离门静脉至肠系膜上静脉和脾静脉的汇合处,分离结扎细小属支,以 2 根固定缝线帮助标记门静脉方位。

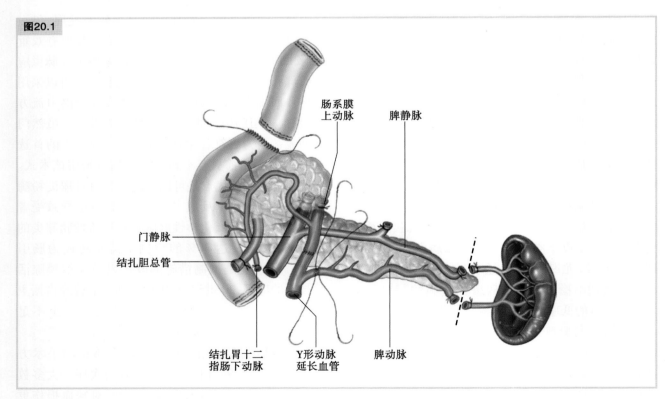

图20.1

图 20.1　供胰修整准备

20.2　髂血管准备

胰腺移植手术通常经腹中线切口进腹。

移植胰腺一般置于右侧,因为与左侧相比,右侧髂血管位置相对较浅。

切开后腹膜及右侧 Toldt 筋膜远端,显露出髂血管(图 20.2a)。采用体循环静脉回流时,需游离整段髂静脉,结扎离断髂内静脉以及所有腰支以利于显露和减少吻合张力,这样可以将髂总静脉和髂外静脉提拉至髂动脉的外侧。同样,充分游离髂总动脉和髂外动脉,以达到静脉同一水平面(图 20.2b)。

以 3-0 丝线结扎淋巴管以防止淋巴漏。辨识输尿管避免意外损伤。

采用门静脉回流时,仅对受者髂总动脉做小范围解剖分离,使其显露数厘米即可,不需要游离髂静脉。

一些外科医生倾向直接将门静脉吻合在下腔静脉上,胰头部朝向髂血管分叉。在这种情况下,必须游离出足够长度的下腔静脉,以方便阻断下腔静脉侧壁。髂血管的游离范围可以只限于髂总动静脉,而不需要分离髂内静脉,同样还要注意结扎离断的淋巴管。

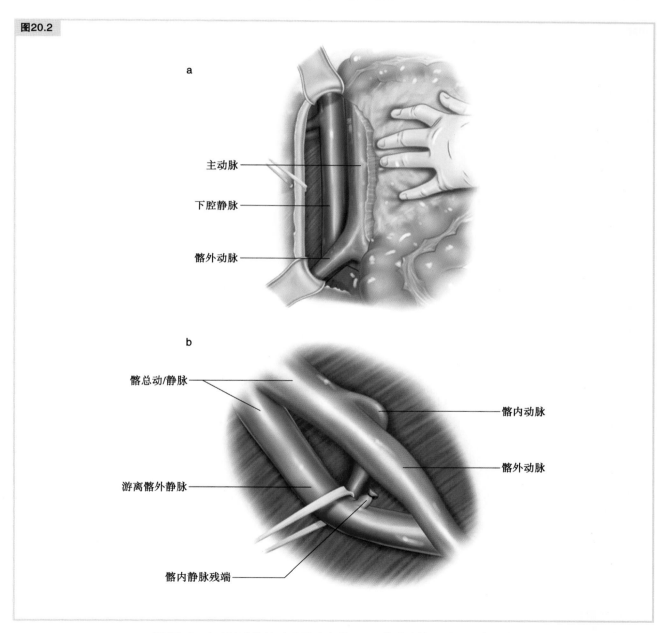

图20.2

图 20.2　(a)胰腺移植时显露后腹膜。(b)供胰腺植入时显露髂血管

20.3 体循环静脉回流式:静脉吻合步骤

首先进行静脉吻合。将供胰置于合适位置以避免门静脉和动脉延长段相互干扰,否则可致门静脉受挤压。施行外分泌膀胱引流术式时,胰头部朝下,即供胰的胰头十二指肠节段朝向受者足侧而胰尾朝向头侧,此时只能行体循环静脉回流。

将 Satinsky 钳完全阻断髂总静脉或髂外静脉,备静脉吻合用。吻合方式为门静脉与髂静脉端-侧吻合,以 5-0 或 6-0 聚丙烯线连续缝合。切开髂静脉,肝素盐水冲洗管腔。摆好供胰门静脉方向,避免扭曲,静脉吻合口两端以 5-0 或 6-0 聚丙烯线双针吊线打结。为便于髂静脉吻合,可在髂静脉两边各穿 1 根牵引线,轻度牵拉进行显露,吻合结束前用肝素盐水冲洗静脉管腔。

吻合完成后,将哈巴狗钳置于供胰门静脉一端,松开 Satinsky 钳。检查吻合口有无出血并予以必要的修补,恢复髂静脉血流。供胰门静脉也可以吻合于下腔静脉远端,如图 20.3 所示。这需要用 Satinsky 钳来钳夹下腔静脉部分侧壁。切开腔静脉前外侧壁,以同样的方法完成吻合。

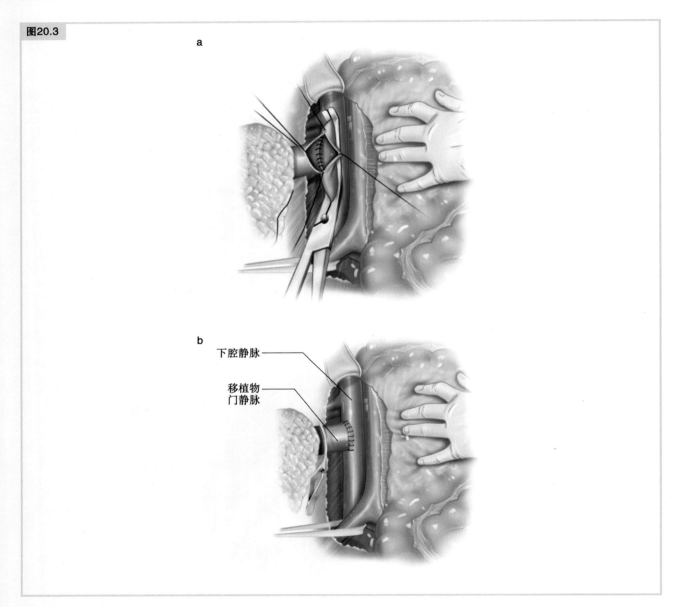

图 20.3 (a)体循环静脉回流式胰腺移植:供者门静脉与受者下腔静脉吻合。(b)胰腺移植/体循环静脉回流:静脉吻合完成

20.4　体循环静脉回流式：动脉吻合步骤

动脉吻合通常在静脉吻合完成后进行（图20.4）。血管钳分别阻断髂总动脉的近端和远端，也可依据具体解剖情况和动脉条件，分别阻断髂总动脉及髂外、髂内分支。根据供者髂动脉 Y 形搭桥血管的长度和方向决定血管切开的合适位置。在钳夹阻断动脉或切开动脉时必须注意不要损坏动脉斑块或引起动脉内膜剥离。

将供者 Y 形搭桥血管修剪成合适的长度和角度，以肝素盐水冲洗动脉腔。动脉吻合采用 6-0 或 7-0 血管缝线行端-侧连续缝合。两根 6-0 或 7-0 的聚丙烯双针分别穿过动脉切开口和 Y 形搭桥血管的两端，采用降落伞技术（parachute technique）即在吻合口两侧双针连续缝合数针，然后拉紧血管缝线使血管对合整齐进行血管吻合。吻合完成后，于供者 Y 形搭桥动脉一端放置哈巴狗钳（bulldog clamp），松开动脉阻断钳，检查有无吻合口出血并在必要时予以修补。

血管吻合完成后移植胰腺恢复血流再灌注。在松开阻断钳之前应保证达到足够的灌注压（受者平均动脉压 80～100mmHg）。首先松开阻断静脉的哈巴狗钳，紧接着松开阻断动脉的哈巴狗钳。此时可能发生大出血，主要是肠系膜根部未结扎血管分支的出血。所有出血点必须通过缝合而不是电凝来止血，这样可以减少术后发生移植胰胰腺炎的风险。

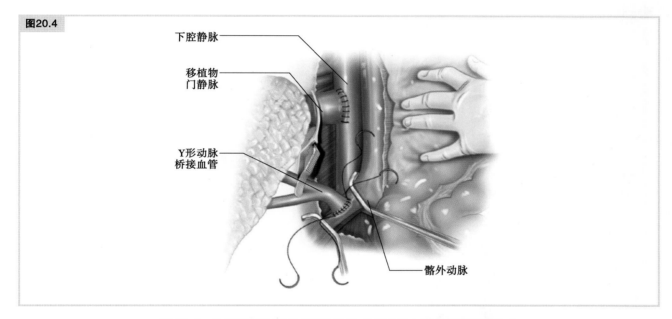

图 20.4　体循环静脉回流式胰腺移植：供者动脉与受者髂总动脉吻合

图中标注：
下腔静脉
移植物门静脉
Y形动脉桥接血管
髂外动脉

20.5　门静脉回流式:准备植入血管

采用门静脉回流术式时,手术切口和植入部位与体循环静脉回流相同(图 20.2)。

在 Treitz 韧带右侧紧靠横结肠系膜下方打开后腹膜(图 20.5a),以尽可能贴近肠系膜上静脉(SMV)。在触及肠系膜上动脉搏动的右侧可以找寻出 SMV。

SMV 在体格瘦小的受者易于辨识,但是在腹部肥胖的受者解剖分离则比较困难。因此,体循环静脉回流可能是超重或肥胖受者的首选。游离出约 5cm 长的 SMV,注意保留其空肠属支(图 20.5b)。然后于右侧髂窝剪开后腹膜,显露出右侧髂总动脉。施行门静脉回流术式时,由于动脉长度受限的原因,不可能将供者动脉吻合于受者左侧髂动脉。

对髂总动脉进行尽可能小的解剖分离,仅需显露出数厘米长的血管段即可。分离淋巴管时必须以 3-0 丝线结扎以防止淋巴漏,辨识好输尿管避免其意外损伤。将血管钳分别阻断已游离完毕的髂动脉的近端和远端,也可以使用 Satinsky 钳阻断。

在已游离出的受者髂动脉上开孔,阻断或切开动脉时须小心,不要使动脉斑块脱落或剥脱动脉内膜。获取一段供者髂动脉或颈动脉作为延长血管臂,将其修剪成角使其远端朝向头侧,动脉管腔用肝素化盐水冲洗。将延长血管臂与受者髂动脉以 6-0 或 7-0 聚丙烯线采用双定点法行端-侧吻合。吻合完毕后,在延长血管臂一端上哈巴狗钳,松开受者髂动脉阻断钳,检查有无吻合口出血并予以修补,然后穿过肠系膜上的开孔将延长血管臂远端拖入腹腔(图 20.5c)。

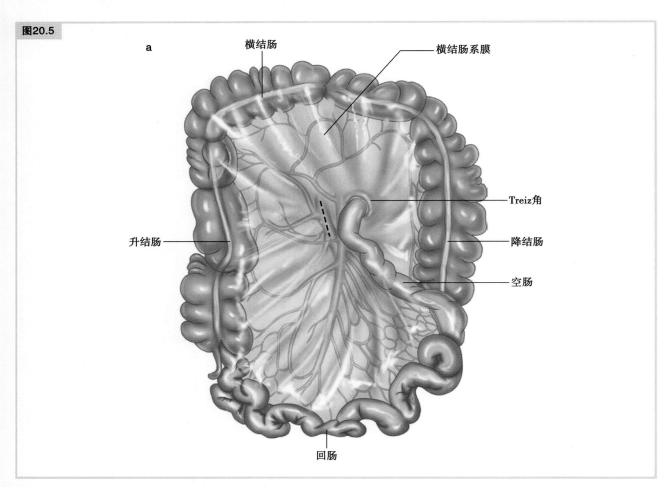

图20.5

a

横结肠

横结肠系膜

Treiz角

降结肠

升结肠

空肠

回肠

图 20.5　(a)门静脉回流式胰腺移植:切开后腹膜显露肠系膜上静脉。(b)体循环静脉回流式胰腺移植:显露肠系膜上静脉。(c)体循环静脉回流式胰腺移植:延长的供者髂动脉穿过肠系膜开孔

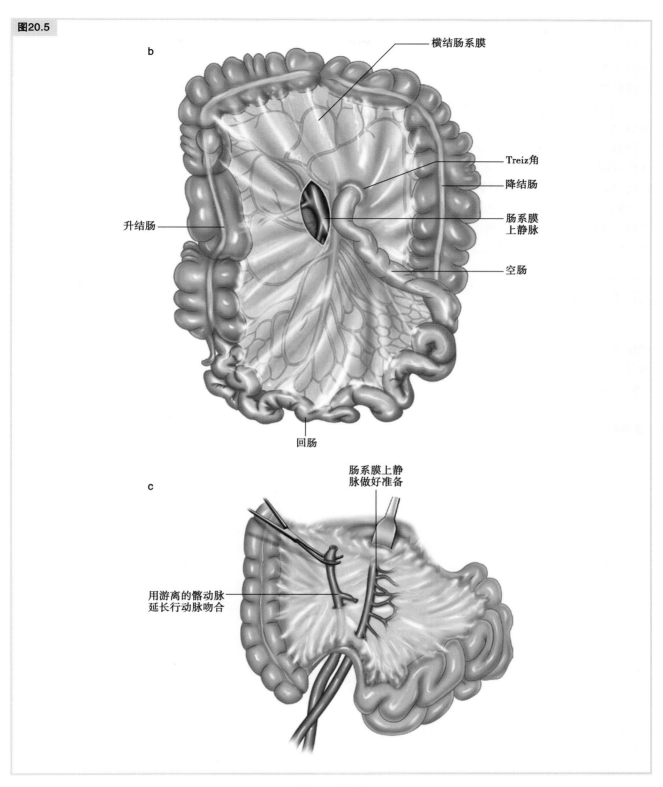

图 20.5(续)

20.6　门静脉回流式:静脉吻合

　　首先进行静脉吻合(图20.6)。供胰头部朝上放置(供胰的胰头十二指肠节段朝向受者头侧,胰尾朝向足侧),此时若采用门静脉回流方式则不可能行胰液膀胱引流。

　　用Satinsky钳阻断SMV,如有必要可连同空肠静脉的属支一起完全阻断肠系膜静脉血流。将供胰门静脉与受者SMV端侧吻合,以5-0或6-0聚丙烯线连续缝合。由于空肠静脉属支未结扎,所以与体循环回流相比,吻合时的静脉并发症明显减少。切开SMV,腔内用肝素盐水冲洗。吻合完成后,供胰门静脉一侧留置哈巴狗钳,松开Satinsky钳。检查并修补吻合口出血,恢复肠系膜静脉血流。

20.7　门静脉回流:动脉吻合

　　动脉吻合(图20.7)需要连接两段延长动脉的搭桥血管,即供胰侧的Y形延长搭桥血管(图20.2)和受者侧的延长的搭桥血管,远端以哈巴狗钳阻断(图20.4)。

　　两段动脉延长搭桥血管被肠系膜所分隔,供胰放置于腹腔内,延长的搭桥血管的远端与腹膜后的受者髂总动脉吻合,其近端则穿过肠系膜末端回肠区的开孔至腹腔侧。将动脉延长的搭桥血管修剪至适合长度,既要避免张力吻合,亦要避免血管长度过长而导致动脉扭曲。动脉可以切割成一个角度,以使血管两端口径近似。

　　实际上,进行上述动脉血管重建时,在肠系膜腹膜后一侧完成吻合相对更容易些。

　　用5-0或6-0聚丙烯缝线连续缝合,行端-端吻合,双针吊线固定动脉吻合口两端,缝合接近动脉两端时要注意方向,缝合结束前用肝素盐水冲洗动脉管腔。

　　血管吻合完毕后恢复移植胰腺血流再灌注。在松开阻断钳之前应保证达到足够的灌注压(受者平均动脉压80～100mmHg)。首先松开阻断静脉的哈巴狗钳,再松开阻断动脉的哈巴狗钳。这个过程可能发生大出血,主要是肠系膜根部未结扎血管分支的出血。所有出血点须通过缝合止血而不是电凝止血,以减少术后发生移植胰胰腺炎的风险。

图20.6

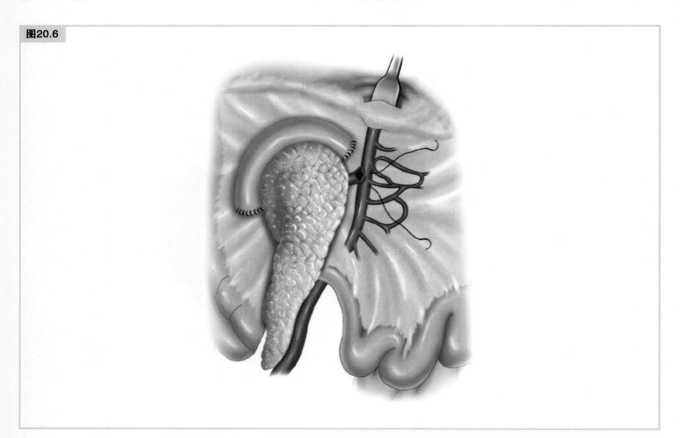

图20.6　门静脉回流式胰腺移植:供胰门静脉与受者肠系膜上静脉吻合

20.8　外分泌肠引流式：十二指肠空肠吻合

胰液外分泌肠引流是将移植胰十二指肠节段与受者的空肠吻合。肠吻合口可以选择在空肠的任意一段，确保无张力吻合。通常采用侧-侧吻合方式（图 20.8a），也可以根据外科医生的偏好行 Roux-en-Y 空肠吻合（图 20.8b）。使用 Roux-en-Y 吻合的优点是可以降低十二指肠漏发生率，而代价是需要额外增加肠吻合费用。

将受者空肠袢置于移植胰十二指肠旁，上阻断肠钳，以免肠液流入腹腔。电凝切开空肠游离缘数厘米供吻合用。由于再灌注后胰液的积聚，在施行肠吻合时供胰十二指肠往往张力较高，需在其腔内插管抽吸出胰液，再切开十二指肠，以 4-0 可吸收线行全层侧-侧缝合。

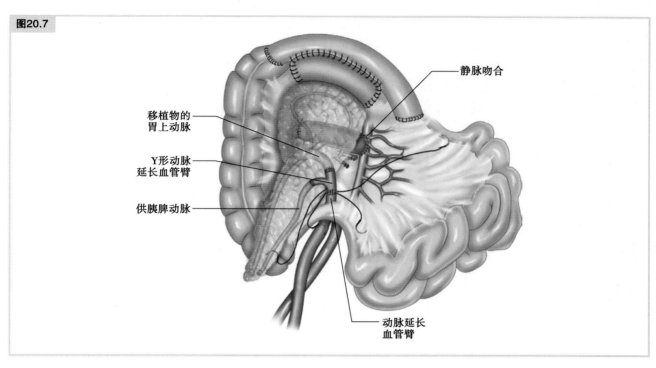

图 20.7　门静脉回流式胰腺移植：两段动脉延长的搭桥血管臂的吻合

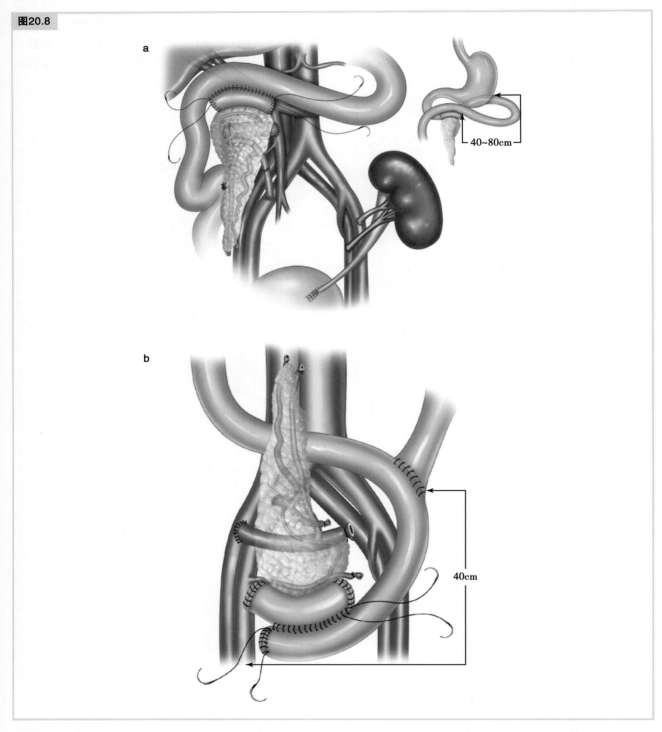

图 20.8　（a）外分泌肠引流式胰腺移植：供者十二指肠与受者空肠侧-侧吻合。（b）外分泌肠引流式胰腺移植：供者十二指肠与受者 Roux-en-Y 空肠侧-侧吻合

20.9　外分泌膀胱引流式：供胰十二指肠膀胱吻合

胰液外分泌引流是将供胰十二指肠节段与受者膀胱吻合。膀胱引流的优势是能够通过监测尿淀粉酶水平变化来判断排斥反应。T. Berney 和 L. Badet 施行膀胱引流术式时，建议保留的供胰十二指肠节段尽可能短，以避免尿液或胰液储留。

施行膀胱引流术式时，移植胰腺头部位置朝下，所以不可能采用门静脉回流的术式。

分离受者膀胱的外侧壁，使其易于牵动，实现无张力吻合。以电凝刀于膀胱顶作一 3~5cm 的横切口，于供胰十二指肠残端作一个类似大小的切口，行供胰十二指肠与受者膀胱侧-侧吻合术。

如前文肠引流术式所述，在切开供胰十二指肠前同样需要预先置管吸出胰液。吻合可采用全层缝合或分层缝合的方式。我们更倾向于用 3-0 或 4-0 可吸收线全层缝合（图 20.9a）。在进行分层缝合时，黏膜层可用 4-0 可吸收线连续缝合，浅层则以 4-0 聚丙烯线将受者膀胱侧腹膜和逼尿肌与供胰十二指肠浆肌层行连续缝合。

有些外科医生更喜欢使用吻合器进行器械吻合（图 20.9b）。可以选择直径 31mm 的吻合器，以保证吻合口宽度足够，防止十二指肠段胰液积聚。在膀胱顶切开一个小口，大小以能够置入吻合器铁砧为宜，绕铁砧轴荷包缝合予以固定，自供胰十二指肠节段一端插入吻合器。穿透十二指肠，将吻合器钉枪与受者膀胱侧已留置的铁砧相连。完成器械吻合，取下吻合器，以直线缝合器关闭十二指肠残端开口，然后用 4-0 可吸收线连续缝合包埋钉线，外层用 4-0 聚丙烯线将受者膀胱侧腹膜和逼尿肌与供胰十二指肠浆肌层进行连续加强缝合。

20.10　移植胰置于腹膜后，门静脉回流并外分泌肠引流式

胰腺移植采用门-肠引流术式时，很难施行经皮穿刺活检，甚至往往是不切实际的，因为移植胰位于腹腔内，被小肠袢所包绕。为此，介绍一种将移植胰腺置于腹膜后的技术[14]。

将右半结肠转向内侧向左推移，从腹膜后找到肠系膜上静脉。这是通过 Cattell-Braasch 手法实现的，即自大网膜至中横结肠段游离结肠肝曲，离断右侧 Toldt 白线和腹膜后肠系膜的系带，此时无需 Kocher 手法。上述步骤也能显露出髂血管，这样在吻合动脉时就不需要延长血管。在游离完结肠后，将 SMV 及其第一属支从其右侧分离出来。

首先进行静脉吻合。胰腺朝向头侧。Satinsky 钳横向阻断 SMV，必要时也包括空肠静脉属支，从而将肠系膜静脉血流完全阻断。供胰门静脉与受者 SMV 行端-侧连续缝合，将 SMV 的侧壁用刀片切开，管腔内以肝素化盐水冲洗，静脉吻合方法参见前述腹腔内胰腺移植（见图 20.6）。

然后进行动脉吻合，完成后松开血管阻断夹恢复血流，如图 20.4 腹腔内胰腺移植和体循环静脉回流所示。

准备 Roux-en-Y 空肠用于胰液肠引流。保证该段 Roux-en-Y 空肠袢有足够长度以避免 SMV 远端至静脉吻合口受压，并能经右半结肠系膜的开孔进入腹膜后空间（图 20.10）。Roux-en-Y 空肠十二指肠侧-侧吻合术参见前述腹腔内肠引流式胰腺移植方法（见图 20.8）。

肠吻合术完成后，将右半结肠回置原位，完全覆盖移植胰腺，使后者完全置于腹膜后位。

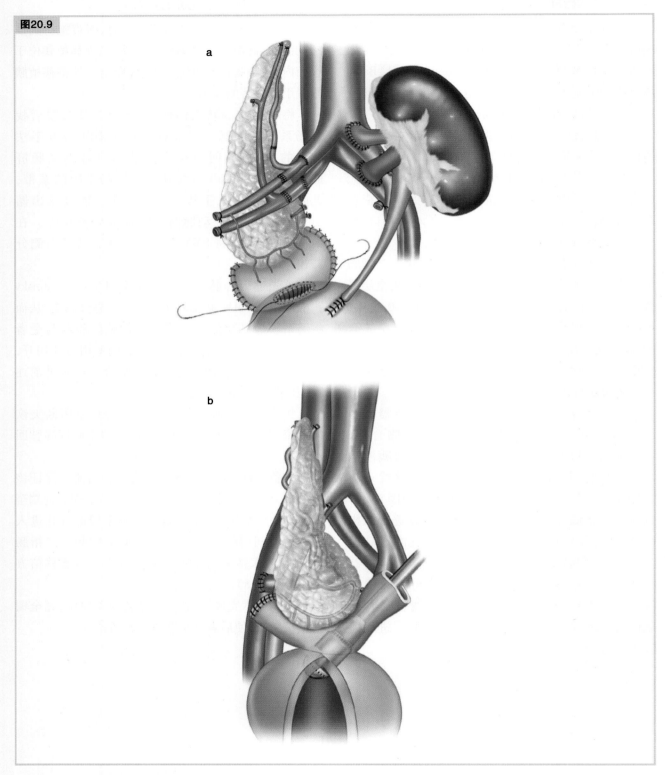

图 20.9 （a）外分泌膀胱引流式胰腺移植：手工缝合完成供胰十二指肠与受者膀胱侧-侧吻合。（b）外分泌膀胱引流式胰腺移植：吻合器完成供胰十二指肠与受者膀胱侧-侧吻合

20.11　十二指肠-十二指肠吻合,外分泌肠引流并门静脉回流式

最近出现了一种将供胰十二指肠节段与受者十二指肠吻合的技术(图 20.11)[15],以便于监测移植胰腺排斥反应,这种术式可以经上消化道内窥镜检查移植物,通过肉眼观察和活检评估供胰十二指肠节段黏膜。在排斥反应的监测中,移植胰腺和十二指肠活检具有良好的组织学相关性。经十二指肠细针穿刺活检移植胰也较容易施行。施行十二指肠与十二指肠吻合术时,移植胰腺头部应朝上并置于腹膜后。出于解剖位置的考虑,门静脉回流相对容易些,体循环回流也是可行的,但须将供者门静脉与受者下腔静脉的侧壁吻合[16]。

分离显露 SMV 与髂动脉以及动静脉吻合的步骤,与经典的植入腹膜后位的供胰十二指肠空肠吻合方法一样(见图 20.10)。右半结肠的游离活动度使我们能够很容易到达十二指肠的第三段(水平部),可以通过 Kocher 手法游离出十二指肠第二段(降部)。为了防止食物淤滞,供胰十二指肠节段不应保留过长,同时需保证十二指肠吻合口足够宽敞,先用电刀将十二指肠第二段或第三段切开数厘米。然后如前述的处理方法切开供胰十二指肠节段,(见图 20.8)。十二指肠与十二指肠用 4-0 可吸收线全层缝合。

肠吻合完成后,将右半结肠归还原位,完全覆盖住移植胰腺,这样移植胰腺完全置于腹膜后位。

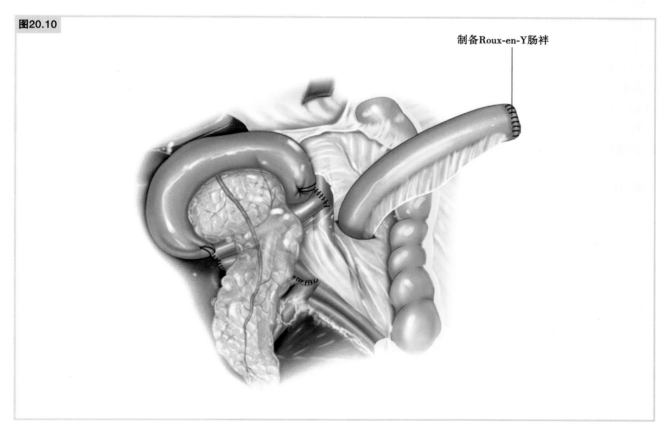

图20.10

制备Roux-en-Y肠祥

图 20.10　置于腹膜后的供胰十二指肠与受者 Roux-en-Y 空肠吻合

20.12　结论

带血管蒂的胰腺移植技术逐步取得进展以提高手术的疗效，技术改进已经成功地降低了手术失败率和整体手术并发症。然而，既往采用的方法尚没有完全被本章中描述的各种技术所取代。胰液外分泌膀胱引流术式，在早期病例中曾经广泛应用，通过检测尿淀粉酶活性以作为监测排斥反应的指标，有助于提高移植物存活效果[11,17,18]。随着新型免疫抑制剂问世，急性排斥反应已经明显减少，相较而言，膀胱引流术式的副作用更为棘手，因此改进胰液引流方式重新受到重视。胰腺移植活检技术也得到了改进，并建立了胰腺移植排斥反应的 Banff 分类[19,20]。然而，单独胰腺移植时膀胱引流术式仍是首选[6]。因为此时排斥反应监测特别困难，通过血肌酐变化无法监测移植胰腺排斥反应。肠引流术式时，经皮或经内镜活检的技术相对更容易监测移植胰腺排斥反应。关于体循环回流和门静脉回流的选择，在 20 世纪 90 年代中期门静脉回流术式报道之前，前者一直被普遍采用[21]。理论上讲，门静脉回流的优点是移植胰腺分泌的胰岛素可以直接进入肝脏，更符合生理，并且具有通过门静脉诱导耐受的潜在免疫学优势[9]。

然而，多年的临床结果显示，无论选择膀胱引流还是肠引流、门静脉回流还是体循环回流，对移植物的长期存活率均没有影响[13]。选择哪一种术式主要取决于对患者相关的考虑，而不是教条主义的考虑。因此，胰腺移植外科医生必须是个多面手，需要掌握本章所述的大部分技术，从而能够根据患者的需要选择和实施最佳的手术方案。

最近，胰腺移植手术的一些技术进展也有报道。这些仍具有挑战性的方法，只在少数率先采用这些方法的中心开展过，本章不予讨论这些问题。属于微创移植范畴的活体供胰节段移植，可扩大供者库，缩短受者等待时间。该技术的安全性已被证实与传统的死亡供者移植相当，并在本书的章节进行了描述[22]。机器人辅助的微创胰腺移植手术也已在少量病例成功实施，该技术有望提高超重患者接受胰腺移植的安全性和可行性[23]。

虽然近来胰岛移植的成功被认为代表了细胞替代治疗 1 型糖尿病的趋势，但现阶段全胰腺移植仍然是金标准。这方面仍然不断在取得技术进步，从而达到为更多的 1 型糖尿病患者提供更安全、更有效、更持久的治疗目标。

（刘斌　译　陈实　审）

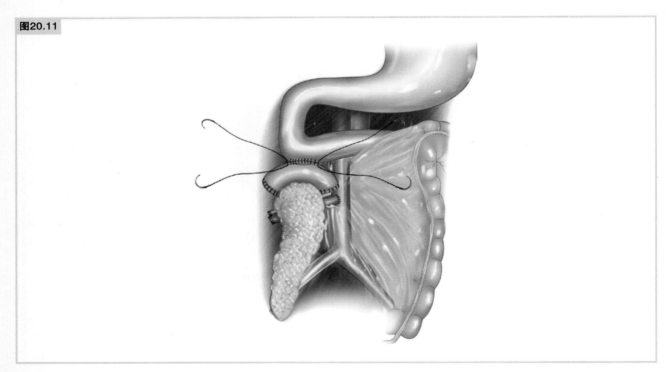

图20.11

图 20.11　外分泌肠引流式中采用十二指肠-十二指肠吻合

参考文献

1. Diabetes Control and Complications Trial Research Group. The effect of intensive treatment of diabetes on the development and progression of long-term complications in insulin-dependent diabetes mellitus. N Engl J Med. 1993;329:977–86.
2. Robertson RP, Davis C, Larsen J, Stratta R, Sutherland DE, American Diabetes Association. Pancreas and islet transplantation in type 1 diabetes. Diabetes Care. 2006;29:935.
3. Cantarovich D, Perrone V. Pancreas transplant as treatment to arrest renal function decline in patients with type 1 diabetes and proteinuria. Semin Nephrol. 2012;32:432–6.
4. Sampaio MS, Kuo HT, Bunnapradist S. Outcomes of simultaneous pancreas-kidney transplantation in type 2 diabetic recipients. Clin J Am Soc Nephrol. 2011;6:1198–206.
5. Lillehei RC, Simmons RL, Najarian JS, Weil R, Uchida H, Ruiz JO, et al. Pancreatico-duodenal allotransplantation: experimental and clinical experience. Ann Surg. 1970;172:405–36.
6. Sutherland DE, Gruessner RW, Dunn DL, Matas AJ, Humar A, Kandaswamy R, et al. Lessons learned from more than 1,000 pancreas transplants at a single institution. Ann Surg. 2001;233:463–501.
7. Sollinger HW, Odorico JS, Becker YT, D'Alessandro AM, Pirsch JD. One thousand simultaneous pancreas-kidney transplants at a single center with 22-year follow-up. Ann Surg. 2009;250:618–30.
8. Stratta RJ, Shokouh-Amiri MH, Egidi MF, Grewal HP, Kizilisik AT, Nezakatgoo N, et al. A prospective comparison of simultaneous kidney-pancreas transplantation with systemic-enteric versus portal-enteric drainage. Ann Surg. 2001;233:740–51.
9. Philosophe B, Farney AC, Schweitzer EJ, Colonna JO, Jarrell BE, Krishnamurthi V, et al. Superiority of portal venous drainage over systemic venous drainage in pancreas transplantation: a retrospective study. Ann Surg. 2001;234:689–96.
10. Petruzzo P, Badet L, Lefrançois N, Berthillot C, Dorel SB, Martin X, Laville M. Metabolic consequences of pancreatic systemic or portal venous drainage in simultaneous pancreas-kidney transplant recipients. Diabet Med. 2006;23:654–9.
11. Prieto M, Sutherland DE, Fernandez-Cruz L, Heil J, Najarian JS. Experimental and clinical experience with urine amylase monitoring for early diagnosis of rejection in pancreas transplantation. Transplantation. 1987;43:73–9.
12. Kukla A, Radosevich DM, Finger EB, Kandaswamy R. High urine amylase level and the risk of enteric conversion in solitary pancreas transplant recipients. Transplant Proc. 2014;46:1938–41.
13. Gruessner AC. 2011 update on pancreas transplantation: comprehensive trend analysis of 25,000 cases followed up over the course of twenty-four years at the international pancreas transplant registry (IPTR). Rev Diabet Stud. 2011;8:6–16.
14. Boggi U, Vistoli F, Signori S, Del Chiaro M, Campatelli A, Amorese G, et al. A technique for retroperitoneal pancreas transplantation with portal-enteric drainage. Transplantation. 2005;79:1137–42.
15. De Roover A, Coimbra C, Detry O, Van Kemseke C, Squifflet JP, Honore P, et al. Pancreas graft drainage in recipient duodenum: preliminary experience. Transplantation. 2007;84:795–7.
16. Hummel R, Langer M, Wolters HH, Senninger N, Brockmann JG. Exocrine drainage into the duodenum: a novel technique for pancreas transplantation. Transpl Int. 2008;21:178–81.
17. Nghiem DD, Corry RJ. Technique of simultaneous renal pancreato-duodenal transplantation with urinary drainage of pancreatic secretion. Am J Surg. 1987;153:405–6.
18. Sollinger HW, Knechtle SJ, Reed A, D'Alessandro AM, Kalayoglu M, Belzer FO, Pirsch J. Experience with 100 consecutive simultaneous kidney-pancreas transplants with bladder drainage. Ann Surg. 1991;214:703–11.
19. Drachenberg CB, Odorico J, Demetris AJ, Arend L, Bajema IM, Bruijn JA, et al. Banff schema for grading pancreas allograft rejection: working proposal by a multi-disciplinary international consensus panel. Am J Transplant. 2008;8:1237–49.
20. Drachenberg CB, Torrealba JR, Nankivell BJ, Rangel EB, Bajema IM, Kim DU, et al. Guidelines for the diagnosis of antibody-mediated rejection in pancreas allografts-updated Banff grading schema. Am J Transplant. 2011;11:1792–802.
21. Gaber AO, Shokouh-Amiri H, Grewal HP, Britt LG. A technique for portal pancreatic transplantation with enteric drainage. Surg Gynecol Obstet. 1993;177:417–9.
22. Sutherland DE, Radosevich D, Gruessner R, Gruessner A, Kandaswamy R. Pushing the envelope: living donor pancreas transplantation. Curr Opin Organ Transplant. 2012;17:106–15.
23. Boggi U, Signori S, Vistoli F, D'Imporzano S, Amorese G, Consani G, et al. Laparoscopic robot-assisted pancreas transplantation: first world experience. Transplantation. 2012;93:201–6.

第 21 章　活体供胰腺移植术

Duck J. Han，David E. R. Sutherland

21.1　引言

自 1979 年明尼苏达大学（University of Minnesota）完成首例活体胰腺节段移植以来，全球共进行了 160 多例活体胰腺移植。活体供者移植的优势在于缩短等待时间和更佳的临床效果，特别是对免疫高敏患者或 ABO 血型不合的患者。然而活体胰腺移植的发展需要克服诸多障碍，如使用活体供者的伦理问题，供者胰腺部分切除后的高血糖问题（需要依据指南严格筛选供者）以及受者术后的外科问题（如血栓形成和胰漏）。尽管如此，活体胰腺移植，尤其是同期胰肾联合移植，提供了一种优选的抢先治疗方案，具有排斥反应发生率低和手术并发症发生率低的优势，可以使患者不行透析替代治疗，且在术后不依赖外源胰岛素治疗。

21.2　供者手术

见图 21.1~21.9。

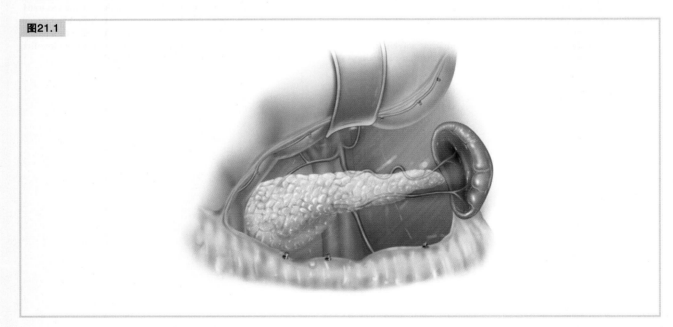

图 21.1　进腹后，打开小网膜，显露胰体和胰尾部

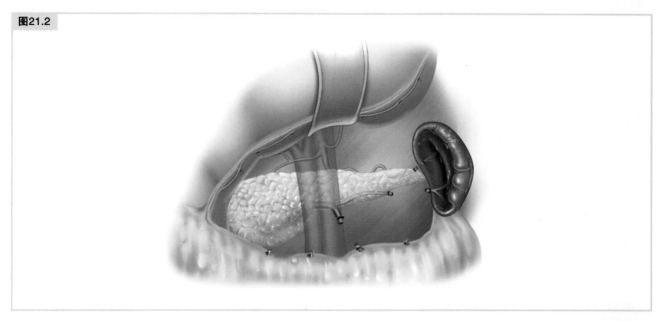

图 21.2　游离远端胰腺需要细致止血和尽量减少对胰腺实质的接触。从腹膜后游离出胰腺。结扎肠系膜下静脉有助于上述游离

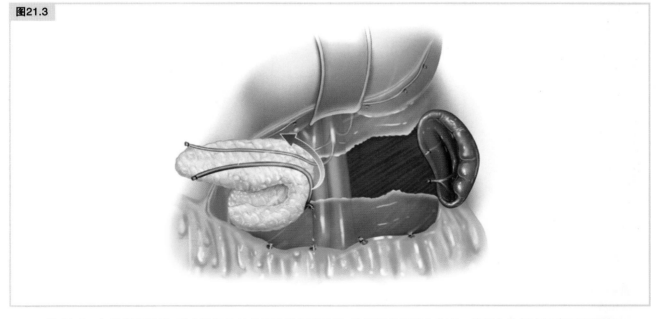

图 21.3　如果保留脾脏,则在脾门处结扎脾动脉和脾静脉,将胰尾从脾脏上分离。将胃向头侧牵拉有利于游离

图21.4

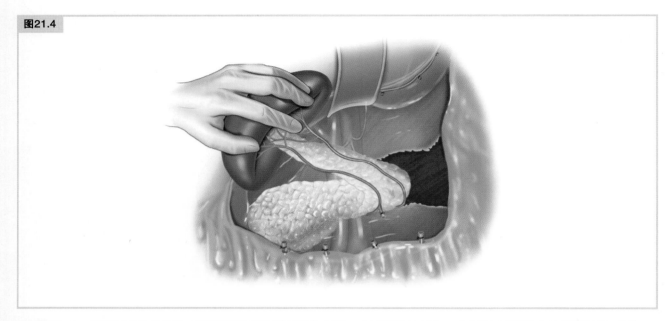

图 21.4　如果同时行脾切除,则将远端胰腺和脾脏整块切取。此时脾脏被用作一个把手,以利于牵拉供胰远端,尤其是其背侧

图21.5

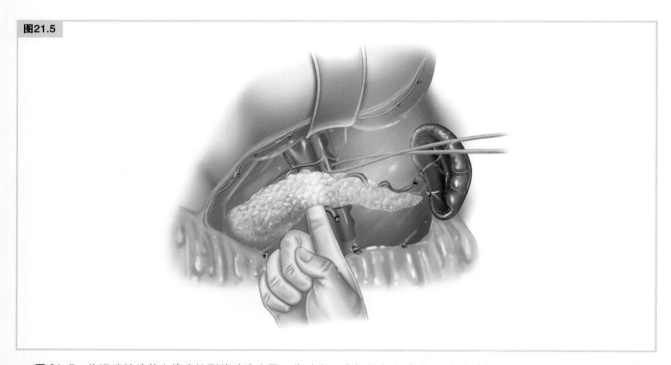

图 21.5　将远端胰腺的上缘牵拉到脾动脉水平。此时应逐次解剖各支动脉,游离脾动脉时同时可见肝动脉、胃左动脉和腹腔干。游离至脾动脉的起始部时,其周围有一个动脉血管鞘包绕。然后在门静脉前方分离出胰腺颈部,在门静脉和胰腺颈部之间形成一条隧道,至此完成半胰移植物的游离

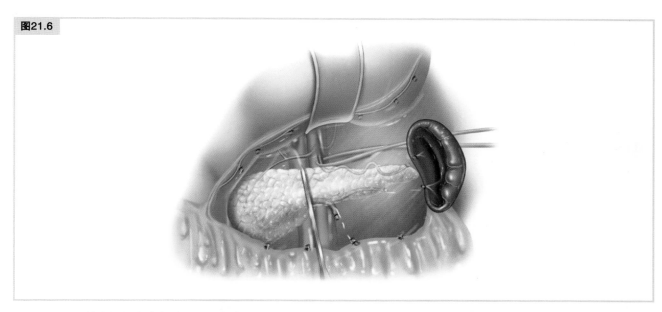

图 21.6 首先切断胰腺实质组织。切面应位于门静脉左侧,使供者保留尽量多的胰腺实质,以减少术后代谢并发症的风险。用手术刀切断胰腺

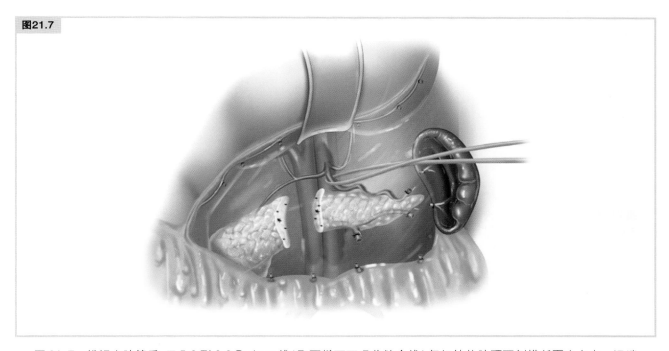

图 21.7 辨识出胰管后,用 5-0 到 6-0 Prolene 线(聚丙烯不可吸收缝合线)仔细结扎胰颈两侧横断面出血点。远端胰管用细线标记,以便在受者移植时容易识别。结扎近端胰管,胰腺断端用 PDS 线缝合

图21.8

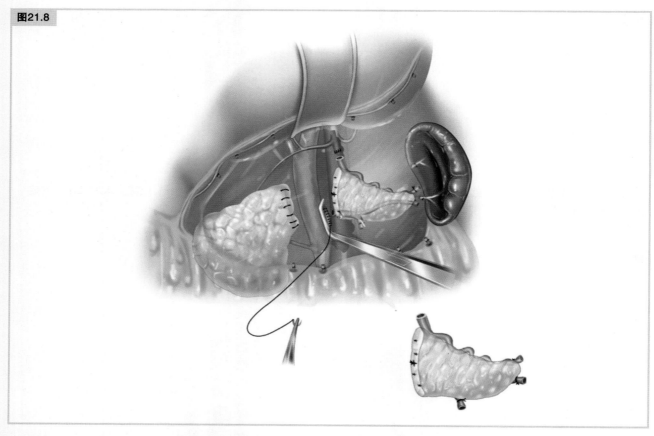

图 21.8　全身肝素化后,钳夹并离断近端脾动脉。同样地,在脾静脉与肠系膜上静脉的交界处钳夹离断。切取远端供胰,放置于修整工作台备修整。将脾动脉静脉残端用 4-0 聚丙烯线缝合

图21.9

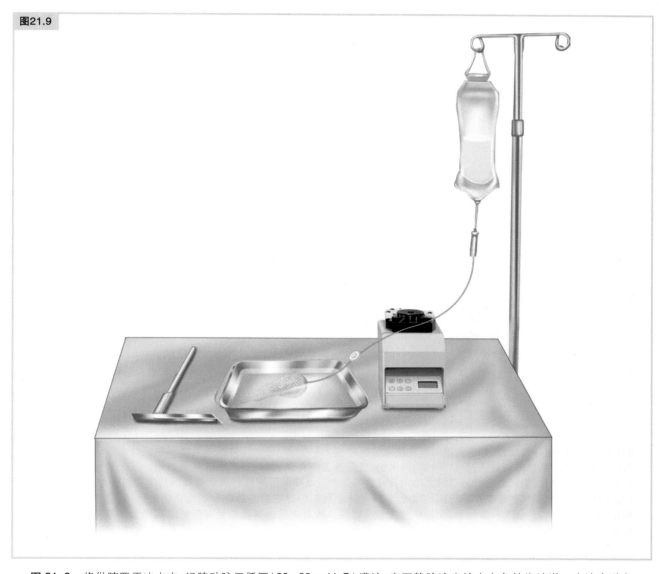

图 21.9　将供胰置于冰水中,经脾动脉用低压(20~30cmH₂O)灌注,直至静脉流出液由血色转为清澈。应注意避免过度灌注,以免导致供胰水肿。如果远端胰腺与脾脏为整块切取,需将脾脏从胰尾部分离,结扎脾门部脾动脉和脾静脉分支

21.3　受者手术

见图 21.10~21.12。

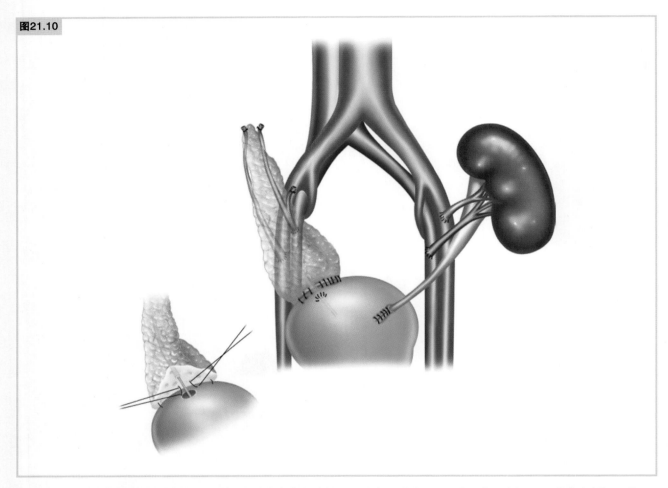

图 21.10　体静脉回流和外分泌膀胱引流式胰腺节段移植术。受者平卧位,可以采用腹正中切口入腹或右侧切口将胰腺植入右侧髂窝。牵拉盲肠、升结肠和回肠末端,显露受者髂外动静脉,分别予以解剖游离。以血管阻断钳钳夹受者髂外静脉侧壁,根据供者脾静脉口径大小切开髂外静脉。用 5-0 聚丙烯线将供者脾静脉与受者髂外静脉行端-侧吻合。同样,脾动脉与受者髂外动脉行端-侧吻合。脾动脉吻合部位是在脾静脉吻合的近端还是远端,取决于远端胰腺移植物的解剖结构。全身肝素化后,恢复移植胰血流灌注。然后将移植胰腺与受者膀胱双层吻合。首先在胰管置入支架,以可吸收缝线(如 4-0 到 5-0 PDS 线)与膀胱黏膜吻合,外层再用不可吸收缝线(如 4-0 聚丙烯线)将胰腺实质与膀胱肌层吻合。

图21.11

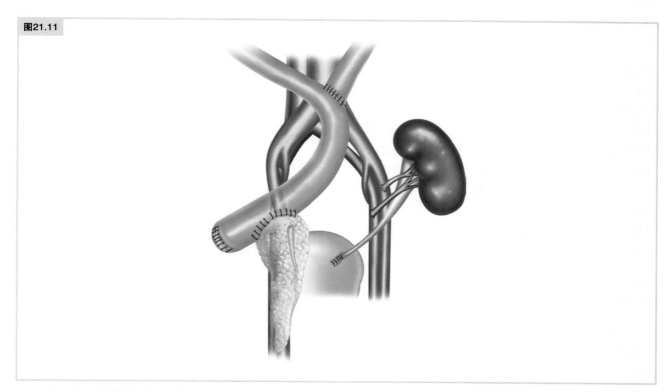

图 21. 11　体循环静脉回流和外分泌肠引流式胰腺节段移植术。初始步骤如前所述。胰腺朝向头侧,静脉和动脉的吻合也如前所述。脾动脉吻合口位于脾静脉吻合口的中部或远端,与胰颈朝向头侧有关。以常规方法建立 Roux-en-Y 空肠袢,用 GIA 切割吻合器离断空肠,并以 4-0 PDS 线缝合残端。用不可吸收缝线将 Roux-en-Y 空肠的 Y 臂和胰腺行双层缝合,完成胰空肠吻合。其中内层缝合是在胰管内置入支架,将胰管与空肠黏膜缝合。距胰空肠吻合口近端约40cm 处行空肠-空肠端-侧吻合。肠-肠吻合方式推荐端-侧吻合而非侧-侧吻合,以避免吻合口张力过大和肠漏

图21.12

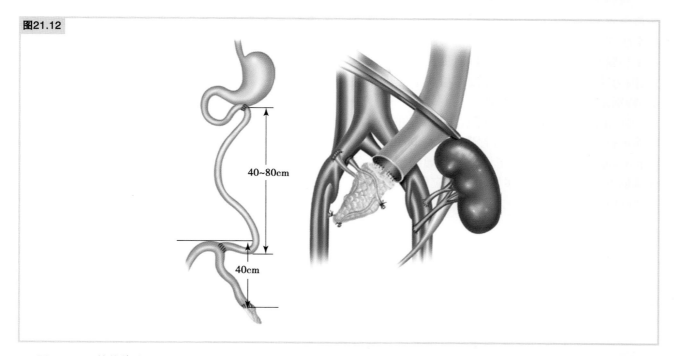

图 21. 12　其他外分泌肠引流方法。也可采用胰管空肠端-端吻合,方法与前面描述的类似(两层吻合和使用胰管置管)。关键在于肠-肠吻合部位应位于 Treitz 韧带远端 40~80cm 处,保留 Roux 空肠段臂长约 40cm

21.4　结果

　　早期的研究显示,28 例活体胰腺移植供者中有 7 例在供胰切取术后 1 年出现糖耐量异常,进而促使了术前检查方案的修订[1];另外还需要防止供者捐献后肥胖,以尽量减小代谢并发症的长期风险[2]。供者手术并发症风险包括胰腺炎、胰漏或瘘管、胰腺脓肿或胰腺假性囊肿等,而目前其发生率不足 5%。在远端供胰切取且保留脾脏的病例中,可能出现脾撕裂出血或由于脾动静脉结扎导致的脾缺血,文献报道的总体发生率为 5% ~ 15%。活体胰腺移植的早期技术失败率曾达到 35%,如今已下降至接近零水平[3]。

21.5　结论

　　活体供者胰腺移植的成功有赖于严格的供者筛选标准,包括移植前全面的内分泌功能检测和防止供者捐献后肥胖。在供胰与脾脏整块切取的病例,供者应在术前 2 周完成多价肺炎球菌、脑膜炎球菌和嗜血杆菌 B 等疫苗接种。重要的是供胰切取部位应在门静脉的左侧,这样才能使供者保留有足够的胰腺实质,降低供者术后发生高血糖的风险。

　　胰腺外分泌引流方式可根据术者的偏好而定。肠道引流术式既可以采用黏膜与黏膜吻合,也可以用空肠袢末端与胰腺断面套叠吻合;膀胱引流术式使用黏膜与黏膜吻合。然而,目前更推荐肠引流术式,因为胰液膀胱引流可能导致移植胰节段性胰腺炎,特别是在胰肾同期移植时。

　　强烈推荐术后进行全身肝素化抗凝,并在术后早期进行计算机断层扫描血管造影(computed tomography angiography),以利于评估血管通畅情况。各种微创方法在活体胰腺移植领域的应用不断进展,自 2000 年以来,明尼苏达大学开展了腹腔镜下供胰部分切取术,伊利诺伊大学(University of Illinois)自 2010 年也开始使用机器人获取供胰。尽管在外科技术、临床效果和降低供者手术风险等方面取得了相当进步,活体胰腺移植目前仍是一个需要“精挑细选”的手术方法。

(陈实 译 刘斌 审)

参考文献

1. Kendall DM, Sutherland DE, Najarian JS, Goetz FC, Robertson RP. Effects of hemipancreatectomy on insulin secretion and glucose tolerance in healthy humans. N Engl J Med. 1990;322:898–903.
2. Sutherland DE, Radosevich D, Gruessner R, Gruessner A, Kandaswamy R. Pushing the envelope: living donor pancreas transplantation. Curr Opin Organ Transplant. 2012;17:106–15.
3. Reynoso JF, Gruessner CE, Sutherland DER, et al. Short and long-term outcome for living pancreas donors. J Hepatobiliary Pancreat Sci. 2010;17:92–6.

拓展阅读

Asano T, Kenmochi T. Preface to topic "Living donor pancreas transplantation". J Hepatobiliary Pancreat Sci. 2010;17:91.

Barr ML, Belghiti J, Federico G, Pomfret EA, Sutherland DS, Gruessner RW, et al. A report of the Vancouver Forum on the care of the live organ donor: lung, liver, pancreas, and intestine data and medical guidelines. Transplantation. 2006;81:1373–85.

Gruessner RW, Pugliese A, Reijonen HK, Gruessner S, Jie T. Desai C,, et al. Development of diabetes mellitus in living pancreas donors and recipients. Expert Rev Clin Immunol. 2011;7:543–51.

Han DJ, Sutherland DER. Pancreas transplantation. Gut Liver. 2010;4:450–65.

Kim YH, Park JB, Lee SS, Byun JH, Kim SC, Han DJ. How to avoid graft thrombosis requiring graftectomy: immediate post transplant CT angiography in pancreas transplantation. Transplantation. 2012;94:925–30.

Oberholzer J, Tzvetanov I, Mele A, Benedetti E, et al. Laparoscopic and robotic donor pancreatectomy for living donor pancreas and pancreas-kidney transplantation. J Hepatobiliary Pancreat Sci. 2010;17:97–100.

Park JB, Kim YH, Song KB, Chung YS, Jang HJ, Park JY, et al. Single-center experience with pancreas transplantation. Transplant Proc. 2012;44:925–8.

Sutherland D, Najarian J, Gruessner R. Living donor pancreas transplantation. In: Hakim NS, Canelo R, Papalois V, editors. Living related transplantation. London: Imperial College Press; 2010. p. 95–117.

第 22 章　胰岛移植术

Neil W. A. McGowan，Laura Bailey，John J. Casey

胰岛移植是针对反复发作严重低血糖及伴有低血糖无意识发作（impaired awareness of hypoglycaemia，IAH）的 1 型糖尿病微创治疗的一种有效手段。单独胰岛移植（islet transplant alone，ITA）术式最为常见。此外，肾移植后胰岛移植（islet transplant after kidney，IAK）在一些肾移植后受者中可有效保护移植肾功能。2000 年，Edmonton 方案发表并应用到临床胰岛移植后，使受者接受胰岛移植后临床疗效得到显著提高，该方案在临床研究中，连续 7 例 1 型糖尿病受者在接受胰岛移植后，达到脱离胰岛素治疗的效果[1]。Edmonton 方案的成功基于无激素免疫抑制方案，使用西罗莫司（sirolimus）、低剂量的他克莫司（tacrolimus）和达利珠单抗（daclizumab），并且每位受者接受了 2~3 次胰岛移植。迄今超过 1 000 位受者接受胰岛移植，绝大多数受者反复发作的严重低血糖无意识症状得到逆转，50%~90%受者在胰岛移植后达到脱离胰岛素的治疗效果[2]。

22.1　胰岛制备及胰岛移植原理

本章节介绍胰岛制备方法是源于最初的 Edmonton 方案。我中心接受供者胰腺的标准遵循 UK-agreed 标准，与诸多国际中心基本保持一致。胰岛移植也为不符合全胰腺移植标准或没有整体胰腺移植的合适受者提供了另一种临床替代治疗的措施。临床胰岛制备必须符合生产质量管理规范（Good Manufacturing Practice，GMP）标准要求，用于胰岛制备及移植过程中所需的试剂和设备应能保持低温，避免分离胰岛处于应激状态。供者胰腺应从脾脏和十二指肠上分离，去污染处理后灌注胶原酶和中性蛋白酶混合酶溶液。混合酶溶液灌注胰腺过程中使胰腺充分膨胀，随后将其切成小块，利用 Ricordi 描

述的半自动化技术，通过机械和酶的作用将胰腺组织消化[3]。当胰岛从周围外分泌组织中游离出来时，停止持续消化步骤并将消化后组织温度降低，以防止过度消化。利用 COBE2991 离心机，使用 Ficoll 连续密度梯度液，将胰岛从胰腺外分泌组织中纯化出来，计数，移植前可以培养 24~48 小时。胰岛移植手术采用门静脉输注方式，建议移植胰岛的数量应多于 3 000IEQ/kg（胰岛当量，islet equivalents，IEQ）。术后移植受者需要服用免疫抑制剂。大多数胰岛移植中心免疫抑制方案是采用清除 T 细胞制剂，并联合使用他克莫司和霉酚酸酯。并且最新研究证据表明使用依那普利（etanercept）可以改善胰岛移植物长期存活。

22.2　胰岛分离和移植准备步骤

22.2.1　试剂制备

除消化酶以外的其他液体和培养基需要在胰腺进入实验室前，按照试剂准备表配制准备完毕，消化酶溶液需要在检查并确定胰腺适合进行胰岛制备后配制。一旦操作人员确认胰腺适合胰岛分离，即将分装好的胶原酶和中性蛋白酶从冰箱中取出，放置到 2~8℃生理盐水冰泥中。应用 Hank 平衡盐溶液（Hank's Balanced Salt Solution，HBSS）40mL 溶解胶原酶，用 Mediatech 的 HBSS（Mediatech Inc.；Manassas，VA，USA）10mL 溶解中性蛋白酶。为确保胰腺得到充分的消化，可根据胰腺的重量、情况和供者的年龄以及操作者的专业知识和经验调整消化酶用量。最佳的中性蛋白酶靶范围是 600~900U/g（胰腺重量）。从每个小瓶中取出所需体积后，将其与 1 250μL 阿法链道酶（Pulmozyme®，Genentech；San

Francisco,CA,USA)一起添加到无菌瓶中,加入足够 Mediatech 的灌注液(最多 350mL)。消化酶溶液配制后需要保持低温。

22.2.2　胰腺的准备

操作人员将胰腺从冰箱或直接从低温运输箱中取出,放置在无菌托盘中解剖。在切除十二指肠前,切除脾脏,应将胰腺外层多余脂肪剔除(注意只切除可以清楚区分的脂肪)。整个处理过程,胰腺都应浸泡在冷的 HBSS 溶液中。在胰腺插管和灌注后,将靠近胰腺被膜的血管(脾和肠系膜动静脉)和脂肪组织剔除,以避免胰腺被膜损伤。胰腺准备完毕后将胰腺依次浸泡在装有 20% 必妥碘(betadine)约250mL 的消毒剂中 1 分钟。然后从消毒剂中取出并浸泡在约 300mL HBSS 中 1 分钟,再浸泡在 500mL HBSS 中 1 分钟。在 2～8℃ 的温度下,将胰腺储存在低限量 Eagle 培养基(Eagle's Minimal Essential Medium,EMEM)约 200mL 培养液无菌的盘中,直到操

作者准备好进行胰腺插管。

22.2.3　胰腺插管

一旦确认胰腺适合胰岛分离,开始准备胶原酶和中性蛋白酶(Roche Liberase Collagenase/Thermolysin)(图 22.1)并在使用前始终保持低温。胰腺称重后,放入 EMEM 液体中(图 22.2)。可以向托盘中加入生理盐水冰泥,以保持胰腺低温。操作员从胰颈部将胰腺切成两部分,显露胰管。然后用适当大小的套管(14～22G)向胰腺头部和尾部插管,并用缝线固定(图 22.3)。针应留在套管内(避免刺穿导管而缩回),以防止在打结时使套管塌陷。缝线固定套管针时应穿过套管针的两翼固定。胰腺插管时,套管应该相对容易进入胰管。如果遇到阻力,应将套管取出并换个角度重新插入,以避免损伤胰管或胰腺组织。确认插管成功,将针芯从套管中取出,并通过套管注入少量 EMEM 溶液使胰腺膨胀,以识别是否有泄漏,并确保胰管内的每根套管都得到正确的固定。

图22.1

胰岛分离：酶和试剂制备表

试剂	Hank人血清白蛋白	Hank平衡盐溶液	EMEM	必妥碘	MT洗液	MT培养液	Biocoll 1.1g/mL	Belzer UW/SPS-1	尼克酰胺	肝素	总体积	需要的数量
漂洗液1		200mL		50mL							250mL	1
漂洗液2		300mL									300mL	1
漂洗液3		500mL									500mL	1
含4%人血清白蛋白 EMEM培养基	124mL		500mL						6.24mL		~630mL	2 (100mL×12)*
含2.2%人血清白蛋白洗液	125mL				1L				11.25mL		~1 136mL	6(8)**
低密度介质							***mL	***mL			140mL	2
高密度介质							***mL	***mL			140mL	2
培养液	12.5mL					500mL				1mL	~513.5mL	1

*将208μL链道酶加入前11个锥形瓶中。

**将2 325mL平均装入12个250mL锥形瓶中,如下表所示

注意:如果需要进行第2次COBE纯化,则需要准备另外的2 325mL

锥形瓶编号	洗液(mL)
1	100
2	150
3～4	200
5～11	225
12	100

***密度梯度液准备如下表所示:

SPS-1/UW密度	Biocoll体积1.100g/mL		SPS-1/UW-UW体积	
	高密度(mL)	低密度(mL)	高密度(mL)	低密度(mL)
1.041g/mL	74	50	66	90
1.042g/mL	72	48	68	92
1.043g/mL	71	47	69	93
1.044g/mL	70	45	70	95
1.045g/mL	69	43	71	97
1.046g/mL	67	41	73	99
1.047g/mL	66	40	74	100
1.048g/mL	65	38	75	102
1.049g/mL	63	36	77	104

图 22.1　酶和试剂的准备

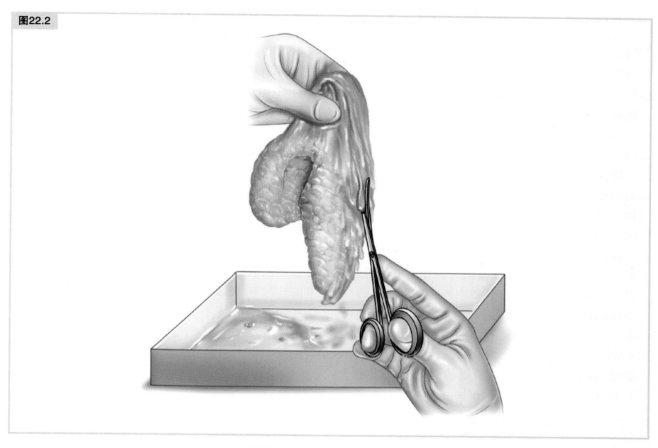

图 22.2　胰腺防止污染的处理

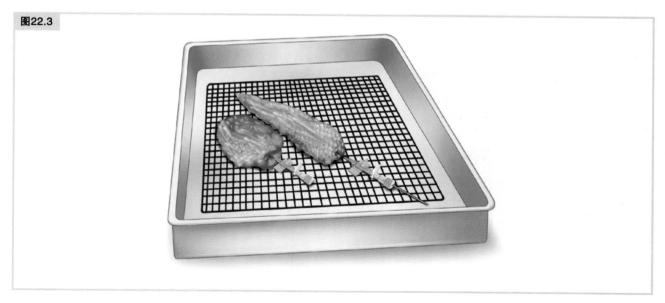

图 22.3　胰腺插管

22.2.4　胰腺灌注

硅胶管接入一个定制的消毒盘(弯托盘;kidney bowl),使用适配器连接到一根无菌填充管内,并夹紧以防止泄漏。将配好的消化酶溶液倒入消毒盘中,然后将筛网放在消毒盘上,胰腺放在筛网上面。操作人员用注射器抽取 60mL 酶液,将注射器与插入胰腺尾部的套管连接,并在 2 分钟内将消化酶液注入胰管,灌注过程应始终保持压力恒定(图 22.4)。

灌注过程中,应夹紧胰腺表面渗漏处,以确保胰腺得到最大程度膨胀。在胰腺头部应特别注意防止渗漏。重复灌注胰尾和胰头 2 次,第 1 次灌注量为 60mL,持续 1 分钟,第 2 次灌注量为 60mL,持续 30 秒。灌注后胰腺切面应牢固,膨胀良好,可见胰腺包膜脱离实质,腺泡小叶相互分离。操作者取下缝线,将套管稍微外撤,然后在 30 秒内再向头部和尾部注射 60mL 消化酶液(确保套管针周围的胰腺组织得到灌注)。此过程反复进行,总灌注时间不能超过 12 分钟。灌注过程中将所有血管(脾和肠系膜动脉和静脉)和脂肪组织剔除。胰腺被切成小块(7 到 9 块),放在一个新的无菌盘子里。

22.2.5　Ricordi 消化循环系统

消化管路如图 22.5 所示,应用一套 Molnly-cke 胰腺消化、纯化套装、Sorin 胰岛管路和 Biegler 加热袋。将连接有封闭端管路的气泡捕集器固定在支架上,打开封闭端管路以便释放消化管路中的压力。消化循环管路中与收集管路是闭合的。收集管上端的三通上连接一个冷却袋,放置在一个装满生理盐水冰泥的冰桶里。Ricordi 消化罐(Biorep Technologies;Miami,FL,USA)的顶部为出口管,底部为进口管,如果需要固定消化罐,应用扎带固定;取样口的开关处于关闭状态。将 Ricordi 消化罐连接管置于合适的位置并且闭合。Biorep 测温探针插入 Ricordi 消化罐内,另一端连接在测温仪上。Biegler 加热袋的过滤器端口上的夹子是闭合的,并且该袋子连接到蠕动泵管段的硅胶管下游的末端。蠕动泵硅胶管安装在蠕动泵的泵驱动头中。加热袋安装在 Biegler 加热器中,泵驱动的管路进入加热器顶部。(出口底部的管道应连接到 Ricordi 消化罐的入口的连接管上。)循环回路中液体不充足时,应补充液体。三通分接头灌装线的下游向灌装线方向打开,关闭流向气泡捕集器的液体。

22.2.6　胰腺在 Ricordi 罐中消化

将胰腺碎块与 9 个氮化硅弹珠一起转移到 Ricordi 消化罐中,加入 1 250 Pulmozyme®,覆盖一个 500μm 的筛网。开启水浴箱(设置为 38℃),启动温

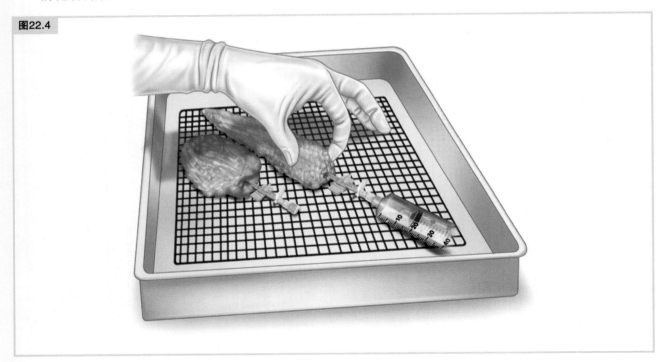

图22.4

图 22.4　胰腺灌注

度记录器,开启蠕动泵(200mL/min)。消化管路中充满消化酶液,按需补充 HBSS。当气泡捕集器中的液体达到一半时,将与硅胶管相连的三通接头闭合,形成闭合回路。在开始的 5 分钟内轻轻摇晃消化罐,并监测消化罐内的温度,以确保稳定在目标范围内(32~38℃)。5 分钟后,用力摇动 Ricordi 消化罐使消化酶的作用达到最佳。每隔 2 分钟从取样口提取 1mL 样本,转移到小培养皿中,并加入 2~3 滴二硫腙溶液(图 22.6)。在显微镜下观察样本,以确定终止消化的时间点。

胰腺游离的典型过程如下:

1. 观察到大块的腺泡组织。

2. 腺泡组织块变小,可见少量单个腺泡细胞。

3. 单个腺泡细胞数量增加,可见少量游离胰岛。

4. 游离胰岛的数目增加。

当观察到足够的游离胰岛时,开始稀释阶段。评价消化程度和确定消化结束时间点应采用以下几个标准:

- 游离的腺泡组织应覆盖视野的 50% ~ 100%(×25~40)。
- 观察到大量直径在 100~400μm 的胰岛。
- 观察到 45 个以上的胰岛。
- 超过 50% 的胰岛是游离的(即不到 25% 的胰岛边缘附着在腺泡组织上)。
- 不到 10% 的胰岛发生破碎(由于过度消化而杂乱无序)。

22.2.7　消化后胰腺组织稀释和收集

稀释阶段开始时,终止消化酶继续消化组织,连接一个 8L 基础培养基袋(MEM)到消化管路中,将消化组织液收集到含有 EMEM100mL 和人血清白蛋白 250mL 的锥形管中。锥形管应插入生理盐水冰泥中,保证收集到的消化组织液处于低温状态(图 22.7)。

在此阶段,如若观察到大量的包裹胰岛,应持续加热水浴箱,直至包裹的胰岛游离。消化组织液转移至 250mL 离心管后,以 1 300r/min 的速度 4℃ 下离心 3 分钟。抽吸上清液,用低温洗涤液将剩余沉淀组织轻轻重悬,并混合在一个 500mL 的冷却的瓶中,瓶中应加满新鲜的洗涤液,不时旋转,保持低温状态,避免胰岛聚集和缺氧。用大

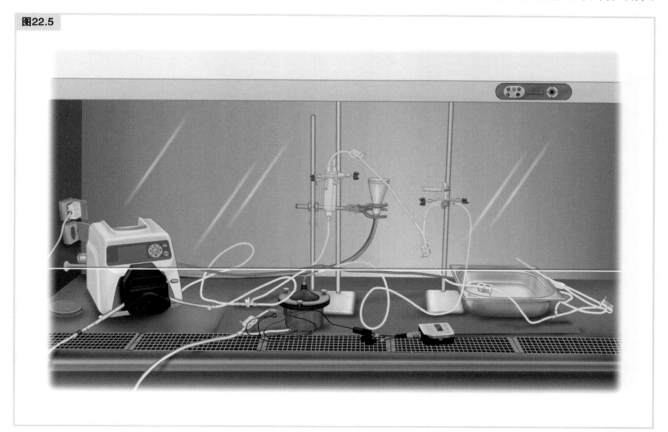

图 22.5　消化循环准备

图22.6

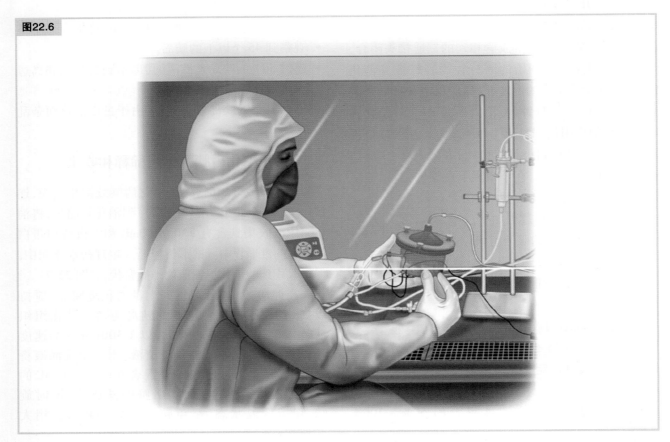

图 22.6　Ricordi 消化罐中消化胰腺

图22.7

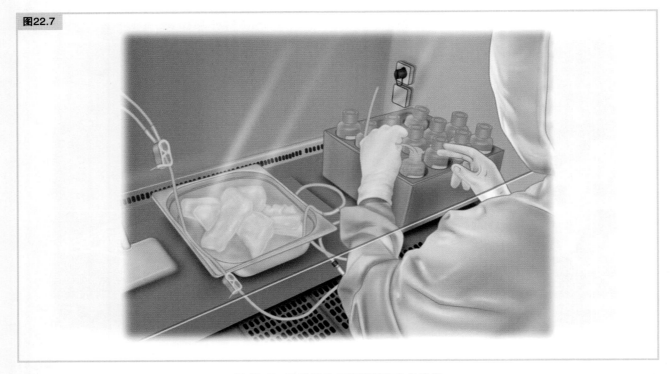

图 22.7　胰腺消化组织稀释和收集阶段

约 2∶1的稀释溶液通过消化循环系统,将 Ricordi 消化罐倒置(连续摇晃),获得筛网和消化罐壁上的胰岛组织。

离心、收集,再离心和收集继续,直到所有的消化组织已收集。然后将 500mL 培养基瓶中的消化后组织分装到适当数量的锥形管,以 1 300r/min 的速度,在 4℃下离心 3 分钟,使组织合并到一个锥形管中。将组织进一步离心,最后重悬在 150mL 的冷 UW 溶液中。每次 COBE 纯化过程的最大组织体积量为 25mL。如果离心收集后组织体积超过 25mL,消化悬液应平均分装到两个锥形管(或更多锥形管,如果需要的话),分别进行纯化。胰岛纯化开始前,应保持每管处于低温和一定倾斜角度,不时轻柔摇晃(旋转)。

22.2.8　COBE 2991 细胞处理器纯化胰岛的准备

纯化开始前启动 COBE 2991 机器设置为手动模式(图 22.8)。"离心机转速"应设置为 0r/min,"输出速率"应设置为 0r/min,"输出体积"应设置为 600mL。将梯度混合器置于磁搅拌板顶部,磁搅拌棒放置在梯度混合器的第 1 个烧杯内。硅胶管一端连接在梯度混合器的开口上,通过蠕动泵的驱动头,另一端连接到 COBE 袋合适的连接管上。将 COBE 袋装入 COBE 2991 机器的离心机转鼓中。操作员应确保连接牢固,保证 COBE 袋平整。2 个白色定位块放置在 COBE 袋的中心杆周围,关闭滑动盖。"准备"灯亮起。COBE 袋上除外与硅胶管相连的管道,

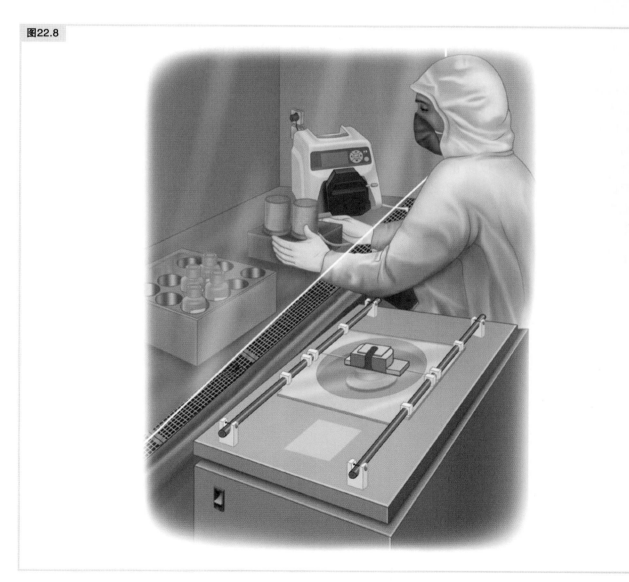

图 22.8　利用 COBE 2991 细胞处理器纯化胰岛

其他管道均应固定在机器上并用止血钳夹毕。将 COBE 离心机转速设置为 1 500r/min，输出速率设置为 0mL/min，输出体积设置为 600mL。确认梯度混合器连接关闭后，将 100mL 的 1.100g/mL 的 Biocoll（Biochrom；Cambridge，UK）倒入第 1 个烧杯中，蠕动泵以 50mL/min 的速度泵入 COBE 袋。当 1.100g/mL 的 Biocoll 到达 COBE 袋时，按下"开始旋转"按钮，将 1.100g/mL 的 Biocoll 泵入 COBE 袋。在此过程中应避免空气进入管道。当所有的 Biocoll 泵入 COBE 袋后，放开蠕动泵头。按下"输出"按钮，输出率逐渐增加到 100mL/min，直到 COBE 袋中的 Biocoll 返回到最前面烧杯，将 COBE 袋中的空气排空。

22.2.9　密度梯度液准备与粗胰岛制备

将 1.100g/mL 的 Biocoll 泵入 COBE 后，将管子夹回到泵驱动头中，并且按下"停止/重置"按钮。COBE 细胞处理器转速设置为 2 500r/min，输出转速设置为 0mL/min。启动"旋转"按钮，将 140mL 高密度梯度液倒入前烧杯中。然后将 140mL 轻密度梯度液倒入后烧杯。打开磁力搅拌器和蠕动泵（设置为 30mL/min），打开烧杯连接处，使两种密度梯度溶液之间混合。当大部分密度梯度液泵入管道后，梯度混合器应缓慢向前倾斜，以防止空气进入管道。排空后面一个烧杯后，关闭 2 个烧杯之间的连接，并关闭磁力搅拌器。当前烧杯快空时，应依次缓慢地加入未纯化胰岛组织和 50mL 洗涤液（图 22.9）。

当最后冲洗管路的洗涤液在高于 COBE 袋管口 1 英寸（约 2.5cm）的位置时，用止血钳夹紧管路，同时关闭蠕动泵，松开泵驱动头上的硅胶管，按下"输出"按钮，慢慢松开止血钳，排出 COBE 袋中的剩余空气。离心机转速缓慢提高到 3 000r/min，离心 5 分钟。如果观察 COBE 袋存在界面，则延长离心持续时间，可至 10 分钟。离心后，将输出速率缓慢增加到 100mL/min，纯化的胰岛组织收集至 12 个预先装有洗涤液的离心管中。

22.2.10　纯化胰岛组织的收集

收集的组织应在 4℃下以 1 300r/min 速度离心 3 分钟，并按照以下标准评估收集组织体积：
- 通常第 1 管被指定为低纯度。
- 离心管中组织体积小于 1mL 被指定为高纯度（通常为 2~9 管）。
- 离心管中组织体积大于 1mL 的部分被指定为低纯度。

最终高纯度胰岛组织体积应不超过 2mL。为确保移植物足够，操作组长可同时选定中等纯度（纯度为 30%~60%）胰岛组织，通常中等纯度的胰岛分布在 1~2 个离心管中。如果操作员不能确定胰岛组织纯度的高低，应分别取样鉴定纯度。将每一个离心管的上清弃去，重悬胰岛。根据纯度将胰岛收集到几个不同离心管中，并用洗涤液加满至 100mL。如需进行二次纯化，应将第 1 次纯化的胰岛低温保

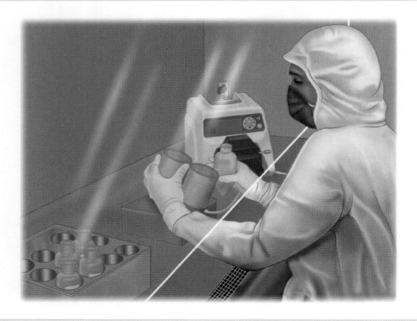

图 22.9　密度梯度液准备与未纯化胰岛准备

存,直到第 2 次 COBE 纯化运行完成。

　　在第 2 次纯化结束后,将两次纯化的胰岛组织合并。最后的胰岛悬浮液在 22℃ 以 1 300r/min 速度离心 3 分钟,记录最终胰岛组织体积,吸出上清液,并将胰岛重悬在 100mL 培养基中。从锥形管中取 100μL 样品,用 100μL 二硫腙溶液染色,进行纯化后定量(图 22.10)。

22.2.11　胰岛定量

　　二硫腙溶液的制备方法:将 50mg 二硫腙(dithizone)溶解在 10mL 二甲基亚砜(dimethyl sulfoxide, DMSO)中,并用 50mL 铝箔包裹离心管,室温孵育至少 30 分钟,然后加入 40mL HBSS(图 22.11)。

　　将配制好的二硫腙溶液放置在 50mL 的注射器中,并在注射器的末端连接滤器。二硫腙溶液避光室温储存。胰岛悬液与二硫腙溶液等体积染色 5 分钟。然后将 2～3 个 100μL 二硫腙/胰岛混合物放置于小培养皿中。在显微镜下观察胰岛,用目镜下网格(0.5mm×0.5mm 网格)在适当的放大倍数下给出 100μm 的最终网格线测量值。将所有直径大于 50μm 的胰岛进行测量及计数。记录每个直径范围内的胰岛总数,并乘以校正系数。然后对每个大小范围的胰岛"当量"进行求和,并根据稀释倍数和样本大小进行系数计算,以得出最终的胰岛当量(产量)。

　　操作者评估纯度(通过测定染色胰岛与外分泌组织的比率)以及包裹率(通过确定包裹胰岛与没有外分泌组织的胰岛的比率)。使用荧光染料[荧光素二乙酸酯(FDA)或绿色活细胞探针(CytoGreen),对比碘化丙啶(propidiumiodide,PI)或溴化乙锭(ethidium,ET)]评估胰岛活性。操作者通过分析红细胞和绿细胞在样本中的比例,使用以下方法公式:

$$活性(\%)= 100-[100/(绿色细胞/红色细胞)]。$$

22.2.12　胰岛培养及胰岛移植的准备

　　胰岛纯度水平决定胰岛培养的密度。高纯度或者中等纯度的组织量(沉淀后)应不超过 0.5mL/培养瓶,每瓶内可培养的胰岛当量最大值为 30 000IE,加入 30mL 培养基培养在 175cm^2 培养瓶中。同时还应考虑培养时间的长短,较长的培养期要求较低的培养密度。低纯度胰岛组织不用做移植(但可用于研究或分析)可以提高培养的胰岛密度。培养瓶轻轻摇晃,在 22℃、5%CO$_2$ 下孵育 24～48 小时。移植前在显微镜下检查培养瓶以确保没有明显的污染,大多数胰岛结构完整(没有分离),没有大的胰岛团形成。将胰岛培养瓶中的高纯度胰岛收集到 250mL 的离心管中(图 22.12)。

　　培养瓶还需进行冲洗,液体也转移至 250mL 离心管中,以 1 300r/min 的转速将收集好的胰岛离心 3

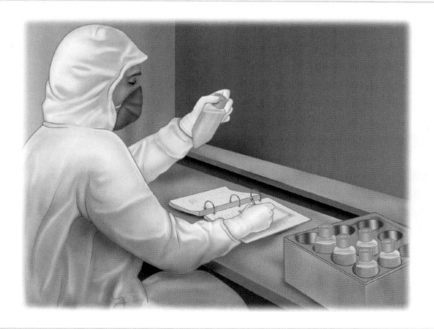

图 22.10　收集纯化胰岛

图22.11

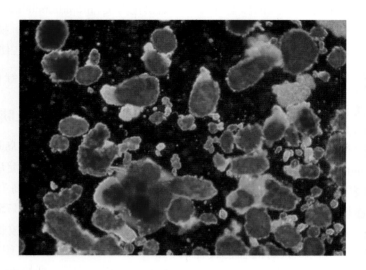

胰岛数量记录表

51~ 100μm 0.2~0.8*	101~ 150μm 0.9~1.8*	151~ 200μm 1.9~3.1*	201~ 250μm 3.2~5.0*	251~ 300μm 5.1~7.1*	301~ 350μm 7.2~9.6*	351~ 400μm 9.7~12.6*	≥401μm ≥12.7*
0.167 ×___	0.648 ×___	1.685 ×___	3.50 ×___	6.315 ×___	10.352 ×___	15.833 ×___	22.75 ×___
I.E.							

总胰岛当量		×稀释倍数		=		纯度(%)	
包裹率		评分	形状	边缘光滑度	完整度	单个细胞	总评分

备注

* 带网格的培养皿中的胰岛面积

图 22.11 胰岛定量

分钟,去除上清液,并将所有胰岛汇集到 1 个 250mL 离心管中。为确保所有胰岛转移,用培养基冲洗每个离心管,将冲洗液倒入含有混合胰岛的离心管中,离心,然后弃去上清液,用移植培养基将离心管加满至 100mL。取样进行量化和活性评估。

如需要,对中等纯度的胰岛部分重复上述操作。根据各组分中胰岛细胞的数量和组分纯度,决定是单独移植高纯度组还是高纯度组与中纯度组联合移植。利用重力作用将准备移植的胰岛组织转移到移植袋(100mL 总体积)。用 100mL 移植液冲洗离心管,然后将该溶液转移到第 2 个移植袋中。移植袋存放在 22±2℃中,不时轻轻摇动混合。在胰岛移植前,应满足所有产品特殊释放标准,包括病毒学、内毒素和革兰氏染色结果为阴性。

22.3　胰岛移植术

在放射科,受者局麻和镇静后,将胰岛注入门静

脉内(图 22.13)[4]。受者仰卧位,静脉注射芬太尼(fentanyl)和咪达唑仑(midazolam)镇静,皮下注射局部麻醉剂(图 22.14a)。肝脏穿刺点由 X 射线、超声介导下或两者联合介导下完成(图 22.14b)。用 4F 套管在导丝引导下进入门静脉并位于门静脉的近端合流处。门静脉造影确认导管的准确位置。将胰岛移植袋与导管连接,使移植袋中的胰岛通过重力流注入受者体内。输注前,将剂量为 35U/kg 的肝素加入袋中。当移植袋内胰岛全部注入体内时,用冲洗袋的液体冲洗移植袋后,再输注给受者,以确保所有胰岛从移植袋中全部输注入门静脉。在输液过程中应多次测量门静脉压力。胰岛输注结束后,拔出导管,并封闭导管通道。

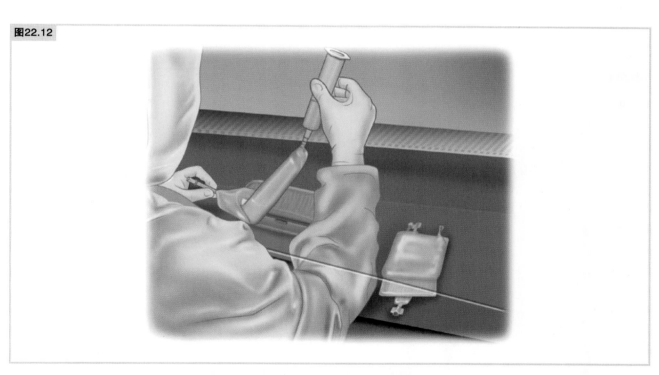

图 22.12　胰岛培养和胰岛移植准备

图22.13

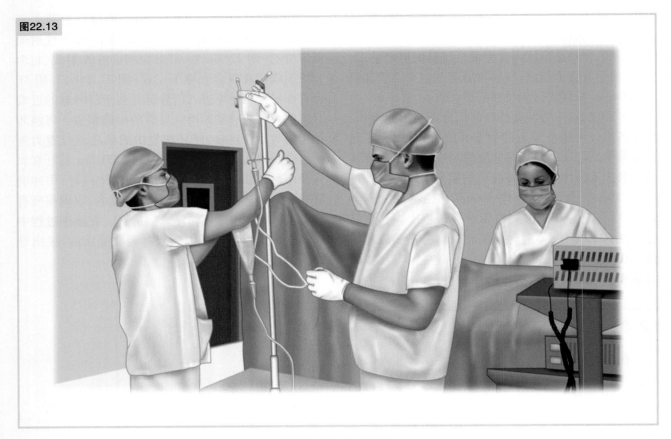

图 22.13 胰岛输注

图22.14

a

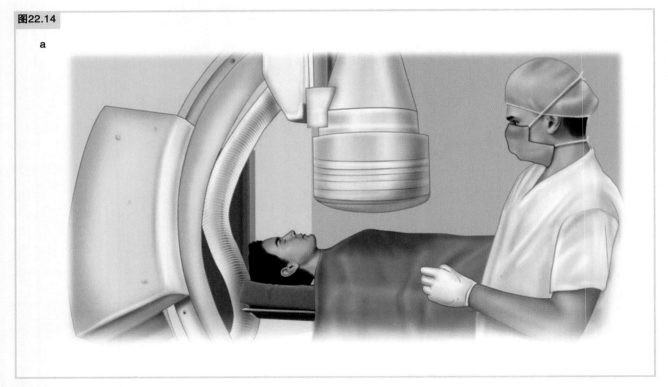

图 22.14 （a）受者仰卧位,静脉注射芬太尼和咪达唑仑镇静,皮下注射局部麻醉剂。（b）肝穿刺点由 X 射线、超声或两者结合确定

图22.14

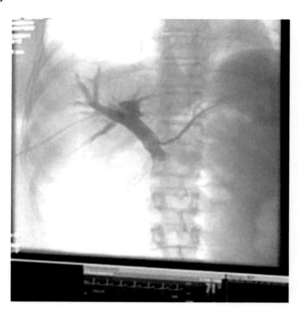

b

图 22. 14（续）

22.4　结果与结论

　　胰岛移植的治疗效果在持续提高。胰岛移植联合登记处（Collaborative Islet Transplant Registry，CITR）的数据报告，比较了 2007—2010 年与 1999—2006 年接受胰岛移植的受者，结果显示胰岛移植的主要疗效和安全性均有进展[2]。据 CITR 统计，移植后 3 年脱离胰岛素率 1999—2002 年为 27%，2003—2006 年为 37%，2007—2010 年为 44%。这些数据均符合空腹 C 肽浓度至少为 0.3ng/mL，提示胰岛移植功能长期疗效良好。此外，CITR 数据显示，在移植前，90% 以上的受者普遍存在严重低血糖，在接受胰岛移植后经过 5 年的随访，超过 90% 的受者没有出现严重的低血糖发作。这些数据都提示胰岛移植可以显著提高受者的生活质量。

　　对比 2007—2010 年胰岛移植与全胰腺移植结果，发现胰岛移植后移植物存活率（1 年 92%，3 年 83%）较全胰腺移植后移植物存活率（1 年 80%，3 年 61%）有利，尽管胰岛移植后移植物存活 3 年后脱离胰岛素的治疗率降低[2]。胰岛移植可以有效预防严重的低血糖发作，甚至在胰岛移植物丢失后，严重的低血糖还依然有缓解。所以胰岛移植为不适合全胰移植手术或不愿承担相关风险的患者提供了一种替代性治疗方案。

（王树森 译　陈实 审）

参考文献

1. Shapiro AM, Lakey JR, Ryan EA, Korbutt GS, Toth E, Warnock GL, et al. Islet transplantation in seven patients with type 1 diabetes mellitus using a glucocorticoid-free immunosuppressive regimen. N Engl J Med. 2000;343:230–8.
2. Barton FB, Rickels MR, Alejandro R, Hering BJ, Wease S, Naziruddin B, et al. Improvement in outcomes of clinical islet transplantation: 1999–2010. Diabetes Care. 2012;35:1436–45.
3. Ricordi C, Lacy PE, Scharp DW. Automated islet isolation from human pancreas. Diabetes. 1989;38(Suppl 1):140–2.
4. Owen RJ, Ryan EA, O'Kelly K, Lakey JR, McCarthy MC, Paty BW, et al. Percutaneous transhepatic pancreatic islet cell transplantation in type 1 diabetes mellitus: radiologic aspects. Radiology. 2003;229:165–70.

第23章 肠道延长和移植手术:适应证、组织协调和技术

Kareem Abu-Elmagd, Guilherme Costa

胃肠道衰竭的外科治疗随着肠移植和肠道修复领域的重大进展而不断得到发展[1-3]。近期,随着肠道移植和多器官移植治疗效果的显著改善,使移植这原本身具有巨大挑战性的治疗手段的水平得到显著提高,并使其成为肠道外科治疗中的明珠[3-7]。同时,通过采用新颖的自体重建手术方法,引入了肠道修复的新概念,并在近期得以发展[2]。此外,还采用了独特的小肠延长技术来增强短肠综合征(short bowel syndrome,SBS)患者的自然适应过程[1,2,8,9]。

SBS是小儿和成人肠道衰竭的最常见原因。内脏血管血栓形成和克罗恩病(Crohn's disease)是成人短肠综合征的主要原因,而先天性疾病是小儿短肠综合征的主要原因。此外,消化道运动障碍、吸收不良综合征和胃肠道肿瘤也是其他导致肠道衰竭的常见病因。随着肠道康复的新时代的到来,我们最近也引入了创新的管理办法以改进急、慢性肠道衰竭患者的处理措施[1]。

所有急慢性胃肠功能衰竭的患者都应转诊至三级医疗中心。对于患有急性肠缺血(肠中风)的患者,应立即采取多学科协同治疗措施。而对于慢性肠功能衰竭患者,随着对慢性肠功能衰竭研究的深入,治疗也应采取全面的康复措施。对于所有康复措施均无效的患者以及不适合当前治疗方式的功能性或肿瘤性疾病的患者,均应推荐行肠移植[1,2,4]。

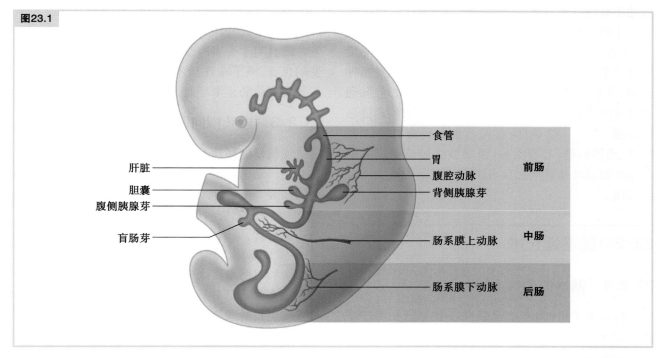

图23.1

食管
胃
腹腔动脉
背侧胰腺芽
前肠

肝脏
胆囊
腹侧胰腺芽
盲肠芽

肠系膜上动脉
中肠

肠系膜下动脉
后肠

图 23.1 胚胎的发育胃肠实性脏器和空腔脏器及其轴向血液供应

本章重点讨论肠道延长和尸体供者肠移植的适应证、组织协调和手术技术这三个问题。其中所描述的技术包括诸多创新之处,这些创新主要得益于对胚胎阶段肠道发育有了更深入的了解以及在腹部器官切取和移植的经验不断积累(图23.1)。

23.1 手术适应证

SBS 和肠衰竭的患者应考虑及时肠道康复治疗,包括肠道延长。能否采取肠道康复治疗取决于残存的胃肠脏器的解剖情况和器官潜在的病理情况。有残留的空肠或回肠且回盲瓣完整可采取该治疗的这些患者中,恢复肠道连续性以后,有望获得更好的预后。目前这类手术的禁忌证包括广泛的内脏血管血栓形成,顽固性炎症性肠病和整体肠道动力障碍。

目前,小肠移植手术仅作为那些存在致命并发症并且需要行全肠外营养(total parenteral nutrition, TPN)支持的患者的一种治疗选择[3],包括多系统感染、中心静脉血栓形成和肝损伤。同时,该手术也适用于合并频繁脱水的超短肠综合征患者。尽管同时进行肝移植可减轻免疫排斥反应,但综合考虑其利弊,对肝功能尚可的患者可仅行小肠移植[3-7,10,11]。轻度至中度肝功能不全,尤其是患者肝脏没有合成障碍或血管失代偿证据时,伴门静脉周围肝纤维化并不是单独肠移植的禁忌证[3,5,11]。合并肠道和胰腺功能衰竭的患者可行肠道和胰腺联合移植。

小肠移植绝对禁忌证包括:严重的心肺功能不全、无法治愈的恶性肿瘤、持续的腹腔内或全身感染以及严重的免疫缺陷综合征。长期存在的神经精神疾病,多年前曾有胃肠道恶性肿瘤病史,中心静脉通路建立困难和高龄也都不应作为排除移植候选资格的标准[1,10,11]。但是,应首先考虑和解决社会支持匮乏、药物依赖、心理疾病、活动性腹腔感染以及局部晚期腹部肿瘤等问题后再决定患者是否确实不适合移植。

23.2 肠道延长术

23.2.1 基本原理

Bianchi 在 1980 年提出纵向小肠祥延长术的概念[8],2003 年提出连续横向肠道成形术(serial transverse enteroplasty,STEP)的概念[9]。两种方法都可以通过重新分配可用的肠黏膜、减轻肠道淤滞并避免细菌过度繁殖来提高残留小肠的吸收能力。通过饮食辅助管理和药物治疗,部分经过适当挑选的患者可以实现营养的需要。但这两种技术,特别是连续横向肠道成形术,都尚未应用于大肠。

23.2.2 纵向延长术(Bianchi 式)

该术式应用的解剖学原理是在肠管两侧的肠系膜内各有 1 条供应该侧的胚胎来源的血管(图23.2a)[8]。经此两侧肠系膜之间的潜在无血管区入路,可以安全地进行手术分离,同时保留肠的每侧的肠系膜血管。

手术开始时,首先仔细游离分开扩张的小肠段相对应的肠系膜两层血管蒂。将两侧的肠系膜钝性分开,在肠系膜根部与肠壁之间留出足够的空间以便于随后的操作(图23.2b)。将 GIA 直线切割吻合器的钉砧臂安全地插入分开的两侧系膜间(图23.2c)。

GIA 切割吻合器钉仓臂应放置在对侧系膜缘,肠管被均等地放置在器械的两个钳口之间。然后使用 GIA 切割吻合器,并要特别注意避免夹住任何血管。通过击发 GIA 切割吻合器并推动切割组件,肠管被均等地分开(图23.2d)。重复此过程向前推进,直至分离出完整的符合需求的肠祥。

最后,两个带血供的通向蠕动半肠祥,采用单层或双层吻合技术进行手工缝合(图23.2e)。肠管按这样的顺序吻合可使肠管的长度加倍,而直径减半。

但是,该手术也有一些局限性,它仅适用于扩张的小肠段。此外,它不能重复应用于再次扩张的肠管。而且对于有多次腹部手术史或本身肠道存在病变的患者,该手术在技术上也是不可行的。主要手术并发症是肠道半环血运障碍和肠吻合口漏。

23.2.3 连续横向肠道成形术

连续横向肠道成形术(STEP)手术的技术可行性基于一定的解剖原理,即肠管的血液供应来自肠系膜边界,横穿肠,并保持垂直于肠的长轴[9]。因此,如果所有的吻合钉线都保持垂直于肠的长轴而不损伤血管,那么相应的肠管也就能保证良好的血供(图23.3a)。另一个重要的外科技术是通过在肠系膜缘和对肠系膜缘交替使用切割吻合器切割缝合的方法来闭合部分肠道,来创建直径比原始肠腔小,且长度更长的通道。通道管径大小通常由切割吻合器钉线的长度和切割吻合器钉线之间的距离所决定。尽管如此,肠道长度的总增加最终还是取决于肠扩张程度和所形成管径的大小[9]。

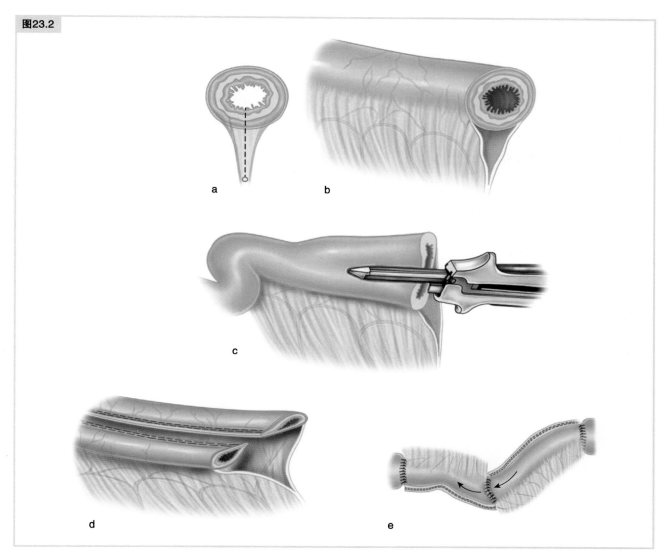

图 23. 2　利用 Bianchi 技术进行纵向小肠延长。(a)肠管两侧的肠系膜叶分别向该侧系膜连接的肠袢供血。(b)钝性游离出扩张的肠管并分离开两侧肠系膜叶。(c)确认切割线,轻柔夹闭,然后击发 GIA 切割吻合器。(d)两个肠半环,每个半环的直径为原肠管的一半。(e)在保证肠管蠕动方向一致的前提下,将两个肠半环行等距端-端手工缝合,使原肠管的长度加倍,直径减半

图23.3

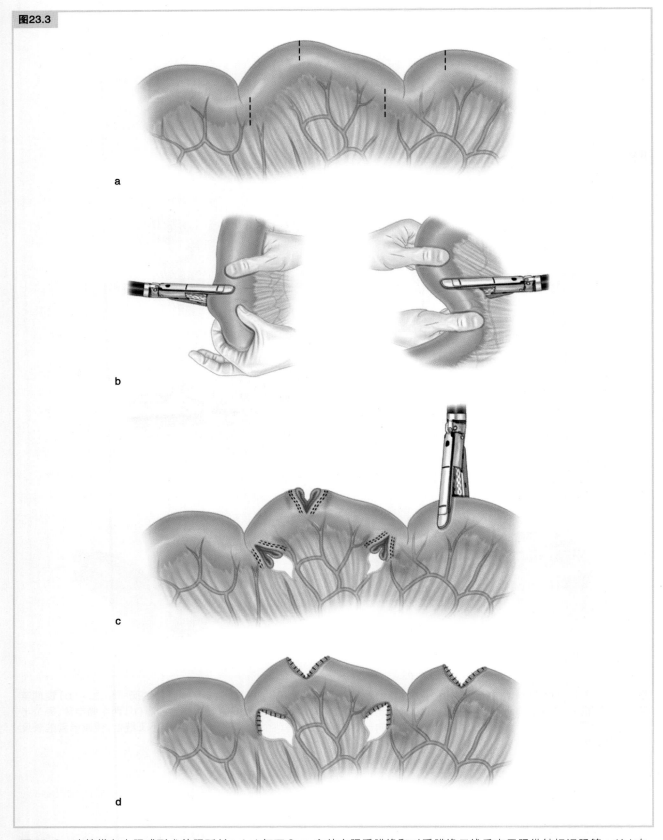

图23.3 连续横向小肠成形术的肠延长。(a)每隔2cm交替在肠系膜缘和对系膜缘用线垂直于肠纵轴标记肠管。(b)在肠系膜上打孔后,较大的钉合臂穿过肠系膜孔,以便在可视的条件下对吻合线末端的标记处进行切割钉合,最终留出约2cm未切开的肠道。(c)通过多次垂直的肠系膜侧和对系膜侧切割钉合,形成一个2cm的锯齿形通道。(d)钉合线用细丝线间断缝合加固,以防止出血和泄漏。通过调整肠管的长度和直径,该术式可形成一个直径较小、且延长的肠管

该术式的操作从扩张肠管的最近端部分开始，在该近端肠管的肠系膜无血管区上打一个孔（尽量不要损伤肠系膜血管和肠管）。随后，垂直于肠的纵轴放置血管内 GIA 吻合器，用较大的含钉仓的钉合臂穿过肠系膜缺损，以便在可视的条件下对吻合线末端的标记处进行切割钉合（图 23.3b）。系膜侧操作完毕后，将肠管轻柔抚平，保证系膜缘两侧的肠管等分，在使用吻合器时，保证咬合的肠管系膜缘位于咬合肠管正中，最后保证留下有约 2cm 未切开的肠管。每次钉合要距离前次切割大约 2cm，并且从前次操作的对侧进行切割钉合（图 23.3c）。接下来沿着整个扩张的肠管重复该过程，最终形成一条具有 2cm 内径之字形的肠腔通道。

切割吻合器在所有切割钉合时都应保持与肠的长轴垂直。通常需要调整通道内径的大小，以保证变窄肠管的长期平滑性和对称性。通常不需要闭合肠系膜缺损，但我们的做法是使用 4-0 丝线间断缝合来加固，以达到更好的止血效果，并减小肠道微渗漏或穿孔的风险（图 23.3d）。

该术式操作很容易，不需要额外进行手工肠管吻合。而且该术式在 Bianchi 手术后仍然可以施行，并且对再次发生肠扩张的患者尤其适用[9]。当肠管扩张较大时，通过该术式肠的长度可以增加到原来的 2 倍以上。通过调整缝合线从而调整肠管逐渐变细的程度和肠道内径的大小，该术式也可以在轻度或不规则扩张的肠道中进行。在一些特定的情况下，可以使肠道的尺寸小于对应的远端肠管，从而实现更大程度的加长和渐细效果。最近，我们史无前例地在 1 位肠移植受者身上应用了该术式，在切除出现严重排斥反应的回肠部分后，我们通过该术式恢复了剩余移植物的营养自主性（未发表资料）。

23.3　尸体供者的器官移植

23.3.1　捐献者标准

任何实体器官或空腔脏器的同种移植物的质量优劣是能否移植成功的关键[3]。具体细节在其他地方都有描述，但肠道供者应该是相对年轻、血流动力学稳定、不依赖强心剂的个体[3,10]。理想捐献者的标准包括与受者相同的 ABO 血型、淋巴细胞毒性交叉配型阴性、巨细胞病毒血清学检测阴性和相对较小的体重指数。预先如果能有一些供者全腹的多维影像资料，则可以降低"白跑一趟"或供受者移植物大小不匹配的风险。术前预处理，包括选择性肠道去污和抑制淋巴细胞的措施。

23.3.2　同种异体移植物摘取

获取供移植用的小肠通常是标准的尸体供者多器官联合切取术的一部分，与其他文献资料所述一致[12]。采用十字形的腹部切口，探查各器官。该程序分 3 个连续步骤：在维持供者血液循环的同时游离需要联合切取的供者器官；通过主动脉灌注膈下器官并同时放血进行原位冷却降温；然后在另一个手术台上将整块切取的器官簇进行解剖分离为单个器官分别供移植用。使用威斯康星大学（University of Wisconsin，UW）器官保存液或组氨酸-色氨酸-酮戊二酸酯（histidine-tryptophan-ketoglutarate，HTK）器官保存液对器官原位冷却和保存。

小肠切取的第一个关键步骤是仔细检查所需的内脏器官。如果发现供者肠道存在肠系膜增厚、肠灌注不良、管腔内气体肠腔扩张、主要血管异常以及严重的腹部动脉硬化等异常则不能用于移植。因此强烈建议供者与受者外科医生之间进行及时、直接的沟通，尽早开始受者手术以缩短冷缺血时间。根据所需的同种移植物类型，标准的供者修整技术需要进行相应的调整，即单独肠（图 23.4a）、小肠加结肠（图 23.4b）或肠胰联合（图 23.4c）。其中，获得高质量的游离的动脉和静脉血管移植物是肠移植成功的关键。常用的血管包括供者的髂动脉、颈动脉和无名血管。但是，对于肠和胰腺的整体联合移植，脾动脉和肠系膜上动脉切取时需要连成一个单一的血管共干，所以要准备一个有分叉的动脉血管才能完成移植。

23.3.2.1　单独切取供者小肠手术

开始游离时，首先将结肠和小肠与腹膜后组织分离。在回盲瓣附近的回肠用 GIA 切割吻合器分离，保留回结肠血管。结扎并阻断结肠血管血供后，在直肠乙状结肠交界处切断结肠。

在不损害供者的内脏循环的情况下，与器官切取小组的其他成员合作，仔细解剖肠系膜血管干。从腹膜前方入路，尽可能减少侧面和后面的解剖。结肠中静脉是寻找肠系膜上静脉可靠的解剖标志，循结肠中静脉找到肠系膜上静脉后，在可视的条件下将肠系膜上静脉(superior mesenteric vein,SMV)进行分离,如果可能的话,尽可能仔细的分离解剖至与胰十二指肠下静脉的交界处。通常在原位冷却后进一步分离肠系膜上动脉(superior mesenteric artery,SMA)直至超过胰十二指肠下动脉起始部。在切断近端一些小分支血管后,空肠在Treitz韧带处横断。当不需要移植供者的胰腺时,SMA和SMV的全长都需要解剖出来,可以在供者尚有血供时通过离断胰腺来保护其全长,当然最好是在器官冷保存后进行相应解剖(图23.4a)。

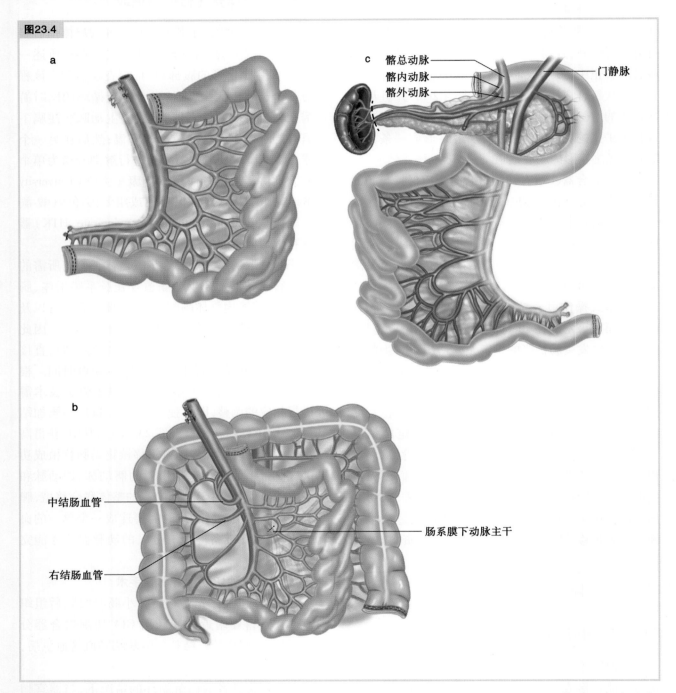

图23.4

a

b

中结肠血管

右结肠血管

肠系膜下动脉主干

c　髂总动脉
　　髂内动脉
　　髂外动脉

门静脉

图23.4　三种不同类型的肠移植:单独小肠移植(a);小肠结肠整块移植(b);肠胰整块联合移植(c)。当不使用供者胰腺时,注意保留足够长的肠系膜上动静脉。小肠联合结肠移植时,保留右、中结肠血管,同时保留肠系膜下动脉的升、降支等边缘血管。在小肠和胰腺整块移植的情况下,修整供者器官时需要用一个带分叉的动脉移植物将肠系膜上动脉和脾动脉进行吻合重建。在供者器官修整时,脾切除术和胆管残端结扎术也是手术的一部分。并不需要置入静脉移植物来延长血管

同时切取肝脏、胰腺和肠分别用于 3 个不同的受者时，SMA 和 SMV 必须在胰十二指肠下血管弓的起点远端切断（图 23.5）[13]。这是由于胃十二指肠动脉的横断是切取肝脏的一部分，但是胰十二指肠下血管的阻断会损害胰头和钩突的血供。此外，还必须认识到分辨所有主要的血管变异的重要性，特别是肝右动脉的替代支。在这种情况下，肠外科医生和肝外科医生应共同协商做出决定，以避免损害切取器官的血管。

23.3.2.2　小肠和大肠联合切取手术

当结肠与小肠整块移植时，可以将结肠与小肠整块切取（图 23.4b）。首先游离和切取的器官与大网膜和腹膜邻近附着的部位。其中结肠系膜及其所含的血管弓则必须保持完整，包括边缘血管。肠系膜下动脉（inferior mesenteric artery，IMA）在靠近腹主动脉根部处予以结扎、切断。当需要拖出结肠手术时，通常要在靠近边缘血管弓的部位结扎切断结肠中动脉。在回盲部连接完整的情况下，使用 GIA 切割吻合器在降-乙结肠交界处切断结肠。

23.3.2.3　肠胰整块切取手术

在行肠胰整块切取时手术操作需要有几处调整（图 23.4c）。肠胰联合切取手术无需进行肠系膜根部的解剖。在幽门远端离断十二指肠；保留十二指肠空肠交界处完整。冷灌注后，离断胆总管，在脾静脉与肠系膜上静脉汇合处上方 0.5～1.0cm 处切断门静脉。最后，在主动脉的起始处，切断 SMA，在腹腔干的起点处，切断脾动脉。

23.3.3　供者脏器修整手术

首先制备用于血管重建的游离动脉和静脉血管。在不影响外膜滋养血管的情况下，仔细解剖和结扎孤立的动脉分支和静脉分支。正确植入的关键是在不需要切除腔内瓣膜的情况下，标记好待移植静脉的流出端。使用肠和胰腺整块移植物时，在后台修整时将脾动脉和肠系膜上动脉用带有分叉的动脉进行血管重建（图 23.4c）[13]。

单独小肠移植只需要很少的准备工作。在肠系膜根部的肠系膜上动脉和肠系膜上静脉切缘周围进

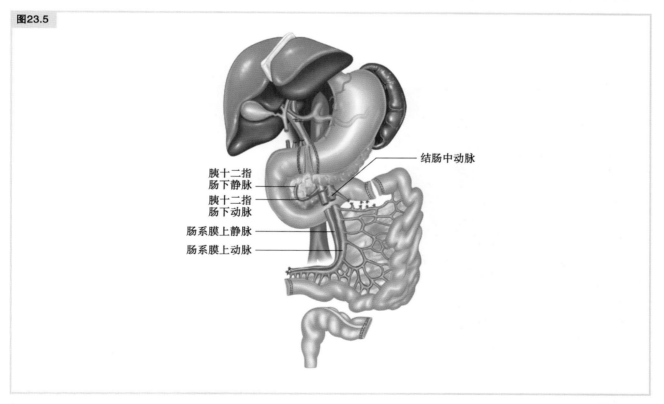

图 23.5　从同一供者同时切取肠、肝和胰腺分别给 3 个不同的受者。注意：在结扎的结肠中动脉水平以下的分离肠系膜上动脉和肠系膜上静脉，从而将胰十二指肠下动脉和胰十二指肠下静脉保留在待移植的胰腺上。有时尚需要结扎和阻断一些空肠上的小血管

行少许游离。在后台修整时或移植物灌注后将小肠
和结肠移植物上的阑尾切除。若使用肠胰整块移植
物时,则需要切除脾脏,同时十二指肠残端的钉合线
要进一步加固缝合,并结扎胆总管残端。

23.3.4　受者移植手术

　　现代单独肠移植的历史是从半个多世纪前
Lillehei 开展的先驱研究工作起步的,更早还可以
追溯到 20 世纪初的 Alexis Carrel 探索性动物实
验[5]。为了提高临床实用性和改善疗效,近年来对
原先的受者移植手术进行了创新性的改进,以应对
各种技术难题、器官短缺以及移植后的手术并
发症。

　　与多脏器移植手术相比,单独肠移植和肠胰联
合移植的受者手术往往不那么复杂[14]。既往有多
次腹部手术史的患者由于广泛的粘连使腹腔失去了

正常的腹部分区,进行移植时通常需要进行大范围
的腹部游离和解剖。二次移植也面临同样的挑战。
在一些特定的患者中,通常在转诊时就怀疑需要两
个阶段手术,最终根据初步评估的结果确定是否需
要两个阶段手术。

23.3.5　一期腹部手术

　　移植前,通常需要对以往手术的术后持续腹腔
感染、肠漏、胃肠道瘘和感染的移植血管或有网片腹
壁修复史的患者进行矫正性手术。目的是尽可能消
除移植术后潜在的威胁生命的感染风险。另外,在
移植术前若能成功行自体胃和近端胃食管重建术,
可以减少移植所需内脏器官的数量,通常只需要进
行肠移植(图 23.6)。另一个可能的好处是,当移植
肠道不可避免要进行切除时,可将十二指肠结肠拖
出作造口。

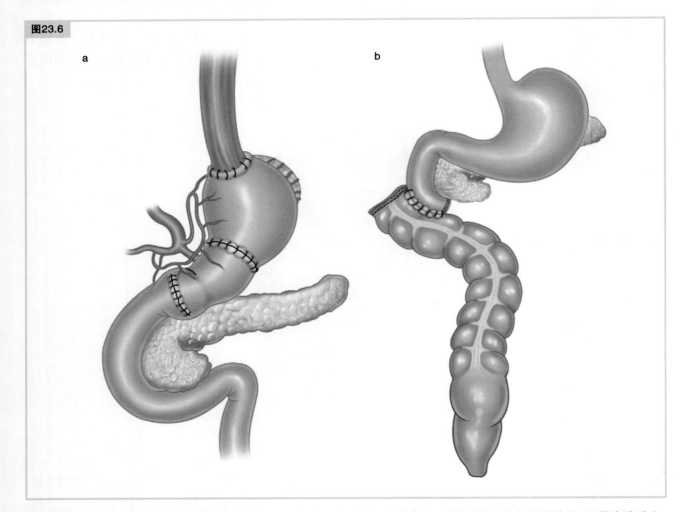

图 23.6　胃十二指肠轴断裂患者前肠重建术。(a)行多层次(水平)胃吻合术以保留原胃,该术式特别适用于胃旁路手术
失败的患者,也包括大面积肠梗死的患者。(b)对因血供原因的肠大面积坏死和部分十二指肠缺失导致十二指肠漏的患
者,行近十二指肠乳头的十二指肠结肠吻合术

23.3.6　腹腔初步解剖

　　移植手术的第一步是松解腹部粘连,并谨慎彻底地完成病损肠段切除术。十二指肠结肠吻合时,尽可能靠近十二指肠乳头,把带血供的一段结肠作为自身的消化道留在原位。用 Kocher 操作处置受者原有的十二指肠,将肾平面以下的主动脉切开,并与移植器官动脉吻合。以往有移植史和主动脉钙化的受者,应将其髂总动脉游离,行髂总动脉与移植器官动脉吻合。

　　为了建立门静脉系统回流,需要仔细地解剖分离残余的肠系膜上静脉、门静脉主干或脾静脉。如果在技术上可行时,我们建议对初次移植和下腔静脉血栓形成或滤器无法移除的受者采用门静脉回流。建立体静脉回流需要切开肝下下腔静脉或其主要分支之一作为回流通道。对于门静脉血栓形成和门静脉高压症或严重肝纤维化受者应选择体循环静脉回流路径。

23.3.7　血管移植物

　　将移植小肠放入术野前,首先应在受者体内原位建立供移植小肠动脉流入和静脉流出道的血管通路(图 23.7)。其目的是避免在深部狭窄空间内在大块的同种移植小肠周围进行主动脉和门静脉或腔静脉的吻合术[13]。从供者切取的髂总动脉或颈动脉段与受者的肾动脉平面下的主动脉或髂总动脉行端-侧吻合。对于需要行门静脉回流的受者,用切取的静脉与受者的肠系膜上静脉、脾静脉或门静脉行端-侧吻合。在行体循环静脉回流的情况下,应将游离的静脉移植血管与下腔静脉或肾静脉行端-侧吻合。有足够长度和直径的自体肠系膜上动脉和肠系膜上静脉的受者,无需使用血管移植物桥接即可重建移植物动静脉系统。

23.3.8　移植器官植入

　　移植小肠的再灌注需要重建动静脉血运(图 23.8)。相应地,首先是间置的搭桥动脉在单独小肠移植时与供肠的肠系膜上动脉吻合,或整块肠和胰腺联合移植时与之前桥接的动脉共干吻合。恢复静脉流出道,在单独小肠移植时是将预先备好的塔桥静脉与供者小肠的肠系膜上静脉吻合或在胰小肠联合移植时与供者移植物上保留的门静脉主干吻合。两种吻合术均采用聚丙烯(Prolene)缝线连续端-端吻合。如果不需要通过血管塔桥来进行间置,则直接在受者自体和内脏移植肠系膜血管之间进行吻合。

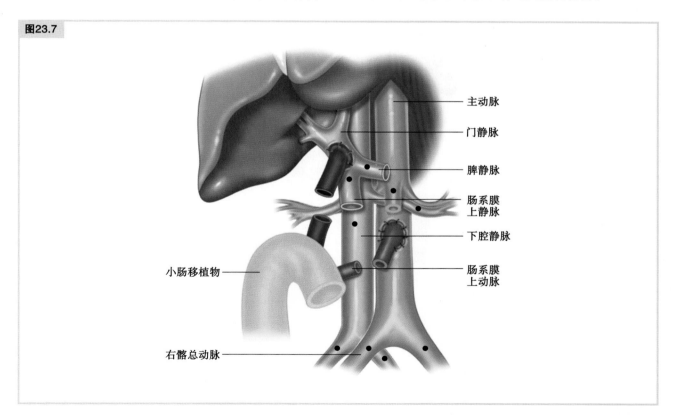

图23.7

主动脉
门静脉
脾静脉
肠系膜上静脉
下腔静脉
肠系膜上动脉

小肠移植物

右髂总动脉

图 23.7　移植肠动静脉血管重建术。早期原位血管移植是指在行同种异体肠移植之前,将供者的动脉和静脉血管在受者体内吻合。肾下动脉或髂总动脉用于动脉流入。门静脉、肠系膜上静脉或脾静脉用于门静脉回流,下腔静脉用于体静脉回流。多个备选的吻合血管用黑点标记

血管吻合术完成后,将肠系膜根部与相应的肠袢理顺,然后松开血管夹。此时,肠袢内预先灌洗的冷灌注液会立即被大量的热灌注所替代。灌注期间必须特别注意避免胰腺移植物缠结或扭曲。对扩张的肠袢应引流移植肠内容物,避免造成肠腔内室间隔综合征,而加重的肠道跨壁性的缺血。

23.3.9　上消化道重建

手术的重建顺序,取决于受者保留的内脏器官的外科解剖以及移植的类型。所有肠道都采用双层手工缝合进行吻合。单独的小肠移植近端的重建是将受者空肠残端或十二指肠远端与移植的空肠吻合完成(图 23.9a)。在超短十二指肠并预先做过十二指肠结肠吻合术的受者中,受者有血供的一段原位结肠段可以作为消化道保留并与同种空肠作吻合(图 23.9b),术后不必放置胃管或者空肠管。

23.3.10　下消化道重建

受者保留有残余的结直肠可重建下消化道。供者回肠或结肠远端与受者结肠或直肠之间可根据情况选择端-侧、侧-侧或端-端等方式进行吻合。所有受者都要建立临时或永久性造口(图 23.10a①)。

推荐应用有转流功能的回肠单腔造口(图 23.10a①)或单纯回肠袢式双腔造口术(图 23.10a②),这样可以方便后期通过内窥镜检查,监视并在多重引导下行黏膜活检来判断同种移植物的排斥反应严重程度。对于直肠过短的受者,最好采用单纯回肠袢式双腔造口术,以避免形成过长的转流道,并保证粪便能达到临时性的完全转流。对于结肠小肠整块移植受者也需要行回肠双腔造口。既往行结直肠切除术的受者,如果无法进行拖出式手术,则需要行末端回肠单腔造口术(图 23.10a③)。移植受者

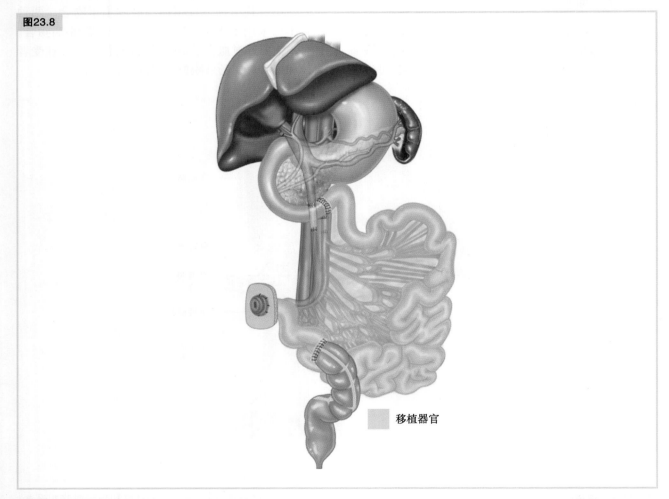

图23.8

移植器官

图 23.8　移植小肠的植入。按顺序先将肾动脉平面下的主动脉上动脉桥与肠移植肠系膜上动脉吻合,然后将预先备好的静脉桥与肠系膜上静脉吻合后完成血管重建

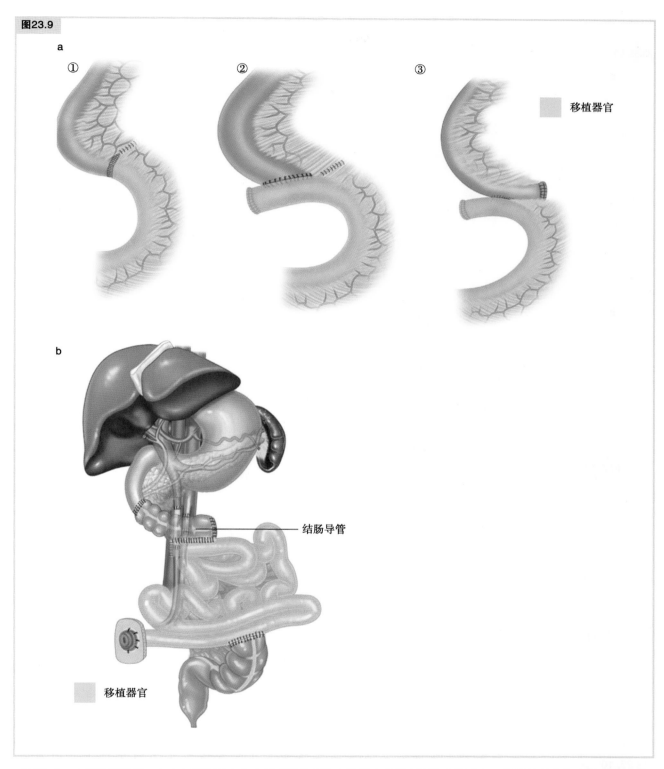

图 23. 9　上消化道重建。(a)上消化道吻合术的不同类型取决于剩余的供者原位空肠或十二指肠的长度和直径以及同种肠移植的吻合类型:端对端(①)、端对侧(②)和侧对侧(③)。(b)利用受者原有的结肠段作为原有十二指肠第二段和同种空肠之间的消化道进行上消化道重建。保留先前建立的十二指肠结肠的吻合,整个移植物也就不需要包括胰十二指肠

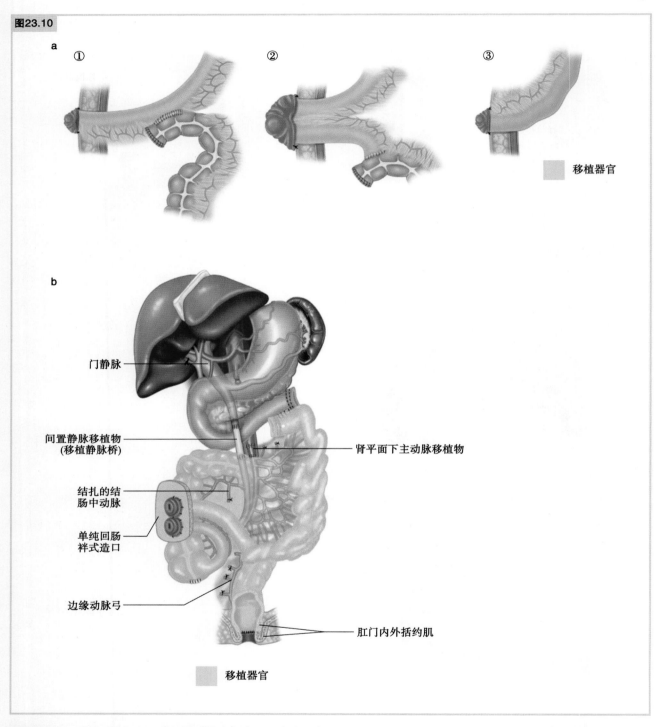

图23.10　后肠重建。(a)采用暂时性分流或回肠末端吻合术重建远端胃肠道：回肠乙状结肠吻合术(①)、回肠直肠吻合术(②)和回肠末端吻合术(③)。(b)后肠重建采用拖出术。结肠与小肠整块切取，保留肠系膜动脉弓，包括肠系膜下动脉的边缘血管和分支。在齿状线水平行远端吻合术，通过一个单纯回肠祥式造口术建立转流道[15]

的腹部临时造口通常在移植术后 6 个月内还纳，尤其是对于近期没有移植排斥反应的受者来说造口更应尽早还纳。

低位消化道重建还见证了两个重要的改变。假性肠梗阻受者用其保留的直肠乙状结肠，与供者回肠远端吻合后，成功恢复了低位消化道功能[1,10]。既往行直肠结肠切除术如果保留肛门括约肌，则可利用结肠小肠联合移植成功地进行了拖出式结肠肛管吻合术。整块切取供者结肠和小肠的器官时，需要将肠系膜下动脉在主动脉的起点处结扎（图 23.10b）。保留所有的边缘动脉弓，以维持远端移植的结肠能有充足血液供应。在完成移植后 48～72 小时内，术者经肛门切除残存病变的或极短的直肠，保留肛门内括约肌和外括约肌。然后在移植结肠和受者肛缘之间，行吻合术完成拖出手术。该手术提高了移植物的吸收能力和受者生活质量。

23.3.11 关腹

患者因腹腔容积缩小而受限是短肠综合征和复杂腹部疾病外科的主要手术困难之一。恢复血流灌注后，早期移植肠道水肿的发生、发展使这个问题进一步复杂化。采用体型较小的供者和术中合理的液体复苏，我们的大部分同种肠移植受者的皮肤都能一期成功缝合关腹。迄今，还没有出现一例受者需要进行复杂的腹壁自体重建或移植手术[1,10]。

（李国逊 译 曾梦华 审）

参考文献

1. Abu-Elmagd K. The concept of gut rehabilitation and the future of visceral transplantation. Nat Rev Gastroenterol Hepatol. 2015;12:108–20.
2. Abu-Elmagd KM, Costa G, McMichael D, Khanna A, Cruz RJ, Parekh N, et al. Autologous reconstruction and visceral transplantation for management of patients with gut failure after bariatric surgery: 20 years of experience. Ann Surg. 2015;262:586–601.
3. Abu-Elmagd K, Bond G, Reyes J, Fung J. Intestinal transplantation: a coming of age. Adv Surg. 2002;36:65–101.
4. Abu-Elmagd KM. Intestinal transplantation for short bowel syndrome and gastrointestinal failure: current consensus, rewarding outcomes, and practical guidelines. Gastroenterology. 2006;130(2 Suppl 1):S132–7.
5. Abu-Elmagd KM, Costa G, Bond GJ, Soltys K, Sindhi R, Wu T, et al. Five hundred intestinal and multivisceral transplantations at a single center: major advances with new challenges. Ann Surg. 2009;250:567–81.
6. Abu-Elmagd KM, Kosmach-Park B, Costa G, Zenati M, Martin L, Koritsky DA, et al. Long-term survival, nutritional autonomy, and quality of life after intestinal and multivisceral transplantation. Ann Surg. 2012;256:494–508.
7. Grant D, Abu-Elmagd K, Mazariegos G, Vianna R, Langnas A, Mangus R, et al. Intestinal Transplant Association. Intestinal transplant registry report: global activity and trends. Am J Transplant. 2015;15:210–219.
8. Bianchi A. Intestinal loop lengthening – a technique for increasing small intestinal length. J Pediatr Surg. 1980;15:145–51.
9. Kim HB, Lee PW, Garza J, Duggan C, Fauza D, Jaksic T. Serial transverse enteroplasty for short bowel syndrome: a case report. J Pediatr Surg. 2003;38:881–5.
10. Hashimoto K, Costa G, Khanna A, Fujiki M, Quintini C, Abu-Elmagd K. Recent advances in intestinal and multivisceral transplantation. Adv Surg. 2015;49:31–63.
11. Abu-Elmagd KM. Intestinal transplantation: indications and patient selection. In: Langnas AN, Goulet O, Quigley EMM, Tappenden KA, editors. Intestinal failure: diagnosis, management and transplantation. Hoboken, NJ: Wiley-Blackwell; 2008. p. 245–53.
12. Starzl TE, Miller C, Broznick B, Makowka L. An improved technique for multiple organ harvesting. Surg Gynecol Obstet. 1987;165:343–8.
13. Abu-Elmagd K, Fung J, Bueno J, Martin D, Madariaga JR, Mazariegos G, et al. Logistics and technique for procurement of intestinal, pancreatic, and hepatic grafts from the same donor. Ann Surg. 2000;232:680–7.
14. Abu-Elmagd KM. The small bowel contained allografts: existing and proposed nomenclature. Am J Transplant. 2011;11:184–5.
15. Eid KR, Costa G, Bond GJ, Cruz RJ, Rubin E, Bielefeldt K, et al. An innovative sphincter preserving pull-through technique with en bloc colon and small bowel transplantation. Am J Transplant. 2010;10:1940–6.

第 24 章　活体供肠移植术

Marian Porubsky，Rainer W. G. Gruessner

24.1　引言

　　肠移植术经过近 20 多年的发展，为不可逆转肠衰竭患者完成了从实验到可接受的治疗方案转变，这主要是基于外科技术的标准化和免疫抑制治疗的改进。

　　大部分肠移植受者都是小儿患者。最常见的适应证是继发于短肠综合征（short gut syndrome，SGS）的不可逆肠功能衰竭。导致小儿和成人短肠综合征的病因不同：在小儿患者中，绝大多数因先天性畸形（如腹裂、肠闭锁、肠扭转等）行小肠移植手术；而在成人肠移植主要适应证是创伤、肠系膜上动脉（superior mesenteric artery，SMA）或肠系膜上静脉（superior mesenteric vein，SMV）血栓形成，或者克罗恩病（Crohn's disease）导致肠大范围切除。

　　肠移植决策中的一个重要部分是除肠外是否还需要与其他脏器联合移植。长期全肠外营养（total parenteral nutrition，TPN）可能引起肝功能受损并最终导致肝功能衰竭，从而需要肝-肠联合移植。同样的，如果合并肾功能衰竭或胰腺功能不足则需要肾-肠或胰-肠联合移植。

　　根据移植受者科学注册系统（Scientific Registry of Transplant Recipients，SRTR）2011 年的数据，约 50%肠和其他脏器联合移植。目前肠移植受者移植后 1 年、3 年和 5 年存活率分别是 80%、70%和 60%，而肠移植物存活率分别为 75%、60%和 50%[1]。

　　等待肠移植的患者总的死亡率是 25%，而等待肠移植中小儿患者（<5 岁）的死亡率高达 60%。伴发或后继出现的肝功能衰竭，从而需要肝-肠联合移植者，显著增加了死亡风险。等待小肠移植的小儿患者数量虽不多，但同样也面临供者来源问题，因为很难为他们找到足够小的尸体供者器官。此外，大多数肠移植候选者（无论是成人还是儿童）都曾经历多次手术，其中包括小肠次全切手术，这会使腹腔容积减小，而腹腔容积减小显著增加了对供者器官体积的限制。

　　虽然一直以来单独小肠移植被认为是一种改变患者命运的手术，但是在发生 TPN 相关肝功能衰竭之前及早进行预防性小肠移植却被认为是一种挽救生命的手段，因为它可以避免肝-肠联合移植。利用活体小肠供者能及时进行单独小肠移植，这是降低终末期肝功能衰竭风险的一种方法，对于小儿候选者尤其如此。随着临床活体肾移植的成功，很多移植中心开始关注其他器官的活体移植。今天，活体肝移植和活体胰腺移植已经成为替代尸体供者移植的一种有效方法，临床效果虽然不一定优于尸体供者，但至少相似。

　　起初大家对活体肠移植并不感兴趣。初期的失败可以归因于缺少标准化的手术技术，这不仅是因复杂的血管重建后血管并发症所致的移植物丢失率高，而且更重要的是供者因为供肠后可能会出现维生素缺乏和肠道传输时间缩短等严重并发症。

　　自从 Gruessner 和 Sharp 在 1997 年采用标准化的、可重复的外科技术后，活体肠移植成为了一种可行的治疗选择[2]。

　　在每一例活体捐献中，活体肠移植的重点必须放在供者上。供者的健康是至关重要的，术前每位供者都要经过全面的评估。术前评估包括完整的病史采集和体格检查、一整套实验室检测、ABO 血型鉴定和人类白细胞抗原（human leukocyte antigen，

HLA）相容性的测定、胸部 X 线检查（chest X-ray，CXR）、心电图（electrocardiogram，ECG），以及麻醉、社会和心理评估。此外，胃肠道解剖和功能的评估是一项关键的检查，包括吸收功能检查、腹部超声以及通过选择性肠系膜血管造影、CT 血管成像（computed tomography angiography，CTA）或磁共振血管成像（magnetic resonance angiography，MRA）明确小肠血供情况。

活体小肠移植受者的术前检查与尸体小肠移植受者并无区别，主要是排除移植的禁忌证。绝对禁忌证包括：全身性恶性肿瘤或转移性肿瘤，活动性的脓毒血症，心肺功能不全和艾滋病。

24.2　供者血管解剖

术前评估活体供者的末端回肠、回盲瓣和盲肠的血管解剖是至关重要的，其目的是排除异常解剖

并帮助术前制订方案。选择性肠系膜上动脉（SMA）造影是金标准。然而，随着 CT 和 MRI 技术的发展，侵袭性更小的三维 CT 血管成像（CT 3-dimensional angiography）或磁共振血管成像（magnetic resonance angiography，MRA）可以提供同样的信息。供给成人的肠移植物长度为 150～200cm 的远端及末段回肠，小儿为 70～100cm 远端及末段回肠。供者保留全部结肠和 40cm 末段回肠。必须要保证供者手术后末段回肠及回盲瓣的血供。末端回肠、回盲瓣以及盲肠的血供最常见的情况是来源于肠系膜上动脉的终末分支回结肠动脉，偶尔来源于右结肠动脉（right colic artery，RCA）的降支。右结肠血管通常是肠系膜上动脉分出回结肠动脉前的最后分支。右侧第一个 RCA 分支是 RCA 的降支。在行供者手术时这个降支要在根部切断，而需保留 RCA。术者必须要认识回结肠动脉（ileocolic artery，ICA）的这两种主要解剖变异（图 24.1）[2]。

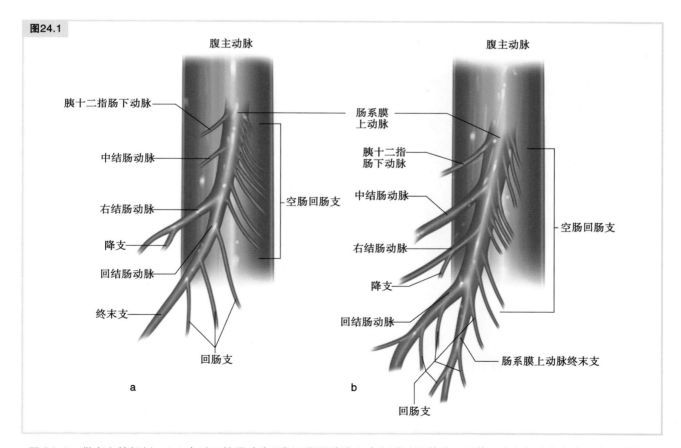

图 24.1 供者血管解剖。（a）有时回结肠动脉（ICA）是肠系膜上动脉（SMA）的唯一延伸。在走行中它发出几支远端回肠动脉后形成终末支。对于这种供者，应当在 RCA 发出点远端切断 ICA。（b）有时 ICA 和 SMA 的终末支是 2 个共干但又独立分开的血管，小肠移植物完全由终末支供血。对于这种供者，在 ICA 的发出点远端切断 SMA 的终末支从而保留 ICA[2]。回流静脉和供血动脉伴行并且血管解剖走行相似。静脉分支通常很容易在离动脉分支很近的地方找到

24.3　供者手术

供者手术前 1 天用聚乙二醇（GoLytely）进行机械性肠道准备。手术当天切皮 30～60 分钟前静脉预防性使用抗生素。下腹正中切口（从脐上到耻骨联合）进入腹腔。探查腹腔后沿系膜缘测量小肠。首先测量从 Treitz 韧带到回盲瓣的整个小肠长度，通过小肠系膜触诊和透光法确定小肠实际供血走向。然后测量供肠长度，从距离回盲瓣 40cm 开始向近端测量 150～200cm 用于成人受者或者 70～100cm 用于儿童受者。必须要为供者保留 70% 的全小肠长度。测量肠段的远、近端后，要用不同类型或长度的缝线各缝一针作标记，以确保在手术中小肠按正确方向移植。

确定切取肠段及其供应血管后，Ⅴ 形切开小肠系膜，Ⅴ 的顶点就是系膜血管的起始部，基底则是位于移植肠段的近端和远端，使用胃肠吻合器（gastro-intestinal anastomosis，GIA）将小肠两端切断，在动脉及对应的静脉上血管夹后切断，切取移植肠段，放入操作后台上盛有冰冷乳酸林格液（Ringer's lactate）或 UW 保存液（University of Wisconsin solution）的盆中。供者血管残端用 5-0 Prolene 缝线连续缝合。供者的 2 个断端小肠采用传统手工双层缝合或胃肠吻合器行侧-侧或功能性端-端吻合，恢复供者胃肠道连续性（图 24.2）。连续缝合系膜裂孔预防内疝发生。无菌生理盐水冲洗腹腔后按常规方式关闭切口。在操作后台上用乳酸林格液或 UW 保存液从动脉灌注供者小肠直至静脉流出液清澈为止[2]。

图24.2

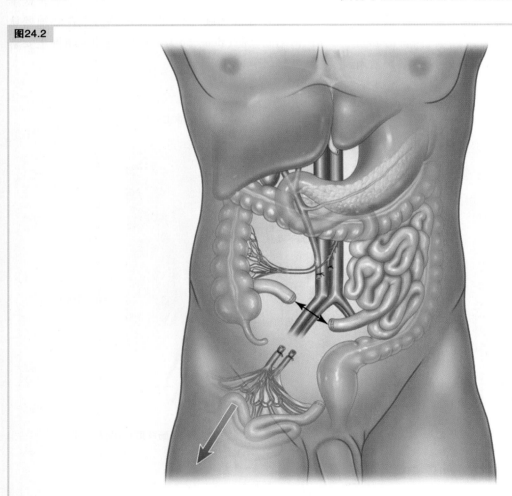

图 24.2　供者手术

24.4　血管吻合

术前 1 天,受者用聚乙二醇(GoLytely)进行机械肠道准备。极度短肠(<30cm)受者无需肠道准备。选择并标记最佳肠造口和 1 个替代肠造口部位。绝大多数受者都经历了数次手术而且至少有 1 个肠造口。手术当天,缝闭肠造口,常规消毒铺巾。

正中切口入腹,对于年幼的婴儿则采用中腹部横切口。由于以前手术造成的多处致密粘连可能使入腹很困难。对于多数受者,十二指肠可能是仅残存的小肠,有些受者可能还残存小段空肠,如果有较长的(无功能的)小肠残余,则将其切除,切除以前的小肠造口,如果受者剩有结肠则留在原位不动。辨认肾下的腹主动脉和腔静脉,并将肾下的腹主动脉和腔静脉从肾血管起始部到髂血管分叉处解剖出来,当血管四周全部被游离出来后,按受者体重 40~70U/kg 的剂量行静脉肝素化。在肾下的腹主动脉和下腔静脉上侧壁血管钳,将移植小肠放入术区,缝合在小肠移植物远近端的缝线有助于辨别正确方向。将供者回结肠动脉和静脉修剪至适当长度后与受者肾下主动脉和腔静脉吻合(图 24.3)。首先进行比较困难的动脉吻合,吻合口位于静脉吻合口的远端。根据供者动脉的大小,用 6-0 或者 7-0 的不可吸收 Prolene 缝线连续或间断缝合。静脉吻合口应位于动脉吻合口的近端 2~3cm 处,采用 6-0 或者 7-0 的不可吸收 Prolene 缝线连续缝合。大多数情况下供者器官和受者之间的血管可直接行血管吻合,极少数情况需要用动脉或静脉血管桥接。桥接血管最好使用自身血管(如大隐静脉、髂内静脉)。如果无法利用自身血管,也可以使用冷冻保存的血管或者人造血管。在恢复血流灌注之前需给予受者甘露醇(0.5~1g/kg)以减轻小肠水肿程度。移除血管夹,移植物恢复血流灌注,肠移植物呈现粉红色并见蠕动是灌注良好的表现(图 24.3)[2]。

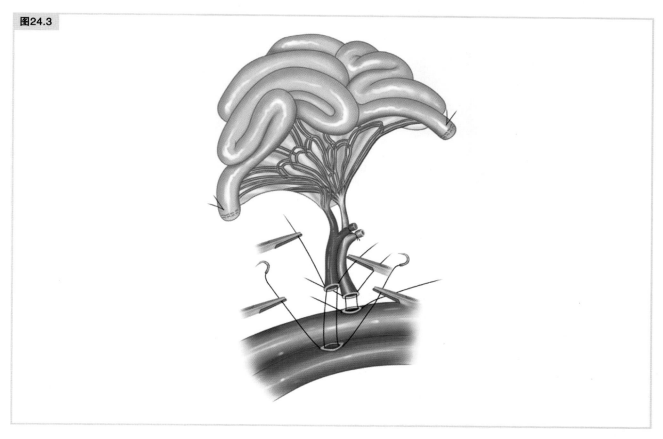

图 24.3　血管吻合

24.5　恢复胃肠道连续性

　　仔细止血后,准备恢复近端消化道的连续性。之前在供者小肠上的标记的缝线有助于正确判断吻合方向。根据受者小肠的长度与供者回肠情况,吻合可以采取端-端、端-侧或者侧-侧吻合方式。本人倾向于侧-侧和功能性端-端手工双层吻合。外层浆肌层则用不可吸收缝线连续或者间断缝合,内层用可吸收缝线连续全层缝合。如果受者之前放置了胃造口管,用胃空肠造口管替换,空肠管需跨过吻合口[2](图 24.4)。

图24.4

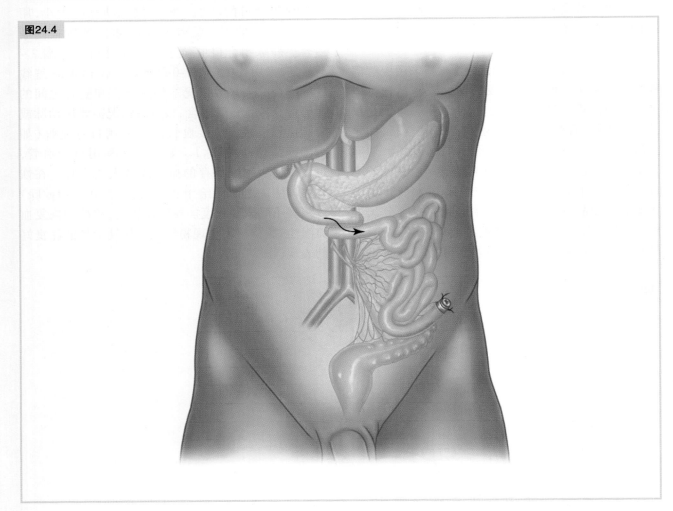

图 24.4　恢复胃肠道连续性

24.6　回肠造口类型

由于没有可靠的生化指标来监测小肠排斥反应,所以术后早期需要多次小肠黏膜活检,为此,进行回肠造口可以方便黏膜活检。只有 HLA 配型相同的移植受者排斥反应发生率很低,可以直接进行远端回肠的吻合而不需要回肠造口。回肠造口有三种方法。第一种选择,末端回肠造口,不行远端吻合,当受者全部结肠缺失(无论是由于之前手术切除还是先天畸形所致)或者血流动力学不稳定并且吻合口裂开的风险极高时选择这种方式。第二种选择,供者回肠远端与受者结肠吻合(采用标准双层吻合方式),距吻合口近端 15cm 行空肠祥式造口转流。第三种选择,距供者回肠末端 10~15cm 处,回肠与受者结肠烟囱式吻合(采用端-侧或侧-侧方式),回肠末端拖出体外造口(图 24.5)。无论选择哪种造口方式,都需要在之前选定的造口部位开一个直径 2.5cm 的皮肤洞口,切开筋膜,将选定的造口空肠拖出至高于皮肤水平,与腹膜间断缝合数针固定,标准方式关腹,造口完成。无排斥反应的受者,我们倾向于术后 6 个月还纳造口,有排斥反应者,最后一次排斥反应后 6 个月还纳。关腹可能会比较困难,既往的肠切除手术使腹部区域减小,腹腔内部空间受限。这一问题在小儿受者中更加常见。

若小肠取自尸体供者,可以同时进行腹壁移植,但是不适用于活体供者。为预防术后腹内张力过高,经常需在腹壁切口放置生物网片。腹壁缺失可以后期关闭或者用断层皮瓣移植物覆盖。

图24.5

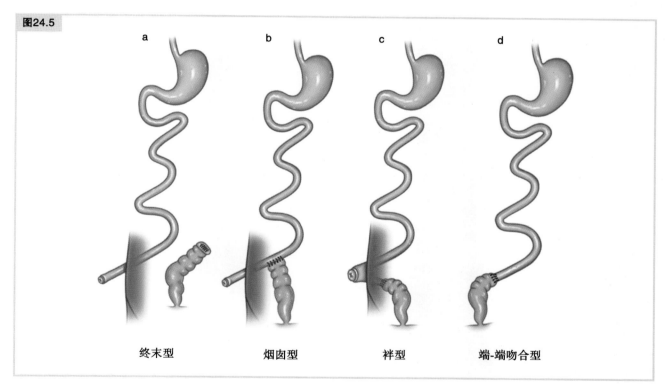

a	b	c	d
终末型	烟囱型	祥型	端-端吻合型

图 24.5　回肠造口类型

24.7　活体肝-肠联合移植

　　小儿受者活体肝-肠联合移植(living donor liver-intestine transplant,LDLIT)是指成人活体供者左外叶肝移植和活体小肠联合移植。两个器官可以同时,也可以序贯移植[3]。如果受者在肝移植后状况十分不稳定需考虑序贯(或者称二期)移植。对于这类受者,活体小肠移植(来源于同一供者)在一期手术后7~10天进行。这一短暂间隙有利于肝移植的成功和受者身体状况稳定。并且,一个有功能的肝脏移植物能清除循环中预存的抗体,从而使交叉配型结果由阳转阴。序贯手术的缺点是供者和受者需要接受2次麻醉和手术。

　　无论是序贯还是同时活体肝-肠联合移植,都是先做肝移植。肝左叶(Ⅱ、Ⅲ段)按标准方式移植:供肝左肝静脉与受者腔静脉吻合,供肝左肝动脉与受者肝固有动脉或肝总动脉吻合,供肝门静脉左支与受者门静脉主干吻合。随后在同一次手术中完成小肠移植(同期活体肝-肠联合移植)或者7~10天后完成(序贯性活体肝-肠联合移植)。小肠移植方式如前述。胆道采用 Roux-en-Y 肝肠吻合方式重建。序贯性肝-肠联合移植时,胆汁用导管引流出体外,7~10天后小肠移植时进行胆道重建(图24.6)。

图24.6

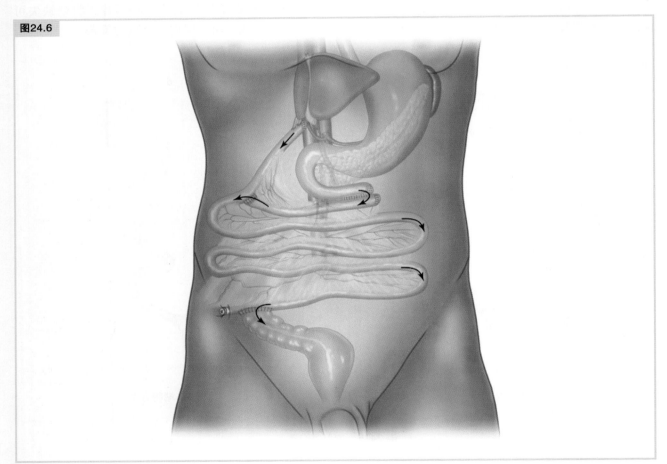

图 24.6　活体肝-肠联合移植

24.8　临床结果

活体小肠移植并没有常规开展,所以关于其短期和长期临床结果的记录不多。截至本书完稿时,最大宗的病例报道记录了 11 例受者,1 年和 3 年后,受者和移植物总存活率分别为 82% 和 75%。这一临床效果和尸体小肠移植相似。这项报道中,11 位受者均摆脱了全肠外营养的依赖。有意义的是,活体小肠移植排斥反应发生率远低于尸体小肠移植(移植 1 年后为 9% 对比 43%)[4]。其他病例报道也显示了相似的临床结果[5]。

活体供者小肠切取手术证实是安全的,据现有文献报道,供者手术后没有发生严重并发症:无维生素缺乏,无小肠梗阻,无生活方式或精神问题。几位供者在术后早期出现了腹泻,但经过数周到数月剩余小肠生理性适应后腹泻便可缓解。

24.9　结论

不可逆肠功能衰竭的患者可以通过全肠外营养长期存活。但是长期全肠外营养会导致多种并发症,例如反复的中心静脉导管感染、脓毒血症、需要反复的中心静脉置管、中心静脉血栓形成、胆汁淤积性肝病持续恶化最终导致肝功能衰竭。此外,生活质量通常非常差。小肠移植已经成为某些的肠功能衰竭患者一个可行的替代治疗选项,存活率与长期肠外营养相似,甚至更好。

在终末期肾、肝衰竭患者中常规开展活体供者移植,其效果优于尸体供者移植。然而,活体小肠移植领域仍然存在一些争议。目前,尸体供者的肠供应量远远超过需求,因此,肠移植候选者的等候时间相对较短(约 200 天)。然而,在所有年龄组中,小肠移植等待名单中患者的死亡率约为 25%,而在年龄最小的候选组(5 岁以下)中,死亡率高达 60%,是所有器官移植等待名单组中死亡率最高的。因此,使用活体供者有可能降低等待名单上患者的死亡率,特别是在高危小儿人群中。活体供者较尸体供者的肠道移植有几个优点:①缩短等待时间;②预防即将发生的终末期肝病;③更好的 HLA 配型;④更短的冷缺血时间;⑤较低的排斥反应发生率;⑥供者和受者之间移植物可能有更好的大小匹配[6]。重要的是,及时进行肠道移植(活体供者更容易做到这一点)有助于预防与全肠外营养相关的肝衰竭,而全肠外营养会对患者和移植物的存活产生负面影响。活体小肠移植手术技术成熟,且被证明是有效和安全的,其结果至少与尸体供者肠移植后相似。最重要的是,这种手术不仅对受者很安全,对活体供者也很安全[7]。

尽管仍未广泛开展,但活体小肠移植(无论是否联合肝移植)是不可逆转肠功能衰竭患者的合理治疗选择,尤其是对年龄幼小的小儿患者更适合[8]。

(曾梦华　译　李国逊　审)

参考文献

1. OPTN/SRTR. 2011 Annual Data Report: Intestine. Accessed May 2013.
2. Gruessner RW, Sharp HL. Living-related intestinal transplantation: first report of a standardized surgical technique. Transplantation. 1997;64:1605–7.
3. Testa G, Holterman M, Abcarian H, Iqbal R, Benedetti E. Simultaneous or sequential combined living donor-intestine transplantation in children. Transplantation. 2008;85:713–7.
4. Benedetti E, Holterman M, Asolati M, et al. Living related segmental bowel transplantation: from experimental to standardized procedure. Ann Surg. 2006;244:694–9.
5. Ueno T, Wada M, Hoshino K, Yonekawa Y, Fukuzawa M. Current status of intestinal transplantation in Japan. Transplant Proc. 2011;43:2405–7.
6. Tzvetanov IG, Oberholzer J, Benedetti E. Current status of living donor small bowel transplantation. Curr Opin Organ Transplant. 2010;15:346–8.
7. Ghafari JL, Bhati C, John E, Tzvetanov IG, Testa G, Jeon H, et al. Long-term follow-up in adult living donors for combined liver/bowel transplant in pediatric recipients: a single center experience. Pediatr Transplant. 2011;15:425–9.
8. Testa G, Panaro F, Schena S, Holterman M, Abcarian H, Benedetti E. Living related small bowel transplantation: donor surgical technique. Ann Surg. 2004;240:779–84.

第九部分　多器官移植术

第 25 章　多器官和改良式多器官肠移植术

Neslihan Celik, Geoff J. Bond, Kyle Soltys, Rakesh Sindhi, Jeffrey Rudolph, George Mazariegos

25.1　引言

半个多世纪前,Starzl 等在开展了狗的多器官肠移植术(multivisceral intestinal transplantation, MVT)实验,当时也考虑到有关免疫反应和淋巴引流等问题[1,2]。移植物设计成器官簇,就像一串葡萄,由腹腔干(celiac axis)和肠系膜上动脉(superior mesenteric artery, SMA)双血管组成的动脉血供,也可以进一步改良。器官簇的静脉流出道都出自肝脏,保留在肝脏或肝脏周围完整结构里[1,2]。最初的人类 MVT 也是 Starzl 等人施行的。分别在 1983 年和 1989 年完成 2 例小儿 MVT。自 1989 年开始使用他克莫司(tacrolimus)后,MVT 的临床应用才逐渐开始[3]。早期失败的原因主要是同种排斥反应和感染[4]。

除小肠还包括肝-胃-胰十二指肠的多器官,无论包括或不包括脾脏的移植都可延长广泛性胃肠道(gastrointestinal tract, GIT)疾病患者的存活。经过一段时间,临床医生拓展出多器官移植的许多适应证,如不包括肝脏的改良式多器官移植术(modified multivisceral transplantation, MMVT)、肝-小肠移植术(liver-intestine transplantation)和器官簇移植术(cluster transplantation)治疗上腹部恶性肿瘤,以及根据器官衰竭程度和范围,最大限度地保留未累及脏器的各种术式[4,5]。

广泛性 GIT 疾病患者如果肝功能良好,创建了保留肝脏的 MMVT 方法。在他克莫司时代之前,根据临床前和实验研究,曾认为肠移植的成功肝脏是不可或缺的器官。他克莫司用于免疫抑制的进展,以及对同种肝移植需求的增加,促使人们需要尽量保留功能正常的受者自体肝脏[6]。最初的双中心轴设计很容易达到这个目的。后来,保留自体脾脏成

为另一个重要课题,一方面可以降低移植后淋巴增生性疾病(posttransplant lymphoproliferative disorder, PTLD)、移植物抗宿主病(graft-versus-host disease, GVHD)和感染的风险。另一方面,移植供者脾脏会增加 GVHD 和血液病的风险[7,8]。

施行 MVT 手术的主要适应证是因不可逆的肠衰竭或累及肠道的腹部内脏肿瘤性疾病。肝衰竭也可能是因肠衰竭相关肝病(intestinal failure-associated liver disease, IFALD)或门静脉血栓形成引起的。小儿和成人的 MVT 适应证见表 25.1。

表 25.1　腹部多脏器移植和改良式多器官移植在小儿和成人的主要适应证

小儿	成人
短肠综合征	短肠综合征
肠扭转	症状性全内脏血栓形成
先天性腹裂	克罗恩病/炎症性肠病
坏死性小肠结肠炎	肠扭转
小肠闭锁	创伤
肠缺血	放射线肠炎
创伤	胃肠道肿瘤性疾病
胃肠运动障碍	肠系膜硬纤维瘤
原发性假性肠梗阻	小肠息肉病
空腔内脏肌病	胃泌素瘤
累及包含胃的胃肠道广泛受累的神经病变	胃肠道间质瘤
	胃肠运动障碍
微绒毛包涵体病	原发性假性肠梗阻
巨结肠病	空腔内脏肌病
胃肠道肿瘤性疾病	累及包含胃的胃肠道广泛受累的神经病变
肠息肉病	
再次移植	再次移植

采用何种移植技术,取决于对患者病程和受影响器官范围以及年龄、医疗和手术史的了解。术前主要进行胃肠道的放射学、内镜和组织病理学评估,肠道运动功能和血液学评价,上肢和下肢主要静脉系统成像,以及肝脏功能检查和肝活检。

25.2   供者手术

供者手术的步骤基本上由相同的基本步骤组成,具体步骤根据移植器官的不同而有所区别。在避免污染或损伤其他器官的情况下,切取需要移植的器官簇,关键是在器官放血时要用保存液原位冷却膈下器官。评估血管解剖是非常必要的。根据所需要移植的器官,可能还要获取多个动脉用于取代肝动脉和/或左肝动脉和胃动脉,行血管重建。在仔细解剖肝脏及其血管分布后,主动脉近端被横膈膜环绕、远端位于或低于肠系膜下动脉的水平。

在不影响血管的情况下,采用 Kocher 手法操作游离结肠、小肠和肠系膜根部和部分胃。在解剖过程中也可以完全或部分切除结肠。通过肠系膜下动脉下方的腹主动脉进行插管准备灌注,可以通过肠系膜下静脉插管门静脉进行肝二次灌注。在阻断近端主动脉后,开始原位灌注。用冷保存液排除内脏血液并冷却移植物,切开肝上下腔静脉进行减压。

植入的步骤文献描述如下:

1. 从横膈膜和腹膜后游离肝、胃、胰腺、十二指肠、脾脏和小肠。

2. 从近端胃开始到远端回肠或降结肠水平切除受累的多脏器。

3. 必要时控制肝上和肝下腔静脉。

4. 通常是肾下主动脉平面准备静脉流出道和主动脉流入道。

为了保护可能还需要给其他受者的肾脏,可以在原位仔细分离腹腔干、SMA 和右肾动脉,在切取 Carrel 袖片前,或在多器官整块切取后,在后台器官修整时分离血管(图 25.1)[6,8]。

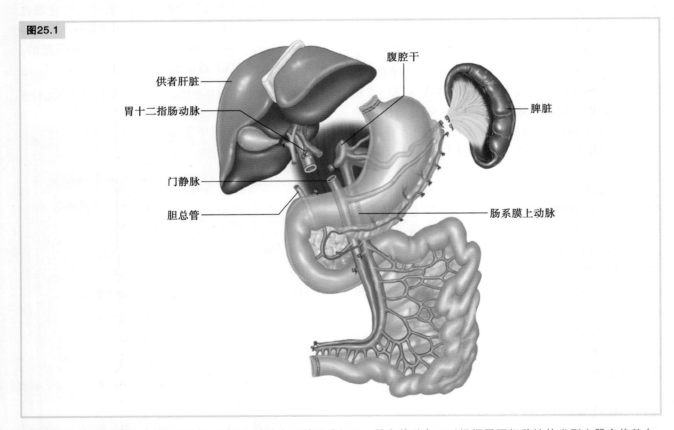

图 25.1   多器官移植。供肝、胃、十二指肠、胰腺和肠的整块切取。器官的游离可以根据需要行移植的类型在器官修整台上进行。在改良多脏器腹腔移植的病例中,在这个阶段进行肝门结构的解剖游离。肝动脉可在胃十二指肠动脉的分支点或从腹腔干上解剖出来,门静脉在上肠系膜静脉和脾静脉汇合 5~10mm 之上横断

25.3　多器官小肠整块移植术

在供者多器官植入前，受者肝脏、大部分胃（包括胃体和幽门）、十二指肠、胰腺和小肠都要切除。根据受者的具体适应证，可以保留结肠（图 25.2）。

图25.2

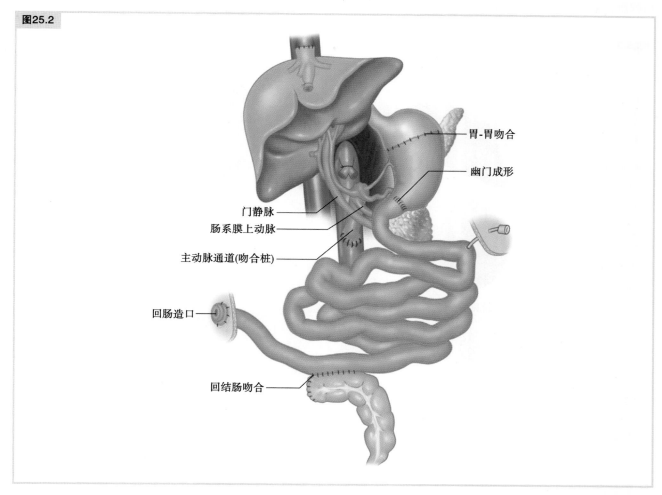

图 25.2　腹部多器官移植。以供者胸主动脉为动脉移植吻合口，行肠系膜上动脉和腹腔干（Carrel 袖片）共口与肾下或腹腔干上受者腹主动脉端-侧吻合。无需门腔静脉分流术，因为移植肝门静脉是整块的。肝移植采用背驮式技术，使多脏器静脉流出。将受者远端食管或胃残端与移植胃吻合保持胃肠道连续性。回肠末端与移植物的升结肠、横结肠或降结肠之间的侧-侧或端-侧吻合术。为了避免由于迷走神经丧失而导致胃出口梗阻可加做幽门成形。移植器官胆囊切除后，进行空肠管造口术和回肠末端造口术，是否行胃造口术和结肠造口术根据术中情况而定，至此完成手术

25.4　改良式多脏器肠移植术

受者手术开始,首先切除肠、胃、十二指肠、胰腺和脾脏。脾脏、胰腺十二指肠可分别保留或两者均保留,可根据受者的需要和解剖,分别切除其他器官。在适当的情况下,应整个保留胰十二指肠,术后胆道并发症少,葡萄糖不耐受的风险低,此外还有可能减少排斥反应(图25.3~25.6)。

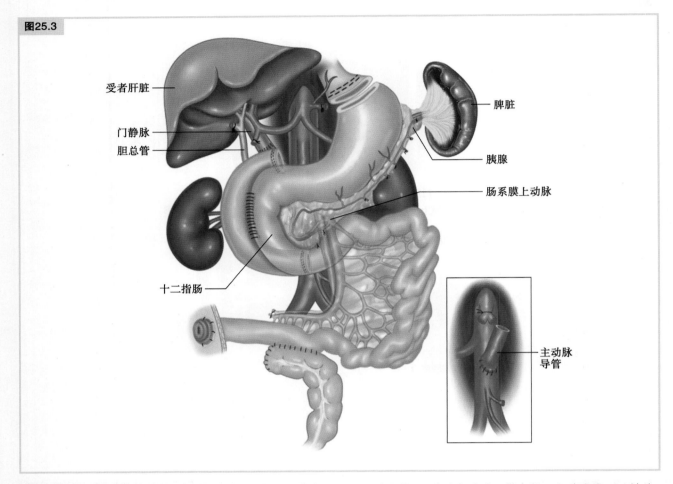

图25.3　改良多脏器腹腔移植术。采用主要内脏切除技术切除胃、十二指肠、胰腺和脾脏。供者肾下主动脉 Carrel 袖片用于建立动脉流入道,取供者髂静脉置于供者肠系膜上静脉与受者门静脉、肠系膜上静脉或脾静脉之间建立静脉流出道。预先吻合好动脉和静脉移植物可以缩短热缺血时间。胃次全切除术和小肠切除术均采用胰十二指肠整体和脾脏保留技术,其动静脉重建与全内脏获取技术相似,但受者胆道系统仍然保留。受者的十二指肠和移植物以侧-侧方式吻合,以保持上消化道的自然连续性,受者在手术结束时仍保留供者与受者的十二指肠和胰腺。胃肠道近端重建行胃-胃或食管-胃吻合术,并进行幽门成形术以避免出口梗阻。胃肠道远端重建行供者末端回肠和结肠与受者结肠之间的侧-侧或端-侧吻合术,可放置临时排气管或回肠袢式造口,以便于内镜随访。胃造口空肠造口置管术后减压及早期肠内营养

图25.4

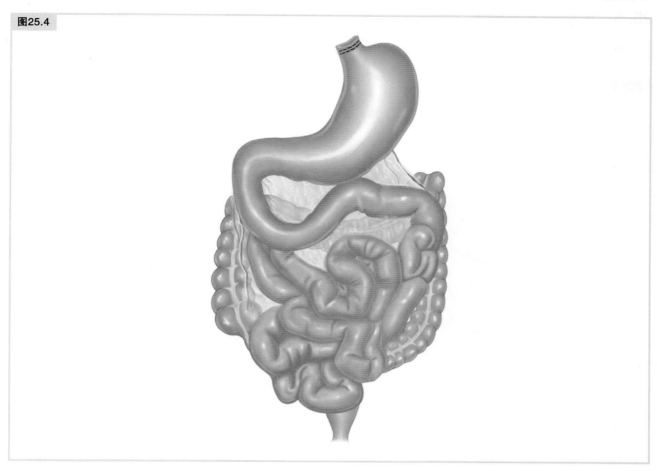

图 25.4   包括胃、十二指肠、小肠和结肠移植的改良式多器官簇移植

图25.5

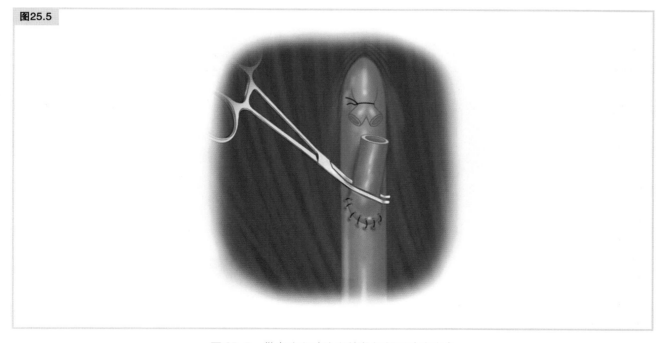

图 25.5   供者胸主动脉血管段与肾下动脉吻合

25.5　肝肠联合移植术

在受者术中,采用背驮式从肝后腔静脉上切除

肝脏。受者上消化道,包括胃、胰腺、十二指肠和近端空肠的静脉回流直接注入腔静脉(图 25.7 和图 25.8)。

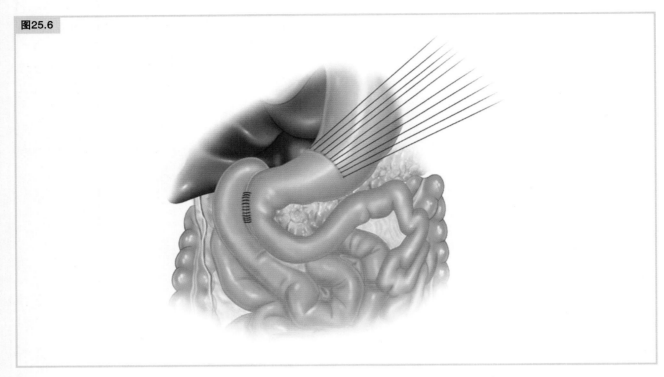

图 25.6　改良式多器官簇移植,十二指肠与十二指肠侧-侧吻合

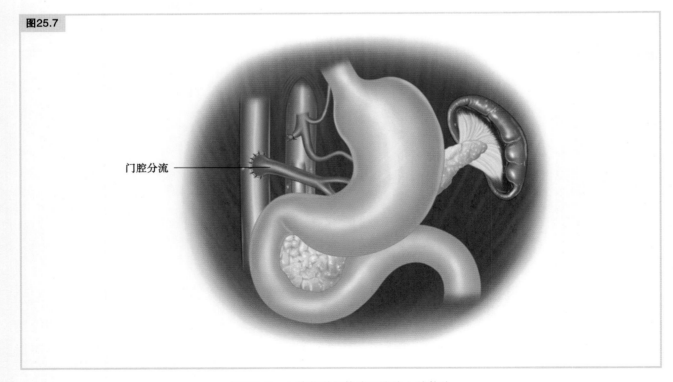

门腔分流

图 25.7　上消化道门静脉回流注入腔静脉

25.6　结果

根据国际小肠移植注册中心(International Intesti-nal Transplant Registry,ITR)报告,1985—2013 年,全球 82 个中心有 2 699 名受者接受了 2 887 例内脏移植。小儿(1 611 例)和成人(1 088 例)受者的总存活率为 51%(1 611 例)。近年来统计的 1 年和 5 年的移植物存活率有所改善(图 25.9)。除单独小肠移植外,表 25.2 列出了多器官移植的年龄特定分布[9]。

文献报告死亡的主要原因是严重的移植排斥反应、败血症和 PTLD。急性和慢性排斥反应、移植功能衰竭和原发性无功能是移植失败的最常见原因。在 Abu-Elmagd 等人报告的 500 例消化系统多器官移植的研究中,动脉血栓形成(主要在 Carrel 袖片,2.4%)、肝静脉血栓形成(0.4%)、主动脉移植物假性动脉瘤(1.4%)、胆肠吻合口瘘(2.2%)是早期术后手术并发症[10]。技术并发症和移植物无功能在如今已显著减少。

表 25.2　国际小肠移植注册中心报告的小儿和成人多器官移植的分布情况[9]

移植类型	小儿组移植数量 (<18 岁)(百分比)	成人组移植数量(百分比)	合计数量
肝-小肠联合移植	734(81.7)	164(18.3)	898
腹腔多器官移植	257(47.7)	282(52.3)	539
改良的腹腔多器官移植	38(27)	103(73)	141
合计	1 029(65)	549(35)	1 578

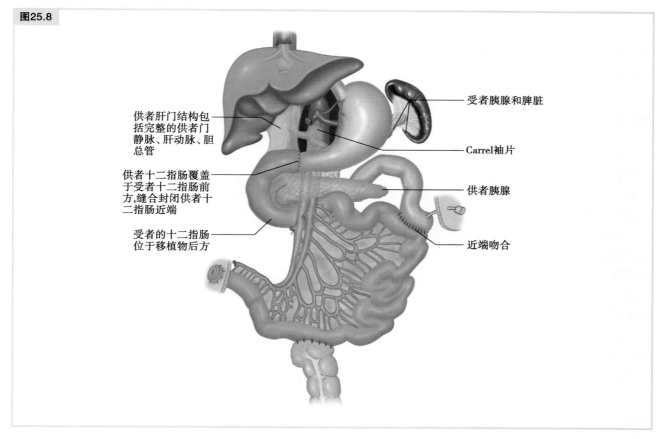

图25.8

供者肝门结构包括完整的供者门静脉、肝动脉、胆总管

供者十二指肠覆盖于受者十二指肠前方,缝合封闭供者十二指肠近端

受者的十二指肠位于移植物后方

受者胰腺和脾脏

Carrel袖片

供者胰腺

近端吻合

图 25.8　肝肠联合移植。同种移植物包括十二指肠的 C 环和胰腺、肝和小肠为一整体,以引流胆胰液。用供者胸主动脉作动脉移植血管将 Carrel 袖片与肾下主动脉行端-侧吻合,使动脉流入。整个移植肝的静脉流出是通过肝上腔静脉与受者肝静脉的汇合口吻合完成的。小肠重建是通过供者空肠和受者的上消化道之间的侧-侧吻合和远端回肠造口远端进行的。空肠造口和胃造口管可根据解剖变异性和受者的需要安放。在手术结束时,受者既有自体的也有供者的十二指肠和胰腺

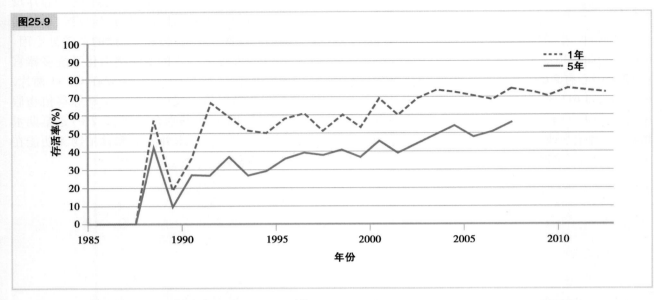

图25.9 根据国际肠移植登记处的报告[9],腹部多器官移植的整体1年和5年的移植物存活率

最常见的非手术并发症是急性排斥反应、巨细胞病毒(cytomegalovirus,CMV)感染、PTLD和GVHD。8.3年中位随访期中与移植后与药物相关的主要并发症包括高血压、骨质疏松症、糖尿病和慢性肾衰竭。6%的病例出现原发病复发,而在移植物功能完整存活的受者中,90%可以满足营养的需求[10,11]。

25.7 结论

在过去的半个世纪中,MVT及其衍生的技术已经用于小儿和成人的各种复杂的腹部疾病。这一进展主要基于外科学和解剖学的基础,而免疫调节策略的改进使临床应用取得了突破性进展。

与单独小肠相比,肝肠联合移植证明了肝脏对移植物和受者的长期生存具有免疫保护作用。保留受者胰十二指肠整体度在避免胆道并发症和葡萄糖不耐受方面非常有价值,此外还有助于术后假性梗阻病例的处理[7,8,10,11]。

诱导和预处理可能减少移植后免疫抑制疾病(如PTLD)。尽管在移植后早期排斥反应和感染发生率有所下降,但伴有慢性移植物血管病变的慢性排斥反应仍然是影响长期存活最严重的需要解决的难题。

(王西墨 译 陈实 审)

参考文献

1. Starzl TE, Kaupp HA Jr. Mass homotransplantation of abdominal organs in dogs. Surg Forum. 1960;11:28–30.
2. Starzl TE, Kaupp HA Jr, Brock DR, Butz GW Jr, Linman JW. Homotransplantation of multiple visceral organs. Am J Surg. 1962;103:219–29.
3. Starzl TE, Todo S, Fung J, Demetris AJ, Venkataramman R, Jain A. FK 506 for liver, kidney, and pancreas transplantation. Lancet. 1989;2(8670):1000–4.
4. Starzl TE, Todo S, Tzakis A, Murase N. Multivisceral and intestinal transplantation. Transplant Proc. 1992;24:1217–23.
5. Starzl TE, Todo S, Tzakis A, Alessiani M, Casavilla A, Abu-Elmagd K, Fung JJ. The many faces of multivisceral transplantation. Surg Gynecol Obstet. 1991;172:335–44.
6. Todo S, Tzakis A, Abu-Elmagd K, Reyes J, Furukawa H, Nour B, et al. Abdominal multivisceral transplantation. Transplantation. 1995;59:234–40.
7. Abu-Elmagd KM, Mazariegos G, Costa G, Soltys K, Bond G, Sindhi R, et al. Lymphoproliferative disorders and de novo malignancies in intestinal and multivisceral recipients: improved outcomes with new outlooks. Transplantation. 2009;88:926–34.
8. Cruz RJ Jr, Costa G, Bond G, Soltys K, Stein WC, Wu G, et al. Modified "liver-sparing" multivisceral transplant with preserved native spleen, pancreas, and duodenum: technique and long-term outcome. J Gastrointest Surg. 2010;14:1709–21.
9. Ganoza AJ, Farmer DG, Marquez MA, Mazariegos GV. Intestinal transplantation: international outcomes. Clin Transpl. 2014:49–54.
10. Abu-Elmagd KM, Costa G, Bond GJ, Soltys K, Sindhi R, Wu T, et al. Five hundred intestinal and multivisceral transplantations at a single center: major advances with new challenges. Ann Surg. 2009;250:567–81.
11. Abu-Elmagd KM, Kosmach-Park B, Costa G, Zenati M, Martin L, Koritsky DA, et al. Long-term survival, nutritional autonomy, and quality of life after intestinal and multivisceral transplantation. Ann Surg. 2012;256:494–508.